R. C. Duvoisin
Die Parkinson-Krankheit

Die Parkinson-Krankheit

Beratung für Patienten, Angehörige, Pflegepersonen und für den Hausarzt

Roger C. Duvoisin

3., überarbeitete und erweiterte Auflage

15 Abbildungen, 2 Tabellen

 Hippokrates Verlag Stuttgart

Die Deutsche Bibliothek – CIP-Einheitsaufnahme

Duvoisin, Roger C.:
Die Parkinson-Krankheit / Roger C. Duvoisin. [Aus dem
Amerikan. übers. von: Ulla Schuler]. – 3., überarb. und erw.
Aufl. – Stuttgart : Hippokrates-Verl., 1993
  Einheitssacht.: Parkinson's disease <dt.>
  ISBN 3-7773-1085-9

Titel der Originalausgabe: »Parkinson's Disease« by Roger C. Duvoisin, M. D.
© 1991 by Raven Press Books, Ltd., New York. All rights reserved.
Authorized translation from the 3rd English language edition published by Raven Press
Books, Ltd.

Aus dem Amerikanischen übersetzt von: Geleitwort von:
Ulla Schuler   Prof. Dr. med. Joachim Finke
Milseburgstraße 9   Kalckreuthweg 3
60388 Frankfurt am Main   70192 Stuttgart

1. deutsche Auflage 1985
2. deutsche Auflage 1989
3. deutsche Auflage 1994

> Wichtiger Hinweis: Wie jede Wissenschaft ist die Medizin ständigen Entwicklungen unterworfen.
> Forschung und klinische Erfahrung erweitern unsere Erkenntnisse, insbesondere was Behandlung
> und medikamentöse Therapie anbelangt. Soweit in diesem Werk eine Dosierung oder eine Applika-
> tion erwähnt wird, darf der Leser zwar darauf vertrauen, daß Autoren, Herausgeber und Verlag gro-
> ße Sorgfalt darauf verwandt haben, daß diese Angabe dem Wissensstand bei Fertigstellung des
> Werkes entspricht.
> Für Angaben über Dosierungsanweisungen und Applikationsformen kann vom Verlag jedoch keine
> Gewähr übernommen werden. Jeder Benutzer ist angehalten, durch sorgfältige Prüfung der Bei-
> packzettel der verwendeten Präparate und gegebenenfalls nach Konsultation eines Spezialisten fest-
> zustellen, ob die dort gegebene Empfehlung für Dosierungen oder die Beachtung von Kontraindika-
> tionen gegenüber der Angabe in diesem Buch abweicht. Eine solche Prüfung ist besonders wichtig
> bei selten verwendeten Präparaten oder solchen, die neu auf den Markt gebracht worden sind. Jede
> Dosierung oder Applikation erfolgt auf eigene Gefahr des Benutzers. Autoren und Verlag appellie-
> ren an jeden Benutzer, ihm etwa auffallende Ungenauigkeiten dem Verlag mitzuteilen.
> Geschützte Warennamen (Warenzeichen) werden nicht besonders kenntlich gemacht. Aus dem Feh-
> len eines solchen Hinweises kann also nicht geschlossen werden, daß es sich um einen freien Waren-
> namen handele.

ISBN 3-7773-1085-9

© Hippokrates Verlag GmbH, Stuttgart 1985, 1989, 1994

Jeder Nachdruck, jede Wiedergabe, Vervielfältigung und Verbreitung, auch von Teilen des
Werkes oder von Abbildungen, jede Abschrift, auch auf fotomechanischem Wege oder in
Magnettonverfahren, in Vortrag, Funk, Fernsehsendung, Telefonübertragung sowie Speicherung in Datenverarbeitungsanlagen, bedarf der ausdrücklichen Genehmigung des Ver-
lages.

Printed in Germany 1994
Satz und Druck: Druckerei Sommer GmbH, Feuchtwangen

Inhalt

Geleitwort von Joachim Finke	6
Vorwort	7
Danksagung	8
Anmerkungen zur deutschen Ausgabe	9
1. Was ist *Parkinson*ismus?	11
2. Die ersten Symptome	27
3. Die klassische Trias	39
4. Eine Fülle von Symptomen	51
5. Grundregeln der Behandlung	69
6. Anticholinergika	79
7. L-Dopa	91
8. Dopamin-Imitatoren	115
9. Spezielle Arzneimittel gegen spezielle Symptome	121
10. Chirurgische Behandlung des *Parkinson*ismus	129
11. Überlegungen zur Ernährung	139
12. Vernünftige Übungsbehandlung	149
13. Geschichtlicher Rückblick	167
14. Blick in die Zukunft	183
Anhang: Medikamentenschlüssel	195
Glossar	199
Sachverzeichnis	205

Geleitwort zur 3. deutschen Auflage

Im Verlaufe meiner ärztlichen Tätigkeit haben mir immer wieder Patienten und ihre Angehörigen bestätigt, daß sie dem vorliegenden Werk von R. C. Duvoisin zahlreiche wertvolle und hilfreiche Informationen entnehmen konnten. Die besondere Qualität des Buches kommt nicht zuletzt auch darin zum Ausdruck, daß nach relativ kurzer Zeit bereits die dritte deutschsprachige Auflage erforderlich wurde. Diese berücksichtigt alle inzwischen eingetretenen Veränderungen und Weiterentwicklungen, besonders auch auf dem Gebiet der Parkinson-Forschung. Hier wird nach Art einer Zwischenbilanz der aktuelle Stand kritisch dargestellt, wobei selbst heikle Themen, beispielsweise die Frage der Zelltransplantation ins Gehirn, nicht ausgespart bleiben.

Ich zweifle nicht, daß auch die dritte Auflage rasche Verbreitung und positive Resonanz finden wird.

Stuttgart, Herbst 1993 *Joachim Finke*

Vorwort

In den sechs Jahren, seit die zweite Auflage des vorliegenden Buches in Druck ging, haben wir soviel neue Erkenntnisse über *Parkinson*ismus gewonnen, daß es notwendig wurde, das Buch gründlich zu überarbeiten und sogar einige Kapitel neu zu schreiben, um den aktuellen Stand des Wissens darzustellen. Die vorliegende, dritte Auflage des 1978 erstmalig erschienenen Bandes ist also gänzlich revidiert und erweitert worden.

Die kritische Leserin, der kritische Leser werden feststellen, daß sich wesentliche Auffassungen deutlich gewandelt haben, einiges heute sogar völlig anders gesehen wird. Manche Probleme, die vor zwölf Jahren noch aktuell waren, sind inzwischen weitgehend verschwunden. Zum Beispiel waren, als die Erstauflage dieses Buchs erschien, die Spätfolgen der Encephalitis lethargica vielen Patienten und Ärzten noch gegenwärtig, während sich heute nur noch wenige unmittelbar an die Epidemien der Schlafkrankheit und die anschließend auftretende rätselhafte Krankheit erinnern. Der postenzephalitische Parkinsonismus ist heute eher medizingeschichtlich interessant.

In der medikamentösen Therapie hat es allein schon in den vergangenen drei Jahren beträchtliche Veränderungen gegeben. Die Anticholinergika, die vor der Einführung von Levodopa das Fundament der Parkinsonbehandlung darstellten, waren vor zwölf Jahren unentbehrliche, vor sechs Jahren immer noch wichtige Therapeutika, aber seither hat ihre Anwendung rapide abgenommen. Manche Anticholinergika sind gar nicht mehr im Handel. Entsprechend mußten das Glossar und der Medikamentenschlüssel geändert werden.

Levodopa hat sowohl die Therapie als auch unser Verständnis des Parkinsonismus revolutioniert. Das Präparat *Sinemet®*, unter diesem Warenzeichen wird Levodopa in den Vereinigten Staaten vom Arzt verordnet, wurde 1974 für die klinische Anwendung allgemein zugelassen. Noch 1978 war es eine Neuheit. Heute ist Levodopa sozusagen »ein alter Hut«, und doch wissen wir jetzt einiges mehr über seinen Stoffwechsel und seinen Wirkungsmechanismus. Diese Erkenntnisse wiederum haben zur Entwicklung von Retard-Formen geführt, bei denen der Wirkstoff verzögert freigegeben wird. Beispiele dafür sind *Sinemet CR* und *Madopar HBS*. 1984 waren die Dopamin-Rezeptoragonisten noch ziemlich neu, heute dagegen sind dies alte Präparate. Sie wurden durch die neuartigen MAO-Hemmer vom Typ B wie z.B. Selegilin (Movergan®, Jumex®, *Jumexal®*) verdrängt, die nicht nur die therapeutische Wirkung von Levodopa verstärken, sondern auch das Fortschreiten des zugrundeliegenden Krankheitsprozesses verzögern sollen. 1983 erregte das interessante Neurotoxin MPTP weltweite Aufmerksamkeit. Die Entdeckung, daß MPTP chemisch einen Zustand erzeugte, der auffällig der Parkinson-Krankheit bei Mensch und Tier glich, löste neue Denkanstöße und Forschungsansätze über die Ursache der Parkinson-Krankheit aus und ließ die Hoffnung keimen, daß man die Ursache des Leidens bald erkannt haben werde. In unserer gesamten Umwelt wurde nach einem MPTP-ähnlichen Toxin gefahndet, und viele glaubten, seine Entdeckung stehe unmittelbar bevor, aber statt dessen wurde unerwartet ein Defekt in einer Zellorganelle oder Mitochondrie in Zellen der Substantia nigra von Parkinsonkranken entdeckt. Diese so wichtige wie unvorhergesehene Entdeckung bringt uns den Grundmechanismen des Krankheitsprozesses ein gutes Stück näher.

In den beiden ersten Auflagen hatte ich die Möglichkeit ausgeschlossen, daß Erbfaktoren eine Rolle spielen könnten. Doch haben sich in den letzten Jahren die Indizien dafür so gehäuft, daß ich mich gezwungen sah, meine Meinung zu ändern. Es sieht nämlich so aus, daß die Parkinson-Krankheit eben doch (auch) genetisch bedingt sein kann und die größte Hoffnung, das Rätsel des Parkinsonismus bald zu lösen, auf dem derzeit erblühenden Gebiet der Molekulargenetik liegt. Vielleicht stellt sich heraus, daß der Krankheit eine Veränderung des DNS-Codes irgendwo im menschlichen Genom zugrunde liegt.

Nicht zuletzt ist der Blick in die Zukunft heute sehr verschieden von den Aussichten, die sich 1978 und 1984 abzeichneten. Tatsächlich war noch 1984 wenig vorauszusehen. Heute versprechen neue Ideen, neue Technologien und der breite Nachwuchs an jungen wissenschaftlichen Talenten umwälzende Fortschritte schon in den nächsten sechs Jahren. Unsere Politiker haben die 90er Jahre zur »Dekade des Gehirns« erklärt. Zumindest wird das letzte Jahrzehnt des 20. Jahrhunderts die »Dekade der Parkinson-Krankheit« sein und mit dem kommenden Jahrtausend eine neue Ära beginnen. Der bislang unerfüllbare Traum könnte jetzt Wirklichkeit werden: Ursache und Vorbeugung, wenn nicht sogar Heilung der Parkinson-Krankheit scheinen in greifbare Nähe zu rücken.

Roger C. Duvoisin

Danksagung

An dieser Stelle möchte ich meinen Patienten, ihren Ehepartnern und Familienangehörigen für viele hilfreiche Hinweise danken. Auch meinen zahlreichen Berufskollegen und Freunden nah und fern bin ich zu großem Dank für Rat und Kritik verpflichtet. Meinen Lektoren im Verlag Raven Press danke ich für ihre Geduld und ihre Unterstützung. Auch meiner Frau Winnie bin ich dankbar; mit ihren kritischen Lehrerinnenaugen hat sie manchen ungeordneten Gedanken und manchen grammatischen Fehler entdeckt und mich geduldig ermutigt, wenn meine Muse mich im Stich ließ.

Anmerkungen zur deutschen Ausgabe

In der vorliegenden deutschsprachigen Ausgabe sind die amerikanischen Warenzeichen, wenn nicht anders vermerkt, durch die entsprechenden Warenzeichen der Medikamente ersetzt, die in Deutschland, in Österreich und der Schweiz gebräuchlich sind.

Bei einem Expertentreffen in Boston wurde im September 1980 beschlossen, weltweit Gesellschaften ins Leben zu rufen, die für die Interessen Parkinsonkranker eintreten. Für Deutschland, Österreich und die Schweiz sind dies:

Deutsche Parkinson Vereinigung e.V. Bundesverband
Hüttenstraße 7
41466 Neuss

Parkinson Selbsthilfeverein Oberösterreich
Bindergraben 4
A 4223 Katsdorf

Parkinson Selbsthilfeverein Wien
Sieweringstraße 23/8
A 1190 Wien

Schweizerische Parkinson Vereinigung
Zentralsekretariat
Forchstraße 182
CH 8128 Hinteregg

Für ihre großzügige Unterstützung mit Informationen und Literatur zum Thema danke ich sehr herzlich
Herrn Prof. *Walther Birkmayer*, Wien
Herrn Dr. med. *Kurt Boettge*, Niederkirchen†
Herrn Prof. *Jean Siegfried*, Zürich
Frau Dr. med. *Gudrun Ulm*, Kassel-Harleshausen
Herrn *Michael Zengerle*, Frankfurt a.M.

Ulla Schuler

1.
Was ist Parkinsonismus?

Das Wort *Parkinson*ismus meint keine besondere Krankheit, sondern einen allgemeingültig definierten Zustand, der sich durch eine Reihe charakteristischer Symptome auszeichnet. Die auffälligsten darunter sind Zittern der Gliedmaßen, muskuläre Steifigkeit und Verlangsamung der Körperbewegungen. Zu dieser Trias kann die Neigung kommen, sich gebeugt zu halten, mit kurzen trippelnden Schritten zu gehen und leise, in schneller, gleichbleibender Tonart zu sprechen. Das Zittern befällt gewöhnlich Hände und Füße, manchmal aber auch Lippen, Zunge, Kiefer, Unterleib und Brust. Meist kommt es bei dem befallenen Körperteil in Ruhehaltung vor und verschwindet während Bewegung. Zum Beispiel hört das Zittern der Hand auf, wenn man sie ausstreckt, um nach einem Gegenstand zu greifen. Es kehrt aber wieder, sobald die Hand in Ruhestellung zurückgebracht wird. Im Gegensatz zum Tremor oder Zittern bei anderen Störungen handelt es sich hier um einen *Ruhetremor*.

Auch die Muskelsteifigkeit ist von besonderer Art. Man bezeichnet sie als *Rigor* oder »plastische *Rigidität*«, weil der Arzt beim Untersuchen der betroffenen Person einen konstanten gleichmäßigen Widerstand gegen passives Bewegen der Gliedmaßen feststellt. Die angegriffenen Muskeln scheinen unfähig zu sein, sich zu entspannen, und befinden sich sogar bei Ruhe in einem Zustand der Kontraktion.

Den dritten Bestandteil der Trias, die Langsamkeit der körperlichen Bewegung, nennt man *Bradykinese* (vom griechischen *brady* = langsam und *kinesis* griechisch = Bewegung) oder Akinese (griechisch a = ohne, fehlend). Zu diesem sehr komplexen Phänomen gehören der verzögerte Beginn einer neuen Bewegung oder Aktivität, Langsamkeit bei deren Ausführung und rasche Ermüdung. Der Begriff Akinese umfaßt auch einen Mangel an Spontaneität und eine verminderte Leistung bei den automatischen Bewegungen, die uns gewöhnlich nicht bewußt sind, z. B. Augenblinzeln, Mitschwingen der Arme beim Gehen, ausdrucksvolle Gesten beim Sprechen, mimische Bewegungen usw.

Die ursächliche Fehlfunktion

Dieser Symptomkomplex, den wir auch *Parkinson*-Syndrom oder *Parkinson*ismus nennen, spiegelt die Dysfunktion einer besonderen Gehirnregion – tatsächlich eines speziellen Systems von Nervenzellen in einem Zentrum oder Kern, der als *Substantia nigra* bekannt ist. Der lateinische Ausdruck *Substantia nigra* bedeutet »schwarze Masse«. Sie ist stark pigmentiert und bei der Untersuchung von Gehirngewebeproben leicht mit dem unbewaffneten Auge zu erkennen (Abb. 1). Unter dem Mikroskop kann man sehen, daß die dunkle Färbung der *Substantia nigra* auf Pigmentkörnchen beruht. Diese sind dicht in die Nervenzellen gepackt, die in diesem Kern liegen. Das Pigment scheint chemisch dem Melanin ähnlich zu sein, das für die Farbe unserer Haut und der Augen verantwortlich ist, und wird daher als Neuromelanin bezeichnet. Weder seine chemische Zusammensetzung noch seine mögliche Funktion kennen wir genau. Allerdings hat nach heutiger Erkenntnis dieses Pigment etwas damit zu tun, daß die betreffenden Nervenzellen eine spezifische chemische Substanz, das *Dopamin*, bilden und speichern. Ähnliche Pigmentkörnchen finden sich auch in anderen Nervenzellen, vor allem in solchen, die Dop-

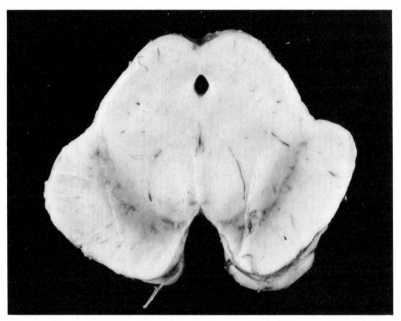

Abb. 1 Menschliches Gehirngewebe; Transversalschnitt durch den oberen Hirnstamm zur Darstellung der *Substantia nigra*. Das Präparat stammt von einem gesunden Gehirn.

amin und die eng damit verwandten Substanzen Adrenalin (das ist der gebräuchliche Name dieser Substanz, die Wissenschaftler häufig auch als Epinephrin bezeichnen; Adrenalin und Epinephrin sind ein und dasselbe) und Noradrenalin bilden und speichern.

Die Nervenzellen der *Substantia nigra* senden lange, dünne Fasern aufwärts und stellen so eine Verbindung her mit anderen Nervenzellen in der tiefliegenden grauen Substanz der Gehirnhälften oder -hemisphären, die man als *Corpus striatum* oder Streifenkörper kennt (Abb. 2). Das in der *Substantia nigra* gebildete Dopamin wandert über diese Fasern in den Streifenkörper, um dort als chemischer Bote zu wirken, der Signale an die Nervenzellen des *Corpus striatum* überträgt. Wenn die Zellen der *Substantia nigra* beschädigt sind oder aus irgendeinem Grund kein Dopamin bilden oder speichern können, kommt es zu einem Dopaminmangel im Streifenkörper. Ist der Mangel hinreichend ausgeprägt, treten allmählich Symptome eines *Parkinson*ismus auf. Ei-

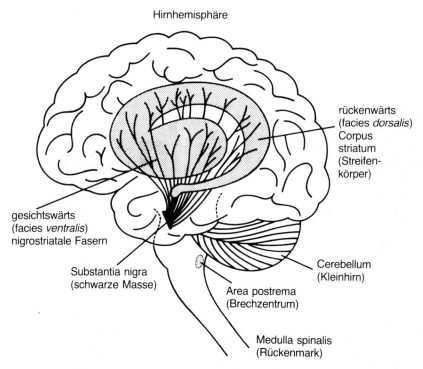

Abb. 2 Angesicht eines Längsschnittes mitten durch das menschliche Gehirn mit schematischer Darstellung der *Substantia nigra* und des *Corpus striatum* (graue Fläche) in der Tiefe der Hemisphäre. Zur Vereinfachung ist nur eine Seite gezeigt. Von der *Substantia nigra* ziehen Nervenfasern aufwärts, verzweigen sich in viele Äste und versorgen alle Regionen des Streifenkörpers mit Dopamin.

nige Neurologen haben *Parkins*onismus chemisch als Dopaminverarmung des Gehirns definiert.

Ein Dopaminmangel des Gehirns kann auf verschiedene Arten entstehen. Die Nervenzellen der *Substantia nigra* können aus irgendeinem Grund degenerieren. Sie können durch einen Tumor, einen Schlaganfall, eine chemische Substanz oder ein Virus, das zu einer Gehirninfektion (Enzephalitis) führt, beschädigt werden. Auch bestimmte Medikamente können zu einem Dopaminmangel des Gehirns führen. Ein funktionell vergleichbarer Zustand kann durch Medikamente erzeugt werden, welche die Dopaminwirkung im Streifenkörper blockieren. In diesem Fall kann das Dopamin seine chemische Botschaft nicht ausrichten, und das Endergebnis ist das gleiche wie bei einem Dopaminmangel. Ähnlich verhält es sich, wenn die Nervenzellen des Streifenkörpers, die normalerweise die chemische Dopamininformation aufnehmen, ihre Fähigkeit einbüßen, die Botschaft zu empfangen. Der Effekt ist dann der gleiche wie bei Fehlen von Dopamin. Dies wird als Ursache bestimmter Störungen angenommen. Ohne auf weitere Einzelheiten einzugehen, leuchtet ein, daß es viele mögliche Ursachen für einen *Parkins*onismus gibt, manche häufiger und andere sehr selten.

Die Parkinsonsche Krankheit

Die heute bei weitem überwiegende Art von *Parkins*onismus ist die erstmalig von *James Parkinson* 1817 in seinem *Essay on the Shaking Palsy* (Abhandlung über die Schüttellähmung) beschriebene Erkrankung. Unter diesem Leiden versteht man im allgemeinen die *Parkins*onsche Krankheit. Sie ist die erste nachgewiesene Form des *Parkins*onismus und bleibt der Prototyp, mit dem man andere Formen vergleicht. Manchmal spricht man auch von *idiopathischem Parkins*onismus oder *Paralysis agitans*. Der Begriff *idiopathisch* bedeutet, daß die Ursache unbekannt ist. *Paralysis agitans* ist nichts weiter als die lateinische Übersetzung von »Schüttellähmung«. Sie ist die offizielle Krankheitsbezeichnung nach der Internationalen Statistischen Nomenklatur der Weltgesundheitsorganisation.

Die Ursache der *Parkins*onschen Krankheit ist nicht bekannt. Die Pathologen zählen sie zu den systemischen degenerativen Hirnerkrankungen, weil spezifische Gruppen oder Systeme von Nervenzellen das Ziel eines krankhaften Prozesses zu sein scheinen. Der Krankheitsprozeß wählt offenbar sehr genau nur bestimmte Nervenzellsysteme aus. Es handelt sich eindeutig nicht um ein zufälliges Phänomen. Die Lokalisation der betroffenen Zellen ist derart, daß ihre Beschädigung nahezu mit Sicherheit nicht auf einer Mangeldurchblutung oder Arteriosklerose beruhen kann. Ebenso wenig gibt es einen Anhaltspunkt für eine Infektion oder eine Entzündung. Der Pathologe kann bei der mikroskopischen Untersuchung eine anormale Struktur in den betroffenen Nervenzellen erkennen. Diese Veränderungen wurden 1908 erstmals von Dr. *Frederic Lewy* beschrieben und heißen nach ihm »Lewy-Körperchen«. Die Gebilde sind charakteristisch für die *Parkinson*-Krankheit. Bei anderen Formen von *Parkinson*ismus treten sie nicht auf.

Die selektive Beteiligung bestimmter im Gehirn und Rückenmark verstreuter Nervenzellsysteme deutet darauf hin, daß ein unbekanntes Toxin oder der Mangel an einem noch unentdeckten Vitalstoff verantwortlich sein könnte. Manche glauben, es handle sich bloß um einen vorgezogenen Alternsprozeß, der die Zellen der *Substantia nigra* angreift. In Wahrheit ist die Ursache oder sind die Ursachen schlicht unbekannt.

Selten befällt die Krankheit Personen unter 40 Jahren. Das Durchschnittsalter für das erste Auftreten scheint um das 60. Lebensjahr zu liegen. Der Beginn ist meistens so versteckt und der Verlauf so langsam, daß man die Krankheit nur selten genau datieren kann. Die ersten Anzeichen sind gewöhnlich, um *James Parkinson* zu zitieren, »ein leichtes Schwächegefühl, mit einer Neigung zum Zittern ... in einer Hand und einem Arm«. Diese Symptome steigern sich in der Regel ganz allmählich über einen Zeitraum von vielen Jahren. Doch verläuft diese Steigerung so langsam, daß von einem Jahr zum nächsten, wenn überhaupt, nur geringfügige Veränderungen zu beobachten sind.

In den Vereinigten Staaten leiden schätzungsweise etwa eine halbe Million Menschen, also ca. 1 % der Bevölkerung über 50 Jahre, an der *Parkinson*schen Krankheit. In der Bundesrepublik Deutschland dürften es 150 000 bis 200 000 Personen sein. Manche schätzen die Erkrankungsziffer auf einen bis drei von 1000 Einwohnern. Die Erkrankung kommt in anderen Ländern, von denen gute epidemiologische Untersuchungen vorliegen, ähnlich häufig vor und tritt bei allen Menschenrassen der Erde auf. Infolge der unterschiedlichen medizinischen Versorgungssysteme und statistischen Methoden ist es jedoch schwierig, exakte Vergleiche mit verschiedenen Ländern durchzuführen. Von England und Wales sind zurück bis in die Mitte des vergangenen Jahrhunderts einige statistische Daten verfügbar, desgleichen von verschiedenen Krankenhäusern und Universitätskliniken in den Vereinigten Staaten und in einigen europäischen Ländern bis mindestens in die Zeit um 1890. Diese Daten weisen darauf hin, daß sich die Häufigkeit der Erkrankung seit dem vorigen Jahrhundert nicht merklich geändert hat.

Es gibt eine weit verbreitete Auffassung, daß die *Parkinson*sche Krankheit genetisch determiniert ist. Viele Patienten erkundigen sich, ob ihre Krankheit erblich ist oder in der Familie liegt. Es trifft zu, daß annähernd 10 bis 15 % der Patienten berichten, ein Verwandter habe ebenfalls diese Krankheit. Wenn man diese Verwandten tatsächlich untersucht, stellt sich heraus, daß viele – nach meiner Erfahrung mehr als die Hälfte – an einer anderen Störung leiden. Die übrigen Verwandten, die ebenfalls die *Parkinson*sche Krankheit haben, machen keinen größeren Prozentsatz aus, als nach der Wahrscheinlichkeit zu erwarten ist. Wenn schließlich jeder mindestens zehn Verwandte über 50 Jahre hat und die Häufigkeit der Krankheit 1 % der über fünfzigjährigen Bevölkerung beträgt, wären nicht weniger als zehn Patienten von 100 zu erwarten, die einen kranken Verwandten hätten.

Nur selten werden bei eineiigen Zwillingspaaren beide von der *Parkinson*schen Krankheit betroffen. In den vergangenen Jahren haben *Donald Calne, John Nutt, Roswell Eldridge, Andrew Williams, Christopher Ward* und ich eine gründliche Untersuchung über *Parkinson*kranke durchgeführt, die eineiige Zwillinge waren. Unter 43 untersuchten identischen Zwillingspaaren fanden wir nur zwei konkordante Paare, von denen also jeweils beide die *Parkinson*sche Krankheit hatten. Das gleiche Ergebnis hatten Untersuchungen über eineiige Zwillinge, die Prof. *David Marsden* in London und Dr. *Marttila* in Finnland durchführten. Das ist ein ziemlich schlüssiger Beweis dafür, daß die *Parkinson*sche Krankheit keine genetische Ursache hat. Es gibt auch keinen Beweis, daß die Nachkommen eines *Parkinson*kranken ein höheres Risiko als andere Menschen hätten, in ihrem späteren Leben die Krankheit zu bekommen.

Dennoch scheint ein geringer Prozentsatz der Patienten mehr Verwandte zu haben, die an der gleichen Krankheit leiden, als der bloße Zufall erklären könnte. Der inzwischen verstorbene Dr. *André Barbeau*, Montreal/Kanada, berichtete über Untergruppen von »familiär auftretendem *Parkinson*ismus«. Dieser unterschied sich vom klassischen *Parkinson*-Syndrom dadurch, daß der Tremor fehlte und die übrige Symptomatik bereits in einem früheren Alter einsetzte. Auch von meinen Patienten kamen mehrere aus solchen Familien. Mein Kollege Dr. *Lawrence Golbe* und ich haben unlängst eine große Familie untersucht, bei der seit mehreren Generationen eine unvollständige *Parkinson*-Symptomatik auftritt. Daß es solche Familien gibt, weist auf Erbfaktoren zumindest in bestimmten Fällen hin.

Gelegentlich haben bei Ehepaaren Mann und Frau das Leiden, aber die Häufigkeit des *Parkinson*ismus bei Ehepaaren ist geringer als 2 %, was also der normalen Erkrankungsziffer entspricht. Dies ist ein Beweis dafür, daß die Krankheit nicht ansteckend ist. Da überdies Ehepartner normalerweise bis zum Auftreten des *Parkinson*ismus jahrelang die gleiche Ernährung und Umgebung teilen, ist diese Beobachtung ein zusätzlicher Beweis, daß weder Ernährungsfaktoren noch andere Umwelteinflüsse als Ursache des Leidens wahrscheinlich sind.

Eine unterschiedliche Krankheitshäufigkeit bei Männern und Frauen wurde nicht festgestellt. Auch haben entsprechende Untersuchungen keine besondere Häufung von Fällen in verschiedenen Berufsgruppen oder sozioökonomischen Gruppen ergeben. Die *Parkinson*sche Krankheit ist also ein »demokratisches« Leiden. Schon früh wurde mit dem Gedanken gespielt, an der *Parkinson*schen Krankheit könnte ursächlich ein Virus beteiligt sein. Es wurde auf die Möglichkeit hingewiesen, daß ein bislang unerkanntes oder unvollständiges Virus, das eine »schleichende« Viruskrankheit verursacht, verantwortlich sein könnte. Bisher ließ sich die Virushypothese jedoch nicht beweisen.

Zusammenfassend darf gesagt werden, daß die Ursache der *Parkinson*schen Krankheit ein tiefes Geheimnis bleibt.

Medikamentös bedingter Parkinsonismus

Eine weitere häufige Ursache des *Parkinson*ismus bildet in unserer Zeit die Arzneimittelbehandlung psychiatrischer Erkrankungen wie der Schizophrenie. Vielleicht gibt es ebenso viele Fälle von arzneimittelbedingtem *Parkinson*ismus wie Patienten mit *Parkinson*scher Krankheit. Allerdings findet man sie fast ausschließlich unter psychiatrischen Patienten. Die bei der Behandlung psychiatrisch Kranker verwendeten stark wirkenden Neuroleptika blockieren die Wirkung des Dopamins im Gehirn. Die dadurch hervorgerufene Störung der Gehirnfunktion ist im wesentlichen die gleiche wie die infolge Dopaminverarmung des Gehirns. Der große Nutzen dieser Medikamente besteht darin, daß sie ruhigstellen können, ohne Müdigkeit zu verursachen – das heißt ohne zu bewirken, daß der Patient sich dösig, erschlagen oder schläfrig fühlt. Seit ihrer Einführung Mitte der fünfziger Jahre haben diese Arzneimittel die Behandlungsmethoden der Psychiatrie revolutioniert. Sehr rasch ersetzten sie die früher verfügbaren Behandlungsverfahren, wie Gummizelle, Zwangsjacke, Wasseranwendungen und die verschiedenen Schockbehandlungen, z. B. den Insulinschock. Allerdings verursachen diese Pharmaka auch parkinsonartige Zustände, die der *Parkinson*schen Krankheit sehr ähnlich sind und manchmal auch Züge eines postenzephalitischen *Parkinson*ismus aufweisen. Die Suche nach einem wirksamen Neuroleptikum, das keine parkinsonähnlichen Nebenwirkungen besitzt, ist bisher fehlgeschlagen. Es scheint, daß die Eigenschaft dieser Mittel, *Parkinson*ismus zu verursachen, fundamental mit ihrer Wirksamkeit bei der Behandlung psychiatrischer Erkrankung verbunden ist. Einige Psychiater glauben freilich, daß die Hervorrufung einer leichten Form von *Parkinson*ismus notwendig ist, um bei den Patienten ein gutes Behandlungsergebnis zu erzielen. Man sagt heute teils scherzhaft, aber auch mit mehr als einem Körnchen Wahrheit, daß die Behandlung mit Neuroleptika eine Art »chemische Zwangsjacke« darstellt, die humaner und wirkungsvoller ist als die alten physikalischen Methoden.

Das erste und wahrscheinlich noch gebräuchlichste Neuroleptikum ist das Arzneimittel Chlorpromazin, ein chloriertes Phenothiazin. Sein Handelsname in den Vereinigten Staaten ist Thorazin® und in Europa auch Largactil® bzw. Megaphen®. Es wurden viele Phenothiazinderivate entwickelt, und sie werden in großem Umfang als Neuroleptika eingesetzt. In diese Gruppe gehören z. B. Atosil®, Psyquil®, Melleril®, Aolept®, Taxilan® und Omca®, um nur einige häufig verwendete Handelspräparate zu nennen. Ein Medikament dieser Gruppe, Prochlorperazin (Taxilan®), wird hauptsächlich angewandt gegen Übelkeit und Erbrechen. Insgesamt sind diese Pharmaka als Phenothiazine bekannt.

Zu einer chemisch nahe verwandten Arzneimittelgruppe gehört das Haloperidol (Haldol®, Sigaperidol®). Es ist eines der stärksten Neuroleptika. Es kann innerhalb von zehn Minuten nach der intravenösen Injektion zu einem parkinsonähnlichen Zustand führen!

Das erste neuroleptisch wirkende Mittel, bei dem man feststellte, daß es *Parkinson*ismus verursachen kann, war das ursprünglich aus der indischen Schlangenwurz *Rauwolfia serpentina* gewonnene Reserpin. Heute wird es meist zur Behandlung erhöhten Blutdrucks verwendet. In hohen Dosen kann Reserpin zwar einen *Parkinson*ismus herbeiführen, aber bei den niedrigen Dosen, die man benötigt, um bei Patienten mit Hypertonie den Blutdruck zu senken, kommt das sehr selten vor. Auch bei Tieren bewirkt Reserpin einen parkinsonähnlichen Zustand, und folglich wurde es zu Versuchszwecken herangezogen, um neue Möglichkeiten der *Parkinson*ismusbehandlung beim Menschen zu testen. Ein weiteres Medikament, das zur Behandlung des Bluthochdrucks dient, Methyldopa (Aldometil®, Sembrina®) kann ebenfalls, wenngleich selten, einen pharmakogenen *Parkinson*ismus verursachen. Beide Medikamente führen zu *Parkinson*ismus, indem sie auf chemischem Wege einen Dopaminmangel im Gehirn erzeugen. Es sind mehrere andere Substanzen bekannt, die ebenfalls einen chemischen *Parkinson*ismus bewirken, doch wurden diese nur als Versuchspräparate benutzt, und in der normalen ärztlichen Praxis werden sie nicht angewandt. Das Medikament, das derzeit am häufigsten *Parkinson*-Symptome auslöst, ist das Metoclopramid (Dopamin-2-Antagonist, z. B. duraclamid®, Gastronerton®, Gastrosil®, Paspertin®), das in der Regel bei verschiedenen Magenfunktionsstörungen verschrieben wird. Es wirkt wie die Neuroleptika, also über eine Blockade der Dopamin-Wirkung.

Alle diese Formen des medikamentös bedingten *Parkinson*ismus sind reversibel: Der von ihnen verursachte parkinsonähnliche Zustand verschwindet allmählich, wenn der Patient das Medikament absetzt oder die Dosis einfach verringert. Es kann ein paar Tage oder vielleicht 1 bis 2 Wochen dauern, bis der *Parkinson*ismus abgeklungen ist. Selten dauert es länger als einen Monat, aber es ist kein *Parkinson*ismus bekannt, der nach Behandlung mit einem derartigen Medikament bestehengeblieben wäre.

Allerdings gibt es eine chemische Substanz namens Methylphenyltetrahydropyridin oder abgekürzt MPTP, die einen Dauer-*Parkinson*ismus verursacht. Die Substanz war vor ein paar Jahren kurze Zeit als Kontaminante illegal gedealter Drogen berüchtigt, und es sind nur eine Handvoll Patienten mit MPTP-*Parkinson* bekannt. MPTP wird in der Forschung verwendet, um tierexperimentellen *Parkinson*ismus zu erzeugen.

Postenzephalitischer Parkinsonismus

Enzephalitis bedeutet wörtlich »Gehirnentzündung«. Der allgemeine medizinische Sprachgebrauch versteht darunter eine Gehirnentzündung infolge Virusinfektion. Einen *Parkinson*ismus, der als Folge einer Virusinfektion des Gehirns auftritt, nennt man postenzephalitisch, das heißt, er kommt nach (= post) einer Enzephalitis. Man kennt nur eine Art der Enzephalitis, die einen *Parkinson*ismus hinterließ. Es handelt sich um einen ziemlich ungewöhnlichen Enzephalitistyp, der vornehmlich in den Jahren 1916 bis 1926 weltweit epidemisch auftrat. In den dreißiger und frühen vierziger Jahren gab es noch ein paar sporadische Fälle, seitdem aber keine mehr. Die ersten Fälle wurden 1915 und 1916 in Mitteleuropa beobachtet und von dem österreichischen Neurologen *Constantin von Economo* untersucht und beschrieben. Seitdem nennt man diese Enzephalitis auch *Economo*sche Krankheit. Da sie hauptsächlich in kleinen Epidemien auftrat, hieß sie mehr allgemein auch *epidemische Enzephalitis*. Außerdem bezeichnete man sie als *Encephalitis lethargica*, weil das erste Symptom in anhaltender Schläfrigkeit bestand. Volkstümlich hieß sie in den zwanziger Jahren *Schlafkrankheit* – was aber nicht mit der in Zentralafrika durch den Biß der Tsetsefliege übertragenen Schlafkrankheit verwechselt werden darf.

Neben der Schläfrigkeit litten die Patienten an verschiedenen Formen von Schielen (Strabismus), Schluckbeschwerden und merkwürdigen Persönlichkeits- und Verhaltensänderungen. Viele Patienten, nämlich ca. 40 bis 50 %, starben während des akuten oder beginnenden Stadiums der Erkrankung. Die Überlebenden erholten sich allmählich im Laufe von 6 Monaten oder länger, behielten aber verschiedene Restsymptome. Manche blieben schwer behindert mit Paralyse, Tremor, starker Rigidität der Muskeln, ausgeprägten psychischen Veränderungen und vielen anderen Störungen. Manche schienen ganz genesen zu sein, entwickelten aber später allmählich derartige Störungen. Diese verzögerte Verschlimmerung des Krankheitsbildes nannte man *chronische Enzephalitis* und später *Postenzephalitis*. Schließlich erkannte man, daß viele Symptome der Patienten denen der *Parkinson*schen Krankheit glichen, und von da an gebrauchte man die Bezeichung *postenzephalitischer Parkinson*ismus. Nahezu alle Überlebenden entwickelten früher oder später diese besondere Form des *Parkinson*ismus, und zwar geschah dies bei annähernd 80 % innerhalb von drei Jahren nach der Infektion. Von den restlichen Patienten glaubte man oft, sie seien wieder ganz gesund geworden, doch stellte sich später heraus, daß auch sie geringfügige Restsymptome behalten hatten. Sie wurden als »Neurastheniker« bezeichnet. Ihr Untersuchungsbefund war normal, aber ihr Verhalten hatte sich geändert.

Sie blieben meist zurückgezogen und waren nicht imstande, ihre frühere Lebensweise wieder aufzunehmen und weiter ihrer Ausbildung oder Arbeit nachzugehen. Sie ermüdeten leicht, hatten wenig Initiative und wirkten allgemein passiv. Allmählich bekamen auch diese Überlebenden einige *Parkinson*symptome, wenn diese auch mitunter minimal waren. Somit entwickelten schließlich alle Überlebenden bis zu einem gewissen Grad einen *Parkinson*ismus. Sie litten außerdem unter etlichen Spätfolgen ihrer Enzephalitis, die man bis dahin noch nie bei Menschen mit *Parkinson*scher Krankheit beobachtet hatte. Am auffälligsten war das wiederholte Auftreten von »Blickkrämpfen«, bei denen Kopf und Augen nach oben verdreht waren, als würden die Patienten stundenlang gegen die Decke starren. Diese Episoden hießen auch »okulogyre Krisen«. Weitere ungewöhnliche Folgen waren zwanghafte Ticks und Rituale, die so schlimm sein konnten, daß sie die ansonsten normal wirkenden Patienten unfähig machten, einer normalen Beschäftigung nachzugehen.

Obwohl die ersten Epidemien der *Encephalitis lethargica* in Europa mehrere Jahre vor der weltweiten Grippewelle des Winters 1918–1919 beobachtet wurden, gab es nichtsdestoweniger eine allgemeine Tendenz, den postenzephalitischen *Parkinson*ismus mit dieser Grippe in Verbindung zu bringen. Der Zusammenhang war verschwommen, und viele andere Krankheiten, so z. B. die multiple Sklerose, wurden ebenfalls von manchen als Grippefolge interpretiert. Man hielt sie für einen Bestandteil der »epidemischen Konstitution« der Grippe – was immer das auch bedeuten mochte. Da der Erreger der Virusgrippe erst 1933 identifiziert wurde, ist es vielleicht verständlich, daß das ganze Thema verworren war und daß viele Krankheiten unbekannter Ursache verdächtigt wurden, mit der weltweiten Grippewelle zusammenzuhängen. Doch kein schlüssiger Beweis wurde jemals gefunden, daß die *Encephalitis lethargica* eine Grippefolge wäre.

Es wurden wiederholt Versuche unternommen, bei erkrankten Personen ein infektiöses Virus zu isolieren, aber nie wurde die Ursache nachgewiesen. Man entdeckte verschiedene Viren, hauptsächlich den Erreger von *Herpes simplex*, der bekanntlich für die Lippenbläschen (Herpes labialis) verantwortlich ist. Erst hielt man dieses Virus für die wahrscheinliche Ursache und gewann daraus einen Impfstoff, mit dem Fälle von *Encephalitis lethargica* behandelt wurden. Nach vielen Jahren der Forschung und der Mühsal wußte man eine Menge über *Herpes simplex*, doch wurde es immer unwahrscheinlicher, daß Herpesviren die *Encephalitis lethargica* verursachen sollten. Wenn man im nachhinein die Anstrengungen der frühen »Bazillenjäger« betrachtet, den Erreger der epidemischen Gehirnentzündung zu entdecken, kann man nur bewundern, wieviel mit für unsere heutigen Begriffe primitiven Mitteln damals geleistet wurde. Selbstverständlich war die Virologie zu jener Zeit noch nicht so fortgeschritten, daß die Probleme hätten gelöst werden können.

In den zwanziger und den vierziger Jahren gab es eine sehr große Zahl von Patienten mit dieser Form des *Parkinson*ismus. Tatsächlich war der postenzephalitische *Parkinson*ismus die bei weitem häufigste Ursache des *Parkinson*ismus, der in jenen Jahren den Ärzten begegnete. In den letzten 25 Jahren wurden jedoch keine frischen Fälle von postenzephalitischem *Parkinson*ismus beobachtet, und so wurde er ein seltenes Leiden. Heutzutage sehen die Ärzte nur noch ganz wenige Überlebende der Epidemien aus den zwanziger und dreißiger Jahren.

Bis heute ist keine andere Form der Enzephalitis bekannt, die ähnliche Spätfolgen hinterläßt wie die *Encephalitis lethargica*. Manche an die *Parkinson*sche Krankheit erinnernden Symptome findet man gelegentlich während der akuten oder beginnenden Phase verschiedener Enzephalitisformen, aber diese verschwinden in der Rekonvaleszenz nahezu stets auf Nimmerwiedersehen. Einige wenige Symptome, z. B. Tremor einer Hand, können nach der Genesung bei manchen Formen der Enzephalitis weiterbestehen (*Encephalitis japonica* oder B-Enzephalitis sowie Zecken-Enzephalitis durch das Virus der Zentraleuropäischen Enzephalitis), sie sind jedoch mild und bleiben, anders als bei den nach *Encephalitis lethargica* Überlebenden, nicht über Jahre bestehen. Einige Arten der Virus-Enzephalitis treten in Nordamerika regelmäßig, meist als verstreute kleine Epidemien auf. Hierzu zählen die Infektionen durch Ost-Enzephalitisvirus, durch West-Enzephalitisvirus und Amerikanisches Enzephalitisvirus. Sie treten in der Sommerzeit oder im frühen Herbst auf und werden durch Viren verursacht, die durch den Biß der Moskito-Fliege auf Mensch und Pferd übertragen werden. Die für häufigere Krankheiten verantwortlichen Viren wie die Erreger von Masern, Windpocken, Gürtelrose (Herpes zoster) und Lippenbläschen bei Erkältung (Herpes simplex) können gelegentlich auf das Gehirn übergreifen und eine Enzephalitis erzeugen.

Obwohl alle diese Viren zeitweise im Verdacht standen, für manche Fälle von *Parkinson*ismus verantwortlich zu sein – auch für einen viele Jahre später entstehenden *Parkinson*ismus –, gibt es für solche Mutmaßungen keine konkreten Beweise, und zwar nicht etwa aus Mangel an Untersuchungen. Bei der Forschung nach einem Zusammenhang zwischen *Parkinson*ismus und diesen Viren wurden viele Versuche angestellt, bisher allerdings mit eindeutig negativen Ergebnissen. Ein Beispiel ist die Langzeitüberwachung (Follow-up-Studie) von Überlebenden der West-Enzephalitis, die über viele Jahre von der Kalifornischen Enzephalitis-Kommission durchgeführt wurde. Es wurden dabei mehrere Fälle von *Parkinson*scher Krankheit nachgewiesen, jedoch ungefähr genauso viele, wie zufällig an *Parkinson*ismus erkranken. Demnach bewirkt keines der heute dominierenden Viren, die eine Enzephalitis verursachen können, *Parkinson*ismus oder *Parkinson*sche Krankheit.

In jüngster Zeit hat Dr. *Teresita Elizza* an der Mount Sinai Medical School die Antikörper im Blut *Parkinson*kranker sehr gründlich untersucht. Wenn Antikörper gegen ein spezifisches Virus vorhanden sind, bedeutet dies, daß der betreffende Mensch irgendwann in der Vergangenheit von diesem Virus infiziert worden ist. Mehr als dreißig häufige Virusarten einschließlich mehrerer Grippevirusstämme wurden untersucht. Es fand sich kein Anhalt dafür, daß eines dieser Viren eine Rolle spielt.

Arteriosklerotischer Parkinsonismus

Ältere Menschen, die mehrere kleine Schlaganfälle überstanden haben, können davon eine gewisse Steifigkeit zurückbehalten, die die Bewegungen verlangsamt, eine Neigung, mit kleinen Trippelschritten zu gehen, und mitunter Schwierigkeiten, deutlich zu sprechen. Wenn zu diesen Symptomen die bei Älteren häufige, etwas gebeugte Haltung hinzukommt, kann eine Ähnlichkeit mit der *Parkinson*schen Krankheit auffallen. Es ist bloß eine Ähnlichkeit, ein ähnliches Erscheinungsbild. Von den betroffenen Personen heißt es oft, sie hätten einen arteriosklerotischen *Parkinson*ismus. Die Fachleute sind sich nicht einig, ob diese Bezeichnung gerechtfertigt ist, weil die Symptome ja bloß an die *Parkinson*sche Krankheit erinnern, aber in Wirklichkeit einen anderen Hintergrund haben. Jedenfalls handelt es sich um eine andere Störung; und die Arteriosklerose oder, volkstümlich, Arterienverkalkung verursacht keine echte *Parkinson*sche Krankheit. Gewöhnlich ist es nicht sehr schwierig, zwischen beiden Erkrankungen zu unterscheiden. Allerdings kann die Differenzierung gelegentlich schwierig sein, und im Einzelfall mögen sogar Experten unterschiedliche Auffassungen vertreten. Dies gilt vor allem bei Patienten mit einer besonderen Form der Arteriosklerose, der Binswanger-Krankheit, die hauptsächlich kleine Gehirnarterien befällt und zu einer fortschreitenden Verschlechterung der Gefäßfunktion führt, ohne daß eindeutig Schlaganfälle auftreten. Gewöhnlich leiden diese Patienten unter einem Bluthochdruck.

Natürlich besteht bei jedem Menschen über 50 Jahren eine geringgradige Arteriosklerose, und es ist immer möglich, daß jemand die *Parkinson*sche Krankheit hat *und* zusätzlich infolge einer Arteriosklerose eine gewisse zerebrale Mangelfunktion, die den Zustand verschlimmert. Bei Patienten über 70 sind arteriosklerotische Veränderungen keine Seltenheit.

Die Abgrenzung der *Parkinson*schen Krankheit gegen den arteriosklerotischen *Parkinson*ismus ist nicht bloß eine akademische Denkübung. Sie hat auch einen gewissen praktischen Wert bei der Prognose des Behandlungserfolgs. Die Symptome des arteriosklerotischen *Parkinson*ismus sprechen nicht so gut auf die Behandlung an wie die der echten *Parkinson*schen Krankheit, und bei den älteren arteriosklerotischen Patienten treten bei der Pharmakotherapie eher Nebenwirkungen auf.

Symptomatischer Parkinsonismus

Eine Reihe von Erkrankungen und Vergiftungen können die *Substantia nigra* einbeziehen, ihre Nervenfasern auf dem langen Weg zum Streifenkörper beeinträchtigen oder das *Corpus striatum* selbst schädigen und einen mehr oder weniger ausgeprägten *Parkinson*ismus verursachen. In diesen Fällen betrachtet man den *Parkinson*ismus als Symptom einer anderen Krankheit. In seltenen Fällen können beispielsweise Gehirntumoren, wenn sie zufällig an der richtigen Stelle sitzen, *Parkinson*symptome erzeugen. In ähnlicher Weise können Kopfverletzungen, angeborene Mißbildungen und verschiedene Infektionen (wie Tuberkulose oder Syphilis) gelegentlich einen *Parkinson*ismus verursachen.

Manche Vergiftungen pflegen selektiv den Streifenkörper zu schädigen und können mitunter zu Symptomen führen, die denen eines *Parkinson*ismus ähneln. Am bekanntesten in diesem Sinne sind die Vergiftungen durch Kohlenmonoxid, Schwefelkohlenstoff und Mangan. Diese Substanzen bewirken ausgedehnte Schäden am Nervensystem. Die Symptome sind aber anders als bei echtem *Parkinson*ismus. Manganvergiftungen kommen hauptsächlich bei Arbeitern im Braunsteinabbau vor.

Auch die »Boxerkrankheit« bei ehemaligen Berufsboxern, die wiederholt Schläge auf den Kopf einsteckten (und dadurch viele Mikroblutungen im Gehirn hatten; d. Üb.), wurde in einigen Besonderheiten mit der *Parkinson*schen Krankheit verglichen. Der berühmte amerikanische Boxer *Muhammad Ali (Cassius Clay)* ist ein Beispiel dafür. Ferner kennt man die Fallgeschichte eines Mannes, dem eine Schußverletzung im Gehirn einseitig die *Substantia nigra* zerstörte. Darauf entwickelten sich auf der gegenseitigen Körperseite

Symptome wie bei der *Parkinson*schen Krankheit und blieben ohne weitere Verschlimmerung über viele Jahre bestehen.

Gelegentlich tritt *Parkinson*ismus als Ausdruck seltener, erblich bedingter Störungen bei Jugendlichen oder jungen Erwachsenen (juveniler *Parkinson*ismus) auf, z. B. bei der *Wilson*schen Krankheit, einer angeborenen Fehlsteuerung des Kupferstoffwechsels, bei der eine Art Kupfervergiftung besteht.

Multiple Systemerkrankungen

Bei vielen chronisch progressiven Erkrankungen des Nervensystems können Parkinsonsymptome neben anderen Krankheitszeichen auftreten, die eine Funktionsstörung des Kleinhirns oder anderer Teile des Nervensystems spiegeln. Ich nenne diese Erkrankungen oft »Plus-*Parkinson*ismus«, wobei sich das »Plus« auf die Symptome bezieht, die bei der echten *Parkinson*schen Krankheit nicht vorkommen. Es handelt sich hier um ganz andere Leiden, deren Ursache im wesentlichen nicht bekannt ist, außer daß manche familiär gehäuft auftreten und somit genetisch oder erblich bedingt sind. Eine Gruppe dieser Erkrankungen wird als »olivopontozerebellare Atrophie« (OPCA) bezeichnet. Der Begriff beschreibt lediglich den Ort der Atrophie oder Schrumpfung, der bei der Obduktion des Gehirns zu erkennen ist. Eine andere Erkrankung heißt »striatonigrale Degeneration«. Ein seltenes Leiden ist das »*Shy-Drager*-Syndrom«, bei dem die Regulierung des Blutdruckes, die Kontrolle der Harnblase und die Sexualfunktion beeinträchtigt sind. Schließlich wäre noch die seltene progressive supranukleäre Paralyse zu erwähnen, die nach den kanadischen Erstbeschreibern (1965) auch *Steele-Richardson-Olszewski*-Syndrom genannt wird. In der Retrospektive existierte die Erkrankung bereits jahrelang, wurde aber nicht erkannt. Erst hielt man sie für eine Seltenheit, diagnostiziert sie heute aber häufiger. Sie ist die häufigste Form des von mir so genannten *Plus-Parkinsonismus*. Zuerst kommt sie als gewöhnlicher *Parkinson*ismus daher, doch treten nach mehreren Jahren zusätzliche Symptome auf. Unter diesen ist eine Störung der Augenbewegungen charakteristisch und führt zur richtigen Diagnose.

Insgesamt machen diese Störungen etwa 20 Prozent aller *Parkinson*-Fälle aus, die der Arzt in seiner Praxis sieht. In den ersten paar Jahren sind sie sehr schwer von der echten *Parkinson*-Krankheit zu unterscheiden. Olivopontozerebellare Atrophie, *Shy-Drager*-Syndrom und *Steele-Richardson-Olszewski*-Syndrom wurden als eigenständige Erkrankungen übrigens erst in den sechziger Jahren erkannt.

Neuerdings wurde bei manchen Patienten mit OPCA ein Mangel an Glutamatdehydrogenase, einem Enzym, nachgewiesen. Bisher hat man diese

Anomalie bei mindestens 25 Patienten festgestellt. Die meisten waren zunächst als »Parkinsonismus-Fälle« diagnostiziert worden. Der Enzymmangel ist angeboren und kann, muß aber nicht, während einer normalen Lebensdauer zu Symptomen führen. Bei mehreren Patienten traten die ersten Anzeichen nach dem 75. Lebensjahr auf. Die volle Tragweite dieser neuen Erkenntnis ist noch nicht zu übersehen, doch läßt sie auf Möglichkeiten der Vorbeugung und Behandlung hoffen. Die Untersuchung des Enzyms müßte bei frischen *Parkinson*ismusfällen erfolgen, vor allem bei solchen mit atypischer Symptomatik.

Zusammenfassung

Die *Parkinson*sche Krankheit ist seit mehr als 170 Jahren bekannt. Nahezu sicher handelt es sich um ein spezifisches Leiden, dessen Ursache freilich noch nicht geklärt wurde. Es gibt außerdem viele Störungen, die mehr oder weniger der *Parkinson*schen Krankheit gleichen. Bei manchen kennt man die Ursache. Wir wissen ferner, daß starke Neuroleptika einen Zustand erzeugen können, der große Ähnlichkeit mit der *Parkinson*schen Krankheit aufweist, jedoch verschwindet, wenn diese Arzneimittel abgesetzt werden.

Alle diese Zustände, die der *Parkinson*schen Krankheit gleichen, nennt man *Parkinson*ismus. Es gibt also einen postenzephalitischen *Parkinson*ismus, einen medikamentös bedingten *Parkinson*ismus, einen arteriosklerotischen *Parkinson*ismus usw. Die meisten dieser *Parkinson*ismusformen haben mit der *Parkinson*schen Krankheit eines gemeinsam: Spezielle Nervenzellen in einem Zentrum, der *Substantia nigra*, sind geschädigt oder funktionell gehemmt, und infolgedessen erleidet das Gehirn einen Verlust der chemischen Substanz Dopamin.

2.

Die ersten Symptome

Die *Parkinson*sche Krankheit beginnt so langsam und schleichend, daß die Patienten ihren Anfang selten exakt angeben können. Sie erinnern sich bestenfalls, wann sie zum ersten Mal etwas von der Erkrankung bemerkten. In vielen Fällen treten die ersten Anzeichen einer Störung auf, lange bevor die Patienten vermuten, daß etwas nicht stimmt. Manchmal läßt sich nachweisen, daß die Krankheit einige oder mehrere Jahre, bevor die Symptome erkennbar werden, begonnen hat. Ich habe z. B. mehrmals beim Überprüfen alter Familienfilmstreifen festgestellt, daß ein Patient fünf oder sechs Jahre vor dem Auftreten eines Tremors den betroffenen Arm beim Gehen nicht mitschwingen ließ. Auch alte Schnappschüsse können zeigen, daß der Patient Jahre vor Aufkommen eines Verdachts anfing, eine gebeugte Haltung einzunehmen.

Einer meiner Patienten hatte einst einen Sprachtherapeuten aufgesucht, weil seine »nuschelnde« Sprache ihm die Arbeit als Verkäufer erschwerte. Acht Jahre danach bekam er einen Tremor in einer Hand und konsultierte einen Neurologen. Bei der Untersuchung ergaben sich außer dem Tremor der Hand eine Rigidität des Arms sowie eine leise, »verwaschene« Sprache. Damit war klar, daß das »Nuscheln« tatsächlich die erste Äußerung der *Parkinson*schen Krankheit bei diesem Patienten gewesen war. Doch niemand vermutete die richtige Diagnose, bis der Tremor auftrat. Es ist sogar unwahrscheinlich, daß ein hervorragend geschulter Diagnostiker genügend Hinweise gefunden hätte, um die Diagnose stellen zu können, als die »verwaschene« Sprache noch das einzige Problem war.

Merkwürdigerweise geschieht es oft, daß nicht der Patient das erste Symptom des *Parkinson*ismus bemerkt, sondern eine andere Person. Gewöhnlich ist es jemand, der dem Patienten nahesteht – der Ehepartner, ein Verwandter, ein Freund oder ein Arbeitskollege – und dem eine Veränderung auffällt. Vielleicht handelt es sich um eine geringfügige Veränderung der Haltung oder um eine neue Gewohnheit: Wenn der Betroffene etwa beim Gehen den einen Arm im Ellbogengelenk beugt und dicht am Körper hält oder ein Bein nachzieht. Gewöhnlich bestreitet der Patient, daß ihm etwas fehlt, wenn man ihn derartige Dinge fragt. Ein Kollege mag sich erkundigen: »Haben Sie irgendwas mit Ihrem Bein? Es sieht aus, als würden Sie hinken.« Oder der Ehepartner verlangt immer wieder: »Halt dich gerade. In der letzten Zeit hältst du dich immer krumm.« Freunde und Verwandte wundern sich oft, daß der Patient diese Änderungen der Haltung, des Ganges oder der Bewegungen nicht zu bemerken scheint. Manchmal überreden sie den Patienten, einen Arzt aufzusuchen. Die Unterhaltung im Sprechzimmer des Arztes mag dann etwa so verlaufen:

Arzt: »Nun, was führt Sie heute zu mir?«
Patient: »Ehrlich gesagt, nichts.«
Arzt: »Nichts?«
Patient: »Ich fühle mich ganz prima. Mir fehlt nichts.«

Hier mischt sich dann vielleicht der Ehepartner ein und beschreibt den Grund seiner Beunruhigung: »Herr Doktor, irgendwas stimmt nicht mit seinem linken Bein, wenn er geht.«

Also prüft der Arzt, wie der Patient geht. Vielleicht erkennt er das Problem auf Anhieb, aber oft passiert es, daß man gerade in dem Augenblick keine Störung sehen kann. Oft klagt dann der Partner, daß der Patient im Sprechzimmer des Arztes immer besser aussieht: »Herr Doktor, Sie müßten ihn bloß mal zu Hause sehen!«

Sehr wahrscheinlich sieht der Arzt, daß doch etwas nicht stimmt, aber die verräterischen Symptome des *Parkinson*ismus sind in diesem frühen Stadium der Krankheit meist noch nicht vorhanden, und wahrscheinlich kann der Arzt die Diagnose noch nicht stellen. Vielleicht ordnet er einige Untersuchungen an: Ein Blutbild, einige andere Blutwerte, ein Elektrokardiogramm, eine Röntgenuntersuchung der Lungen und eine Routineuntersuchung des Urins. Diese Testbatterie gehört zum Standard und ergibt wahrscheinlich normale Werte. Nach der Erfahrung vieler Ärzte scheinen die Parkinsonpatienten im allgemeinen ein recht gesundes Volk zu sein. Der erfahrene Arzt wird den Patienten in ein, zwei Monaten wiedersehen wollen oder sobald weitere Probleme auftreten. Zu diesem Zeitpunkt gilt es, noch ein Weilchen abzuwarten. Falls wirklich etwas im Gange ist, wird es sich zu gegebener Zeit deutlicher zeigen.

Schließlich wird dem Patienten klar, daß doch etwas nicht in Ordnung ist. Vielleicht ist er dauernd müde, hat kleinere Beschwerden und Schmerzen oder ein verschwommenes Gefühl des Unbehagens. Oder er fühlt sich einfach nicht wohl. Vielleicht empfindet der Patient einen Mangel an Energie oder ein Gefühl der Nervosität und Reizbarkeit. Die Arbeitsleistung mag aus unerfindlichen Gründen geringer werden. Vielleicht beobachtet der Patient, daß Dinge, die er früher leicht und ohne Nachdenken erledigen konnte, ihn jetzt einige Mühe kosten. Wenn der Arzt den Patienten erneut untersucht und von diesen unbestimmten Beschwerden hört, merkt er, daß irgendein Problem anliegt, selbst wenn alle Analysen der vorausgegangenen Untersuchung normale Werte ergaben. Er versucht wohl, dem Patienten zu versichern, daß alle Untersuchungsergebnisse normal waren. Vielleicht legt er dem Patienten ans

Herz, er möge sich Ruhe gönnen, eventuell Urlaub machen, sich gesund ernähren; womöglich verordnet er ihm sogar ein leichtes Beruhigungsmittel. Wenn der Patient deprimiert wirkt, verschreibt der Arzt vielleicht ein Antidepressivum und empfiehlt die Überweisung an einen Psychiater. Eine richtige Behandlung der Depression hilft im allgemeinen merklich und gestattet dem Patienten, eine Zeitlang wie gewohnt weiterzuleben.

Dieses Stadium der *Parkinson*schen Krankheit, in dem sich unbestimmte, unspezifische Symptome entwickeln, kann ziemlich lange dauern. Verständlicherweise leiden die Patienten unter diesen Symptomen, die anscheinend keiner zu erklären weiß. Manche neigen dazu, viele Ärzte und Kliniken aufzusuchen, um eine Erklärung zu bekommen, aber in diesem Entwicklungsstadium der *Parkinson*schen Krankheit ist es äußerst schwierig, die Diagnose zu stellen. Die Symptome weisen nicht auf ein spezifisches Leiden hin. Überarbeitung, Mangel an Schlaf, Nervosität, Depression, Arthritis, falsche Ernährungsgewohnheiten und ähnliche Probleme sind wahrscheinlichere Ursachen derartiger Beschwerden.

Später bemerkt der Patient allmählich typischere Symptome, etwa Schmerzhaftigkeit eines Arms, ein Gefühl der Schwäche oder »Taubheit« einer Hand, Steifigkeit eines Beins, Schwierigkeiten beim Ausführen von Bewegungen, eine Veränderung der Sprachqualität. Es gibt fast so viele Anfangssymptome wie Patienten. Jedes Individuum erfährt die Störung anders und bewertet die Erfahrung auf seine Weise. Obwohl diese spezifischeren Beschwerden dem Arzt verraten, daß bestimmt etwas nicht in Ordnung ist, brauchen noch keine körperlichen Symptome auf das eigentliche Problem hinzuweisen. Selbst wenn der Arzt z. B. sieht, daß der Patient beim Gehen einen Fuß leicht nachschleift, daß sich der Gesichtsausdruck verändert hat oder die Neigung besteht, eine Hand bevorzugt zu gebrauchen, dann kann er immer noch nicht die *Parkinson*sche Krankheit diagnostizieren. Ein einzelner Befund genügt nicht, um die Diagnose zu stellen, und es gibt keine Blutuntersuchung (und keine andere gezielte Untersuchung), mit der man die Erkrankung nachweisen könnte.

Eine sichere Diagnose ist nur möglich, wenn die folgenden drei charakteristischen Symptome vorhanden sind: *Tremor, Rigor* und *Akinese* (bzw. Bradykinese). Gewöhnlich erscheint der Tremor zuerst. Anfangs ist er oft minimal. Häufig wird er nur beobachtet, wenn der Patient müde ist oder unter Streß steht. Manche Patienten fühlen den Tremor Monate, bevor er sichtbar wird. Wenn die Schreibhand betroffen ist, bemerkt man den Tremor im allgemeinen an der Handschrift des Patienten. Jeder Buchstabe zeigt dann einen sehr feinschlägigen Tremor. Meistens ist die Schrift auch irgendwie kleiner; diese Erscheinung bezeichnet man als *Mikrographie*. Die Schrift des Patienten hat außerdem die Tendenz, auf derselben Seite oder sogar im selben Abschnitt allmählich immer kleiner zu werden. Daher bittet der Arzt den Patienten um eine Schriftprobe, um diese Zeichen erkennen zu können. Gelegentlich tritt der Tremor zuerst in einem Fuß, selten auch an Lippen, Zunge oder Kiefer auf.

Bei einem kleinen, aber signifikanten Prozentsatz von Patienten ist nur ein geringer oder auch gar kein Tremor vorhanden. Dann sind Rigor und Akinese die ersten Symptome. Der Patient hat vielleicht nur ein Schwächegefühl in der Hand oder in einem Bein. Die Feinbewegungen fallen ihm schwer, etwa wenn er ein Hemd zuknöpfen oder Schnürsenkel binden will. Patienten, deren Arbeit oder Hobby eine gewisse manuelle Fertigkeit erfordert, bemerken einen Mangel an Geschicklichkeit. Bei den Patienten, die keinen Tremor haben, ist die Diagnose schwerer zu stellen und unter Umständen erst relativ spät im Krankheitsverlauf möglich.

Sobald eines der drei charakteristischen Symptome offenkundig ist, erkennt der Arzt, daß eine Erkrankung des Nervensystems vorliegt. Und vor allem, wenn ein Tremor besteht, könnte er auf *Parkinson*ismus tippen. Je nach Symptomatik, Untersuchungsbefund, Alter und Allgemeinzustand des Patienten kann nun die Diagnose einer *Parkinson*schen Krankheit direkt auf der Hand liegen. Das ist aber oft nicht auf Anhieb der Fall, und dem Arzt gehen viele andere Möglichkeiten durch den Kopf.

In vielen Fällen konzentrieren sich die Symptome auf eine Körperhälfte. Zum Beispiel kann der Patient über eine Schwäche im linken Arm und Bein klagen, und der Arzt hat vielleicht bei der Untersuchung eine solche Störung nachweisen können. Ein Patient mit solchen Symptomen – er geht vielleicht, ohne den linken Arm mitschwingen zu lassen, und schleift dabei den linken Fuß etwas nach – gleicht äußerlich einem Menschen, der einen leichten Schlaganfall hatte.

Es kommt gelegentlich vor, daß Patienten fälschlich dem Eindruck erliegen, ihre Symptome seien plötzlich aufgetreten. Einer meiner Patienten erzählte mir beispielsweise, er habe vor einem Monat zum ersten Mal Schwierigkeiten mit dem rechten Arm und Bein bemerkt, fühle sich jetzt aber etwas besser. Er glaubte, er hätte einen Schlaganfall gehabt. Seine Frau hingegen beschrieb ein eher allmähliches und vages Auftreten der Beschwerden. Es schien, daß die Störung im linken Arm und Bein schon mindestens ein Jahr oder länger bestanden hatte. Bei weiterer Befragung wurde klar, was der Patient gemeint hatte, nämlich daß die Störung vor einem Monat so lästig geworden war, daß sie ihm auffiel, und daß er sich in der Zeit davor dessen nicht wirklich bewußt gewesen war. Es ist ziemlich einleuchtend, daß ein Patient, der seinem Arzt eine solche Geschichte erzählt, in den Verdacht gerät, einen Schlaganfall gehabt zu haben.

Während die plötzliche Entwicklung einer Schwäche oder anderer Symptome, die eine Erkrankung des Nervensystems widerspiegeln, auf einen Schlaganfall hinweisen, deutet die langsame, allmählich fortschreitende Ausbildung von Symptomen auf die Möglichkeit einer progressiven Erkrankung des Nervensystems, z. B. auf einen langsam wachsenden Tumor. Dann kann dem Arzt die Entscheidung schwerfallen, welche von diesen schlimmen Möglichkeiten am wahrscheinlichsten ist, besonders bei Patienten ohne Tremor. Selbst bei bestehendem Tremor (nicht einfach irgendeinem Tremor, sondern dem für die *Parkinson*sche Krankheit typischen *Ruhetremor*) wird sich jedoch der Arzt vergewissern wollen, daß es sich wirklich um die *Parkinson*sche Krankheit handelt und nicht um einen Schlaganfall oder um einen Hirntumor, der die *Parkinson*sche Krankheit imitiert. Vielleicht ordnet er einige neurologische Untersuchungen an oder überweist den Patienten zur Klärung an einen Nervenarzt.

Die volkstümliche Vorstellung vom Facharzt als einem Experten, der nach kurzer Inspektion des Patienten seltene Krankheiten zu diagnostizieren vermag, ist eine große Übertreibung. Natürlich geschieht so etwas gelegentlich – manche Leiden können, auch wenn sie selten sind, leicht auf Anhieb erkannt werden. Die voll ausgeprägte *Parkinson*sche Krankheit ist leicht zu erkennen. Aufgabe des Facharztes ist nicht allein, die Diagnose zu stellen oder den Eindruck des überweisenden Arztes zu bestätigen, sondern sicherzustellen, daß sich hinter dem vermeintlichen *Parkinson*ismus keine andere Krankheit verbirgt. Es besteht kein Anlaß zur Übereilung. Weder ist die *Parkinson*sche Krankheit ein akutes noch ein lebensgefährliches Leiden. Der beratende Facharzt hat genügend Zeit, das Krankheitsbild so gründlich wie nötig durchzuuntersuchen.

Das wichtigste Element beim Erstellen der ärztlichen Diagnose ist die Schilderung der Symptome durch den Patienten. Diese sogenannte Krankengeschichte oder *Anamnese* ist wichtiger als alle in der modernen Labortechnologie verfügbaren Untersuchungsmethoden. Sie ist sogar wichtiger als die eigentliche körperliche Untersuchung. Der Facharzt wird zahlreiche Fragen stellen, um ein Bild davon zu gewinnen, wie die Symptome sich entwickelten. Manche Fragen mögen sonderbar oder nebensächlich klingen, und die Patienten antworten manchmal obenhin oder versuchen zu erraten, was der Arzt denkt, und geben dann die Antworten, die er vermeintlich hören will. Selbstverständlich empfiehlt es sich, so direkt und so genau wie möglich zu antworten. Schließlich kann der Arzt eine treffendere Diagnose stellen, wenn er verläßliche und richtige Informationen bekommt.

Die neurologische Untersuchung ist eine Variante der üblichen körperlichen Untersuchung. Eine vollständige neurologische Untersuchung kann eine zeitraubende Angelegenheit sein. Die vom Facharzt in seiner Praxis vorgenommene neurologische Grunduntersuchung kann je nach den Umständen 30 bis 45 Minuten oder länger dauern. Dabei hängt viel von der einfachen Beobachtung ab: Sobald Sie das Sprechzimmer betreten und dem Neurologen »Guten Tag« gesagt haben, hat dieser bereits eine Menge wichtiger Dinge über Sie erfahren. Bei der Routineuntersuchung, die nach Erhebung der Krankengeschichte durchgeführt wird, inspiziert der Neurologe Augen, Ohren, Mund, Zunge, Rachen und Hals. Er betrachtet und betastet die Muskeln aller vier Gliedmaßen und prüft die Kraft der Muskeln sowie ihren Spannungszustand, den *Tonus*. Er benutzt den Reflexhammer nicht nur am Knie, sondern auch an anderen Stellen: am Ellbogen, an den Knöcheln und eventuell am Kiefer. Jeder Muskel hat einen *Reflex*. Die Augenmuskeln werden untersucht, indem man prüft, wie die Augäpfel mitgehen, wenn die Augen einem sich bewegenden Gegenstand folgen. Auch die Fähigkeit, verschiedene Sinnesreize wahrzunehmen (z. B. Nadelstiche, die Berührung eines Baumwollfadens, die Vibration einer Stimmgabel u. a.), wird geprüft. Die Prüfung der sensorischen Funktionen ist ein wichtiger Teil der neurologischen Untersuchung und kann erstaunlich viel über die Funktion des Nervensystems auf höherem Niveau aussagen. Der Arzt beobachtet außerdem auch die Haltung (im Sitzen und im Stehen), die Gehweise, die Art, wie man von einem Stuhl aufsteht und wie man sich nach der Untersuchung wieder ankleidet. Zum Schluß pflegt der Neurologe meist ein paar Intelligenztests durchzuführen. Es handelt sich im allgemeinen um einfache Sachen, etwa einen kurzen Test des Gedächtnisses, des abstrakten Denkens und der Fähigkeit, einfache Rechenaufgaben zu lösen. Vielleicht müssen Sie ein paar Zahlen wiederholen, Wörter buchstabieren, einfache Subtraktionen und Multiplikationen machen und eventuell einige alte Sprichwörter erklären. Ihnen mögen diese Tests albern und lästig vorkommen, aber machen Sie bitte mit. Den Neurologen interessiert weniger, ob Sie richtig antworten, sondern vielmehr die Art, wie Sie die Aufgabe angehen. Für ihn ist es außerdem wichtig, eine gewisse Grundvorstellung zu bekommen, in welcher Weise Sie intellektuell auf die gewöhnlichen Probleme reagieren, die wir tagtäglich zu lösen haben. Die meisten Neurologen lassen sich auch eine Probe Ihrer Handschrift geben.

Meistens kann der Facharzt die Diagnose stellen oder wenigstens eine allgemeine Beurteilung der Symptomatik geben und eventuell erforderliche Maßnahmen vorschlagen, um nach Erhebung der Krankengeschichte und des neurologischen Befundes die Diagnose abzusichern. Vielleicht sagt er: »Ich glaube, Sie haben die *Parkinson*sche Krankheit, aber ich möchte noch bestimmte Untersuchungen vornehmen, um andere Möglichkeiten auszuschließen.« Vielleicht hat Ihr Arzt diese Untersuchungen bereits veranlaßt und der zugezogene Facharzt wird sich die Ergebnisse ansehen wollen, bevor er sich ein Urteil bildet.

Als weitere neurologische Untersuchungen kommen in Frage: ein Elektroenzephalogramm, eine Röntgenaufnahme und eine Computertomographie des Kopfes (CAT oder CT, d. h. computerized axial tomography bzw. computerized tomography) oder eine Kernspintomographie (Magnetresonanztomographie) sowie einige Blutanalysen. Ein Klinikaufenthalt ist für diese Untersuchungen normalerweise nicht erforderlich, sie werden meist ambulant (Klinik oder Facharztpraxis) durchgeführt. Röntgenaufnahme, Computer- und Kernspintomographie des Kopfes sind Suchverfahren. Die Chancen, daß man dabei eine auffallende Anomalie entdeckt, sind gering, aber die Untersuchung ist nicht belastend, und ein normaler Befund beruhigt den Patienten. Die Röntgenaufnahmen des Kopfes dienen der routinemäßigen Kontrolle. Das Bild, das von den Röntgenstrahlen, die den Kopf durchdringen, auf lichtempfindliches Filmmaterial geworfen wird, macht nur die Schädelknochen und andere kalziumhaltige Strukturen sichtbar. Der Röntgenfilm zeigt nicht das Gehirn selbst, obwohl der Röntgenologe, der die Aufnahmen auswertet, mitunter aus indirekten Hinweisen der knöchernen Struktur des Schädels auf Veränderungen im Gehirn schließen kann. Manche Gehirntumoren enthalten Kalzium und werden dadurch auf der Röntgenaufnahme erkennbar. Auch enthalten bestimmte Strukturen im Gehirn normalerweise genügend Kalzium, um auf dem Röntgenfilm sichtbar zu sein. Bei einigen seltenen Störungen des Kalziumstoffwechsels, die eine *Parkinson*sche Krankheit imitieren können, ist Kalzium womöglich auch im gesamten Streifenkörper abgelagert.

In letzter Zeit haben sich bildgebende Verfahren wie die Computertomographie und die Kernspintomographie als brauchbare diagnostische Methoden erwiesen, um Patienten mit Symptomen einer Hirnfunktionsstörung zu beurteilen; sie haben die oben beschriebenen routinemäßigen Röntgenaufnahmen weitgehend ersetzt. Der Grund dafür ist, daß die Aufnahmen tatsächlich die innere Struktur des Gehirns zeigen. Uns interessiert hauptsächlich, Veränderungen direkt im Gehirn zu entdecken und nicht so sehr im Schädel, denn der knöcherne Schädel bildet bloß die Umhüllung des Gehirns. Die Computertomographie ist eine Art Röntgenverfahren, aber anstatt einen Film zu benutzen, um das Bild wiederzugeben, wird eine Serie von Bildern durch einen Computer aus einer unzähligen Menge von Einzelablesungen gebildet, die von Strahlendetektoren vorgenommen werden. Der Kopf des Patienten wird zwischen eine Röntgenröhre und einen Detektor plaziert, die beide so auf einen beweglichen Unterbau montiert sind, daß sie um den Kopf rotieren können. Der Detektor kann in genau kontrollierten Positionen Hunderte von Ablesungen vornehmen. Aus den Ablesungen läßt sich die Intensität der Strahlen an jedem von Hunderten von Punkten im Kopf berechnen. Eine unvorstellbare Menge von Berechnungen muß durchgeführt werden, um die Intensität an einer genügend großen Anzahl von Punkten zu bestimmen, so daß ein Bild entsteht. Die Berechnungen können durch einen für diesen

Zweck programmierten Computer in wenigen Minuten durchgeführt werden, und der Rechner gibt das Bild dann auf einem Fernsehschirm wieder. Normalerweise erhält man eine Serie von Bildern, und diese werden meist auf Schwarzweißfilm festgehalten.

Die Kernspintomographie oder Magnetresonanztomographie funktioniert nach einem anderen physikalischen Prinzip. Der Patient wird einem sehr starken magnetischen Feld ausgesetzt. Dieses bewirkt, daß sich die Wasserstoffatomkerne des Körpergewebes in Richtung der Magnetpole ausrichten, ähnlich wie die Eisenfeilspäne in bezug auf einen Spielzeugmagneten, und ihrerseits Signale abgeben, die mit Hilfe spezieller Sensoren registriert werden. Ein Rechner verarbeitet die aufgezeichneten Signale und kann daraus wie bei einem Computertomogramm Bilder konstruieren. Das Verfahren funktioniert ohne Röntgenstrahlen. Als beratender Neurologe habe ich die Erfahrung gemacht, daß Computer- und Kernspintomographie zur Untersuchung von Patienten nützlich sind, bei denen ich einen Verdacht auf eine Parkinsonsche Krankheit oder ähnliche Leiden habe. Der Vorteil dieser Verfahren ist, daß sie nicht nur Tumoren darstellen, sondern auch Narben von früheren Schlaganfällen und Veränderungen der Gehirnstruktur, die für verschiedene, eine *Parkinson*-Krankheit vortäuschende Störungen charakteristisch sind. So eignen sich Computertomographie und Kernspintomographie beispielsweise sehr gut, einen arteriosklerotischen *Parkinson*ismus von der *Parkinson*schen Krankheit zu unterscheiden.

Das Elektroenzephalogramm ist für das Gehirn, was das Elektrokardiogramm für das Herz ist. Kleine, während der Untersuchung mit Klebeband am Schädel befestigte Elektroden zeigen die im Gehirn entstehenden elektrischen Aktivitäten. Die durch die Gehirntätigkeit in den Schädelelektroden induzierten winzigen Ströme werden durch einen Verstärker, der ähnlich wie der Verstärker einer Stereoanlage funktioniert, elektronisch verstärkt (ungefähr 100 000mal). Diese Aktivitäten werden dann auf einem laufenden Papierstreifen aufgezeichnet, so daß man die Form und den Rhythmus der Ströme analysieren kann. Abnorme Kurvenverläufe finden sich bei Hirntumoren, nach Schlaganfällen oder anderen Gehirnverletzungen, bei Vergiftungen durch bestimmte Arzneimittel oder Chemikalien und bei manchen Formen der Epilepsie. Bei *Parkinson*scher Krankheit gibt es gewöhnlich keine charakteristischen Veränderungen des Elektroenzephalogramms. Somit kann man bei einem normalen Befund den Verdacht auf einen Tumor, Schlaganfall oder andere zerebrale Störungen weitgehend ausschließen. Das Elektroenzephalogramm dient in diesem Fall als »Ausschlußverfahren«; es ist für den Patienten harmlos und kann wertvolle Informationen liefern. Eine normale Hirnstromkurve ergibt zwar keine Diagnose, ist aber beruhigend.

Die besprochenen diagnostischen Verfahren werden gewöhnlich zur Beurteilung von Patienten angewandt, deren Symptome auf eine zerebrale Störung hinweisen. Bei Menschen mit *Parkinson*scher Krankheit sind alle Untersuchungen meist normal. Der beratende Neurologe wertet die Ergebnisse dieser Untersuchungen, die Vorgeschichte des Patienten sowie die Untersuchungsbefunde des Patienten aus und kommt dann zu der wahrscheinlichsten Diagnose. Manchmal ordnet er zusätzliche Blutanalysen an. Gelegentlich gleicht ein Fall von *Parkinson*ismus ohne Tremor und nur mit allgemeiner Verlangsamung aller körperlichen Bewegungen einer Schilddrüsenunterfunktion (Hypothyreose). Unter diesen Umständen sind einige einfache Blutuntersuchungen nützlich, mit denen der Blutspiegel des Schilddrüsenhormons gemessen wird. Gewöhnlich kann der Arzt sagen: »Ich glaube, Sie haben die *Parkinson*sche Krankheit« und mit der Behandlung des Patienten beginnen. Mitunter kann aber selbst der Facharzt, wenn ihm die Ergebnisse aller beschriebenen Untersuchungen vorliegen, keine ganz sichere Diagnose stellen. Vielleicht will er den Patienten nach einem oder zwei Monaten nachuntersuchen. Das ist keine unziemliche Forderung. Vielleicht braucht der Neurologe Zeit, um sich über den Fall klar zu werden. Außerdem kann nach Ablauf einer gewissen Zeit das Krankheitsbild deutlicher werden und bei der späteren Untersuchung die Diagnose erleichtern.

Im Laufe der Jahre habe ich manche Patienten mehrere Monate oder gar ein Jahr lang beobachtet, bis ich sicher sein konnte, daß es sich wirklich um die *Parkinson*sche Krankheit handelte. In einem Fall dauerte es zwei Jahre, bis ich mir der Diagnose sicher war. Die Patientin war im mittleren Alter und hatte seit mehreren Jahren über Schmerzen in den Beinen beim Gehen sowie über Brennen in Beinen und Füßen geklagt. Sie war wegen vermeintlicher Durchblutungsstörungen der Beine erfolglos mit durchblutungsfördernden Mitteln behandelt worden. Dann wurde festgestellt, daß sie einen leichten Tremor der Hände hatte. Sie kam in meine Sprechstunde. Es bestand kein Rigor, keine Akinese und auch kein anderes Zeichen für *Parkinson*ismus. Und sie hatte auch keinen *Ruhe*tremor, so daß ich nicht mit Sicherheit behaupten konnte, sie hätte die *Parkinson*sche Krankheit. Ich sah diese Patientin mehrmals im Jahr wieder, und nach zwei Jahren bemerkte ich einen leichten, aber eindeutigen Rigor in ihren Armen, und der Tremor war typischer im Sinne einer *Parkinson*schen Krankheit geworden. Damit war klar, daß die Schmerzen und das brennende Gefühl in den Beinen Äußerungen der *Parkinson*schen Krankheit und nicht einer Mangeldurchblutung waren. Diese Symptome verschwanden unter der gezielten Behandlung des *Parkinson*ismus.

Manche Ärzte glauben, es sei das beste, Patienten mit den allerersten *Parkinson*symptomen zu beschwichtigen, daß ihnen nichts fehle. Sie befürchten, daß schon der Name »*Parkinson*sche Krankheit« den Patienten erschrecken und deprimieren wird. Deshalb versuchen sie, ihm die Diagnose langsam oder in Raten mitzuteilen. Diese Ärzte informieren gewöhnlich ein verantwortliches Familienmitglied oder den Hausarzt über die Diagnose. Manchmal machen die Familien diese Verschwörung mit oder schlagen sie selbst vor. Oft bitten mich die betroffenen Angehörigen, dem Patienten die Diagnose nicht mitzuteilen. Sie stecken mir ein Zettelchen zu oder rufen mich an, bevor der Patient zu mir in die Sprechstunde kommt: »Mutter weiß nicht, daß sie die *Parkinson*sche Krankheit hat«, sagen sie. »Bitte erzählen Sie es ihr nicht. Wir wollen nicht, daß sie es erfährt.«

Nur in seltenen Fällen gibt es gute Gründe für das Verschweigen, aber im allgemeinen ist man damit meines Erachtens schlecht beraten. Jahrelang habe ich Patienten gefragt, wie sie darüber dachten, daß man ihnen die *Parkinson*sche Krankheit verheimlicht hatte. Sie fühlten sich durch die versuchte Geheimhaltung ausnahmslos verletzt und verärgert. Ich sage »versuchte«, weil die Täuschung in den meisten Fällen mißlang. Sie verhinderte jedoch oft, daß der Patient Antwort auf seine Fragen bekam. Da die Diagnose nicht zugegeben werden durfte, konnte sie auch nicht diskutiert werden. Die Patienten erzählten mir, daß sie nicht so sehr über den Namen der Krankheit betroffen waren, sondern daß sie wissen wollten, was ihnen künftig bevorstand, welche Behandlungsmöglichkeiten es gab, wie die Behandlung wirken würde usw. Sie wußten nur zu gut, daß irgendwas los war, und deshalb waren Beschwichtigungen von seiten der Familie oder des Arztes, daß alles in Ordnung sei, kein Trost.

Erst wenn die Diagnose *Parkinson*sche Krankheit feststeht und andere Möglichkeiten ausgeschlossen wurden, können Patient und Arzt über die Prognose diskutieren. Im besten Fall ist es etwas unsicher, etwas über die künftigen Aussichten zu sagen, doch ist es sinnvoll, zu erörtern, was in etwa der Patient zu erwarten hat, wie sich sein Leben wahrscheinlich verändern wird, was die Behandlung bringen kann usw. Was die Diagnose wirklich für den einzelnen Menschen bedeutet, hängt selbstverständlich in hohem Maße von der betroffenen Person und von den Umständen ab. Manche Patienten denken vielleicht an einen Verwandten oder Nachbarn, der die *Parkinson*sche Krankheit gehabt haben mag, befürchten das Schlimmste und malen sich aus, daß sie sehr bald schwerstbehindert sein werden. Das ist natürlich eine übertriebene Vorstellung. In Wirklichkeit können die Symptome in den meisten Fällen jahrelang gut beherrscht werden. Andere Patienten mögen die Angelegenheit zu rosig sehen. Sie erinnern sich, von einer neuen Behandlungsmethode für die *Parkinson*sche Krankheit gehört zu haben, oder haben vielleicht einen begeisterten Zeitungsartikel über eine neue medikamentöse Therapie gelesen und sind zuversichtlich, daß der Arzt die ganze Geschichte mit ein paar Pillen oder Spritzen wieder beheben kann. Das ist das andere Extrem.

Selbstverständlich ist es sehr wichtig, daß der Patient und seine Familie ein realistisches Bild von der Art der Erkrankung und den allgemeinen Aussichten gewinnen. Die Patienten sollten denn auch nicht zögern, ihren Arzt über alles zu fragen. Zu diesem Zweck müssen der Patient und seine Angehörigen dem Arzt gestatten, so offen wie möglich zu sein.

Viele Patienten wenden viel Zeit und Mühe auf, um die Ursache ihrer Erkrankung herauszufinden. Oft fragen sie, ob ein zu starker Streß bei der Arbeit oder zu Hause, ein Unfall oder ein schwerer persönlicher Kummer zugrunde liegen könnten. Fragen in dieser Richtung sind recht naheliegend. Sie spiegeln den Versuch des Patienten, das Geschehen in irgendeiner vertrauten oder verständlichen Form zu erfassen. Die Tatsache, daß die Krankheitsursache nicht bekannt ist, macht derartige Spekulationen unvermeidlich. Für viele ist es schwer zu akzeptieren, daß wir in diesem Zeitalter eines unglaublichen technischen Leistungsvermögens weder die Ursache gerade dieser Krankheit kennen noch sie heilen können. Am besten ist es, sich auf irgendeine Weise mit dieser unglücklichen Wirklichkeit abzufinden.

Die Ursache der Krankheit *ist* unbekannt. Die *Parkinson*sche Krankheit läßt sich wirksam behandeln, aber nicht heilen. Sie schreitet langsam fort, doch die erfolgreiche Behandlung kann die Symptome viele Jahre lang unter Kontrolle halten und dem Patienten ermöglichen, ein aktives und unabhängiges Leben zu führen. Es besteht die Hoffnung, daß die Forschung in der Zukunft bessere therapeutische Mittel finden und es möglich machen wird, im weiteren Leben des Erkrankten die Symptome einigermaßen in Grenzen zu halten.

3.
Die klassische Trias

Tremor

Von den drei Hauptsymptomen der *Parkinson*schen Krankheit – Tremor, Rigor, Akinese – ist der Tremor das auffälligste und bekannteste. Dieses Symptom weckt als erstes die Aufmerksamkeit des Patienten und veranlaßt ihn meist, einen Arzt aufzusuchen. Überwiegend ist die Hand einer Seite betroffen; manchmal ist ein Fuß beteiligt. Typischerweise tritt der Tremor auf, wenn die betroffene Hand bzw. der Fuß in Ruhe ist. Das Zittern ist gleichmäßig und rhythmisch, die Frequenz beträgt fünf bis sechs Schläge in der Sekunde. Vielleicht bemerkt man nur eine einfache kleine Hinundherbewegung von Arm oder Bein. Häufiger ist die Bewegung kompliziert: Der Patient hält den Unterarm leicht gebeugt, Daumen und Finger bewegen sich vor und zurück und erinnern an eine Hand, die Geldmünzen zählt oder eine Murmel zwischen Daumen und Fingerspitzen rollt. Daher wurde dieser Tremor als »Pillendreher«-Bewegung beschrieben.

Der Tremor verschwindet während des Schlafs oder wenn der Patient entspannt ruht. Also braucht er nur intermittierend aufzutreten, und sein Vorhandensein gibt Auskunft über die Verfassung des Patienten. Nervosität, Streß oder starke Konzentration auf eine geistige Aufgabe verschlimmern den Tremor regelmäßig. So mag der Patient zeitunglesend ruhig daheim sitzen und ohne Tremor sein, bis ein Besucher kommt. Diesen Aspekt des Tremors empfinden die Patienten als gesellschaftliches Handikap, und er ist der Grund, warum viele Gesellschaft meiden.

Die Patienten können den Tremor sogar spüren, wenn er noch zu geringfügig ist, um bemerkt zu werden. Er kann als zittriges oder vibrierendes Gefühl registriert werden. Ein Tremor der Bauchmuskulatur wird als »innerliches Zittern« wahrgenommen. Der Tremor des Zwerchfells oder der Brustmuskulatur wird manchmal als »Klopfen« empfunden, und der Patient kann fälschlich befürchten, daß er irgendwas am Herzen hat, und wegen dieser Beschwerden einen Arzt konsultieren. Da der Tremor bei der Herzstromkurve (= EKG) mitaufgenommen wird, kann er die elektrische Aufzeichnung der Herzfunktion stören, so daß es mitunter schwer ist, das Herz richtig zu beurteilen. Das Elektrokardiogramm muß vielleicht bei anderer Gelegenheit wiederholt werden.

Der Tremor kann auch Zunge, Lippen und Kiefer befallen, verursacht aber nur selten auffälliges Kopfwackeln; auch scheint er die Stimme nicht anzugreifen. Der Tremor kann sich auf eine sehr kleine Region beschränken (z. B. auf einen Finger). Einige Patienten haben mir erzählt, daß bei ihnen der Tremor im Daumen oder im Zeigefinger anfing!

Ein charakteristisches Merkmal des Tremors ist seine Veränderlichkeit. Er scheint anfallsartig aufzutreten und dann zu verschwinden. Tremor an unterschiedlichen Körperstellen braucht nicht synchron zu sein. Tatsächlich kann der Tremor für wenige Minuten in einer Hand auftreten, sich dann beruhigen, um eine Zeitlang im Fuß zu erscheinen. Die meisten Patienten können ihren Tremor durch Willensanspannung bannen. Viele haben verschiedene Tricks gelernt, um ihn zu beherrschen. Eine leichte Bewegung oder Haltungsänderung kann den Tremor vorübergehend ruhigstellen; schließlich kommt er nach einigen Minuten oder nach einer längeren Pause wieder.

Tremor in einer Hand während des Gehens verschwindet, wenn der Patient daran denkt, den Arm mitzuschwingen. Er kehrt aber wieder, wenn der Kranke das vergißt und den Arm untätig seitlich herabhängen läßt – als wäre der Tremor eine Ersatzhandlung. Der Tremor läßt sich auch beherrschen, wenn man etwas in der Hand hält. Einer meiner Patienten trägt immer, wenn er ausgeht, eine kleine Schachtel in der Hand. Er machte die Erfahrung, daß dieses kleine Gewicht in seiner Hand den Tremor verhindert, den zu verbergen er ängstlich bemüht ist.

Viele Patienten versuchen, die zitternde Hand zu verstecken. Sie versenken die lästige Hand in der Manteltasche, setzen sich auf die Hand oder bedecken sie mit einer Zeitung, mit irgendeinem Gegenstand oder auch mit der anderen, ruhigen Hand.

Hemmungen wegen des Tremors sind unter Parkinsonpatienten sehr häufig. Im Gegensatz hierzu scheinen Personen mit »essentiellem Tremor«, der meist auffälliger ist und mitunter stark dem *Parkinson*schen Tremor gleicht, dieses Gefühl der Hemmung nicht annähernd so oft oder so ausgeprägt zu teilen. Ich habe manches Mal überlegt, warum die eine Art von Tremor störend ist und die andere nicht. Als Antwort auf meine entsprechenden Fragen erzählten mir die Patienten, daß es ihnen widerstrebt, vor ihren Freunden oder ihrer Familie krank zu erscheinen. Andere fürchten, daß ihre Arbeitskollegen oder ihr Vorgesetzter den Tremor bemerken und ungünstige Schlüsse ziehen könnten. Leider ist die Befürchtung, daß der Chef oder Klienten oder Kunden an dem Tremor Anstoß nehmen könnten, nicht ganz unbegründet. Ärzte, Rechtsanwälte, Wirtschaftsprüfer und andere Berufstätige mit *Parkinson*scher Krankheit erzählen mir oft, daß ihre Patienten oder Klienten das Vertrauen in sie zu verlieren scheinen, nachdem sie den Tremor bemerkt haben. Ein Konfektionsverkäufer wurde (in den USA! d. Üb.) mit der Erklärung entlassen, sein Tremor würde einen schlechten Eindruck auf die Kundschaft machen! Andererseits haben viele Patienten, die glücklicherweise im Familienbetrieb oder im eigenen Laden wirken konnten, ihre Arbeit trotz Tremor jahrelang erfolgreich weiter verrichtet! Es scheint dringend geboten, die Öffentlichkeit über die *Parkinson*sche Krankheit besser aufzuklären.

In den Frühstadien der Krankheit tritt der Tremor manchmal nur in ungleichmäßigen Intervallen auf, in Zeiten starker nervlicher Anspannung. Zum Beispiel beobachtete ein Patient erstmalig einen Tremor der Hand nach einem Autounfall, als er versuchte, Namen und Führerscheinnummer usw. des anderen Fahrers zu notieren. Der Tremor hörte auf und trat mehrere Jahre nicht in Erscheinung! Verständlicherweise fragte der Patient, ob die nervliche Belastung durch den Unfall bei ihm die *Parkinson*sche Krankheit verursacht haben könnte. Es überrascht nicht, daß im 19. Jahrhundert publizierende Ärzte durch ähnliche Beobachtungen zu der Überlegung kamen, ob nicht doch Angst oder »nervöse Erschöpfung« ein ursächlicher Faktor bei *Parkinson*scher Krankheit seien. Heute wissen wir viel mehr über die organische Grundlage der Symptome bei *Parkinson*scher Krankheit und vertreten die Auffassung, daß nervöse Spannungen durchaus einen Tremor verstärken oder, wenn er bisher nicht vorhanden war, auslösen können und daß sie sogar unter außergewöhnlichen Umständen den Tremor einige Monate oder Jahre, bevor er normalerweise bemerkt worden wäre, sichtbar machen können.

Tremor kommt bei vielen Krankheitsbildern vor. Mit der *Parkinson*schen Krankheit wird zuweilen der »gutartige essentielle Tremor« verwechselt. Im allgemeinen unterscheidet sich dieser Tremor von dem *Parkinson*tremor dadurch, daß er nicht bei Ruhe auftritt, sondern wenn die Arme einen Augenblick nach vorn ausgestreckt werden, wie um nach einem Becher Tee zu greifen. Ein Unterschied besteht auch insofern, als der essentielle Tremor im Gegensatz zu dem bei *Parkinson*scher Krankheit oft nach einem deutlichen Erbgang familiär gehäuft vorkommt. Allerdings ist die Unterscheidung auf der Grundlage einer Beziehung des Tremors zu Bewegung oder Haltung nicht immer so eindeutig. Der Hauptunterschied ist der, daß beim essentiellen Tremor weder Rigor noch Akinese bestehen. Deshalb wird der Arzt bei der Untersuchung eines Patienten, der wegen Tremor in die Sprechstunde kommt, nicht allein aus der Beobachtung des Tremors eine Diagnose ableiten wollen. Er fahndet nach weiteren Anzeichen – nämlich Akinese und Rigor – und stellt die Diagnose einer *Parkinson*schen Krankheit erst, wenn alle drei Elemente der klassischen Trias gleichzeitig nachweisbar sind.

Rigor

Oft klagen die Patienten über ein Gefühl der Steifigkeit, das vielleicht ihre subjektive Wahrnehmung des Rigors ist. Streng genommen ist der Rigor kein Symptom, das der Patient spürt, sondern ein objektives Zeichen, das nur von einer anderen Person richtig eingeschätzt werden kann, wenn der Patient auf Anzeichen eines Widerstandes gegen passive Bewegung körperlich untersucht wird. Dazu faßt der Arzt den Arm des Patienten und beugt und streckt ihn mehrmals, während er den Erkrankten auffordert, sich zu entspannen. Der Arzt achtet auf Widerstand gegenüber passiven Bewegungen im Ellbogengelenk. Ein ähnlicher Widerstand gegen passive Bewegungen kann sich auch an anderen Gelenken finden: Handwurzel, Knie, Knöchel, Wirbelsäule usw. Unter dem Begriff »Rigor« verstehen wir einen dauerhaften Widerstand gegen derartige räumliche Bewegungen. Das Phänomen fühlt sich ganz charakteristisch an und kann vom Patienten nicht willkürlich nachgeahmt werden. Es ist anders als der Widerstand gegen passive Bewegung, den man bei spastischen Lähmungen antrifft. Der Widerstand ist oft gleichmäßig ruckartig, als würde man in dem Gelenk ein Schaltwerk oder ein Zahnrad drehen. Die Ärzte bezeichnen diesen Rigor als »Zahnradphänomen«.

Wenn man *rigide* Muskeln untersucht, kann man feststellen, daß sie bei Ruhe dauernd in einem gleichmäßigen Kontraktionszustand angespannt sind, wenn sie schlaff und locker sein sollten. Die Starre und Festigkeit rigider Muskeln läßt sich mit den Fingern ertasten.

Der Patient mag den Muskelrigor nicht nur als Steifigkeit empfinden, sondern als müdes, unbehagliches Gefühl, ständige Taubheit, Schmerz oder Krampf. Rigor der Muskeln des Kopfes und Nackens wird oft als Kopfschmerz empfunden. Meist spürt man ihn hauptsächlich hinten am Hals, an den Schultern, am Hinterkopf und an den Schläfen. Rigor der Rückenmuskulatur verursacht Rückenschmerzen (gewöhnlich unterhalb der Gürtellinie), die durch die Neigung zur gebeugten Haltung verstärkt werden. Eine dauernde Neigung des Körpers nach vorne erzeugt eine mechanische Überlastung der Rückenmuskeln. Jeder, der die für viele *Parkinson*patienten typische leicht gebeugte Haltung probiert, spürt sehr bald Rückenschmerzen. Ein Rigor der Waden- und Fußmuskeln äußert sich in Form schmerzhafter Krämpfe, die Ähnlichkeit mit dem Muskelkater nach sportlichem Training haben.

Rigor der Muskulatur von Brust und Schultern wird manchmal als Schmerz im Brustkorb empfunden. Wenn er auf der linken Seite vorkommt, kann der Schmerz als Ausdruck eines Herzleidens fehlgedeutet werden, nämlich als »Angina pectoris«. Ich habe eine Reihe von Patienten gehabt, die durch derartige Schmerzen im Thorax unnötig in Schrecken versetzt wurden. Ein Patient konsultierte etliche Herzspezialisten, die nach zahlreichen Untersuchungen nichts Krankhaftes an seinem Herzen finden konnten. Als er schließlich in der linken Hand einen leichten Tremor und Rigor entwickelte, konnte die *Parkinson*sche Krankheit diagnostiziert werden, und es wurde offenkundig, daß der Brustschmerz ein Symptom dieses Leidens gewesen war. Die Beschwerden verschwanden unter der Behandlung mit Levodopa.

Aspirin und ähnliche gebräuchliche Schmerzmittel bringen meist wenig Linderung bei Beschwerden, die mit einer andauernden Muskelkontraktion einhergehen. Physikalische Maßnahmen wie Wärmeanwendung und Massage sind oft nützlich, wenigstens zeitweise. Rückenschmerzen können durch heiße Bäder, Einreibungen oder Heizkissen auf den Rückenmuskeln gelindert werden. Das Massieren der Nackenmuskeln hilft gegen Kopfschmerzen, Durchkneten der Wadenmuskeln kann Krämpfe in den Beinen beseitigen. Die gezielte Behandlung des *Parkinson*ismus bringt die beste und nachhaltigste Erleichterung. Eine verbesserte Haltung ist ebenfalls wichtig, um Rückenschmerzen zu lindern. Oft hören die Schmerzen sofort auf, wenn der Patient sich bemüht, gerade zu stehen. Problematisch ist hierbei, daß der Patient bald wieder die gebeugte Haltung einnimmt und dann erneut Rückenschmerzen hat. Übungen zur Haltungsverbesserung sind also hilfreich. Sie müssen aber regelmäßig durchgeführt werden, wenn man einen Erfolg erzielen will.

Akinese

Der Muskelrigor verlangsamt die Bewegungen. Vor einigen Jahren glaubten viele Ärzte, daß Tremor und Rigor für alle Symptome der *Parkinson*schen Krankheit verantwortlich seien. Der Rigor kann freilich die Bewegung erschweren. Jede Bewegung erfordert die Zusammenarbeit entgegengesetzt wirkender Muskeln – während die einen sich entspannen, kontrahieren sich die anderen und umgekehrt. Wenn ein entgegenwirkender Muskel, der Antagonist, sich nicht entspannen kann, wird die entsprechende Bewegung selbstverständlich gehemmt. Nehmen wir zum Beispiel die einfache Bewegung des Armbeugens (Abb. 3). Der Bizeps bringt diese Bewegung durch Kontraktion oder Verkürzung zustande; er ist in diesem Fall der *Agonist*. Während der Arm im Ellbogengelenk gebeugt wird, entspannt sich der Trizeps, wird dabei gedehnt und ist hier der *Antagonist*. Um den Arm zu strecken, geschieht das umgekehrte: Der Trizeps zieht sich zusammen, und der Bizeps wird locker. Der Ausfall der reziproken Wirkung dieser Muskeln (d.h. wenn der Trizeps sich beim Beugen des Arms oder der Bizeps sich beim Streckversuch des Arms nicht dehnen kann) ist das wesentliche Merkmal des Rigors. Diese fehlende reziproke Entspannung antagonistischer Muskeln fühlt der Arzt beim

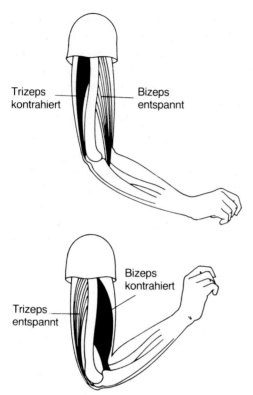

Abb. 3 Reziproke Tätigkeit von Agonist und Antagonist in entgegengesetzter Richtung um ein Gelenk – in diesem Fall das Ellbogengelenk.

passiven Bewegen der Gliedmaßen des Patienten als Widerstand. Der Rigor hemmt nicht nur die passive Bewegung, sondern ebenso die vom Patienten gewollte aktive Bewegung. Es erscheint ganz einleuchtend, daß der Rigor für die Langsamkeit der Bewegungen beim *Parkinson*ismus (d. h. also für die Akinese) verantwortlich gemacht wurde.

Die Wirklichkeit ist komplizierter. Wenn man die Patienten genau beobachtet, kann man mitunter sehen, daß Langsamkeit der Bewegung auch in Gliedmaßen mit ganz geringem Rigor vorkommt und daß schnelle Bewegung sogar bei Rigor möglich ist. Man beobachtet auch gelegentlich Patienten mit Akinese, aber ohne jeglichen Rigor. Die beiden Hauptsymptome laufen also nicht parallel. Zeitweise haben sich die Ärzte heftig über dieses Thema gestritten. Die Erkenntnisse, die von den stereotaktischen Hirnoperationen gewonnen wurden, überzeugten schließlich auch die Skeptiker von der Bedeutung der Akinese. Viele Patienten erfuhren eine ausgezeichnete Linderung von Tremor und Rigor, doch in manchen Fällen hatte die Besserung des Rigors keine gleichzeitige Beseitigung der Akinese zur Folge. Der Rigor verschwand, aber eine schnelle Beweglichkeit wurde nicht in jedem Fall wiederhergestellt.

Zuweilen bin ich überrascht, wenn ich einen Patienten untersuche, der rigide aussieht, bei dem ich aber keinen Hinweis auf einen echten Rigor finden kann (also eines erhöhten Widerstandes gegen passive Bewegung). Diese irreführende Erscheinung des Rigors beruht auf dem komplexen Phänomen der sogenannten Bradykinese oder, einfacher, Akinese (wörtlich: Fehlen von Bewegung). Der Ausdruck bezieht sich auf die Langsamkeit und die Bewegungsarmut. Wenn die Akinese minimal ist, wird sie kaum wahrgenommen und geht praktisch als normal durch. Manche Menschen bewegen sich langsamer als andere. Manche haben schon normalerweise ein Pokergesicht, andere dagegen eine ausdrucksvolle Mimik. Da der Normalbereich groß ist, wird ein *Parkinson*patient mit leichter Akinese als normal gelten, erst recht ein älterer. Dem Patienten nahestehende Menschen mögen allerdings eine Änderung bemerkt haben. Ein Mensch, der früher schnell und lebhaft war und jetzt langsam und bedächtig geworden ist, mag für den zufälligen Beobachter noch in den Normalbereich gehören, aber diejenigen, die ihn gut kennen, sind sich einer deutlichen Veränderung bewußt.

Vielleicht eine der häufigsten Äußerungen der Akinese ist der Verlust automatischer Bewegungen. Diese Automatismen sind Bewegungen, die wir normalerweise unbewußt machen, sie laufen automatisch ab. Zu ihnen gehören die Bewegungsabläufe beim Gehen, der Lidschlag und das Speichelschlucken, die Mimik und Gestik, kleine Bewegungen zur Haltungskorrektur usw.

Ein gesunder Mensch in sitzender Haltung ist in Wirklichkeit nicht ganz ruhig. Mehrmals in der Minute erfolgt spontaner Lidschlag. Gewöhnlich merken wir das nicht oder achten kaum darauf. Die motorische Aktivität erfolgt automatisch, ohne daß wir sie bewußt befehlen. Ähnlich schlucken wir auch mehrere Male in einer Minute unseren Speichel. Wir verlagern unser Gewicht von einer Seite auf die andere, schlagen die Beine übereinander und machen sogar kleine zappelige Bewegungen, klopfen etwa mit dem Fuß auf den Boden oder trommeln mit den Fingern auf die Sessellehne. Wir wenden den Kopf von einer Seite zur anderen, um die Umgebung zu überblicken. Wir räuspern uns, husten nervös, reiben den Nacken, kratzen uns da und dort. Alle diese Bewegungen werden ohne besondere Beteiligung des Bewußtseins ausgeführt. Ein auffallendes Merkmal des schwer akinetischen *Parkinson*kranken ist, daß diese spontanen motorischen Äußerungen viel seltener als normal ablaufen. Es besteht also eine *Verarmung* an spontanen Bewegungen.

Da der *Parkinson*kranke weniger häufig die Augenlider bewegt, zeigt sein Gesicht oft einen starren Ausdruck. Der Lidschlag funktioniert als eine Art Scheibenwischer, der Staubteilchen entfernt, die auf den Augapfel geraten sind. Bei vermindertem Lidschlag ist der Reinigungseffekt geringer, und die Augen werden gereizt. Die Augenlider werden trocken, röten sich und verkrusten. Die Patienten leiden dann unter Augenbrennen. Meist wird dieses Problem beseitigt, wenn man die Augen mehrmals täglich mit künstlicher Tränenflüssigkeit auswäscht oder badet.

Infolge des selteneren Schluckaktes kann sich im Rachen Speichel ansammeln. In schlimmen Fällen ergießt sich der Speichel in den Mund und kann über die Lippen rinnen, so daß es zum »Sabbern« kommt. Eine Zeitlang glaubte man, daß *Parkinson*kranke anormale Speichelmengen produzieren, aber Messungen haben gezeigt, daß dies nicht der Fall ist. In Wirklichkeit produzieren die Kranken normale Mengen, schlucken sie aber nicht normal oft herunter. Die Behandlung mit *Parkinson*mitteln erhöht die Schluckhäufigkeit und mindert außerdem die produzierte Speichelmenge. Die vor der Einführung von Levodopa verwendeten alten »Anticholinergika« stoppten die Speichelproduktion. Der Speichelfluß wurde behoben, aber oft mit einem Gefühl der Mundtrockenheit bezahlt.

Eine andere Gruppe automatischer Bewegungen ist mit dem Gehen verbunden. Normalerweise schwingen beim Gehen die Arme mit, und zwar jeder Arm synchron mit dem gegenüberliegenden Bein. Und wenn man sich umdreht, »führt« man mit dem Kopf. Kopf und Augen werden zuerst gewendet, dann folgen nacheinander die Schultern, der Rumpf und die Beine. Der akinetische Patient läßt die Arme nicht oder nur in geringem Maße mitschwingen und führt den Kopf bei Drehungen nicht voraus. Statt dessen dreht er sich mit dem ganzen Körper.

Die Akinese ist auch bei willkürlicheren Bewegungen sichtbar. Hier erkennt man sie als Zögern beim Beginn einer Aktivität, dann als verlangsamte Bewegung und schließlich schnelle Ermüdung, die bei wiederholten Bewegungen besonders deutlich ist. Diese Eigentümlichkeiten können bei vielerlei motorischen Aktivitäten vorkommen. Wenn z. B. das Gehen beeinträchtigt ist, wird der Beginn des Gehens verzögert. Nach mehreren mißglückten Versuchen startet ein schwer betroffener Patient schließlich langsam mit Trippelschritten. Die Schritte werden immer kürzer, und dann hört das Gehen plötzlich auf. Die Akinese einer Hand läßt sich nachweisen, wenn man den Patienten auffordert, sich abwechselnd mit der Handfläche und dem Handrücken aufs Knie zu schlagen. Nach einigen mißlungenen Anläufen klatscht der Patient ganz ordentlich, wenn auch etwas langsamer als mit der normalen Hand. Dann wird das Klatschen immer langsamer und hört schließlich auf, da der Patient seine Hand anscheinend nicht mehr ganz drehen kann.

Zu den durch die Akinese verursachten allgemeinen Problemen gehören Schwierigkeiten, vom Stuhl aufzustehen, aus dem Auto auszusteigen, sich im Bett umzudrehen, Mantel oder Jacke anzuziehen. Die Handlung beginnt richtig, wird aber langsamer und stolpert kurz vor der erfolgreichen Beendigung. Es ist, als würde plötzlich die für die Handlung erforderliche Energie fehlen. Manchmal erklären die Patienten, sie fühlten sich, als wären ihre Batterien ausgelaufen. Andere Patienten empfinden die Akinese wie eine Kraft von außen, die ihre Bewegungen hemmt. Eine parkinsonkranke Künstlerin hat das in dem als Abb. 4 gezeigten Selbstporträt bildnerisch gestaltet. Die Patientin hat einen Strick dargestellt, der ihre Glieder fesselt, und damit ihre subjek-

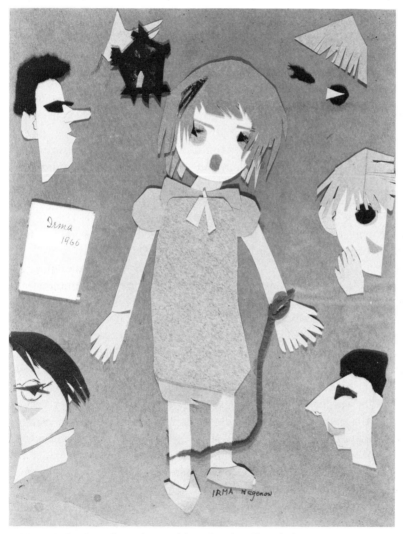

Abb. 4 Selbstdarstellung einer parkinsonkranken Künstlerin.

tive Erfahrung der Akinese ausgedrückt. Die Akinese wird auch als Schwäche oder Müdigkeit empfunden. Es scheint, daß die durch Akinese erschwerten Handlungen nichtsdestoweniger unter Willensanstrengung ausgeführt werden können. Demjenigen, der den Patienten beobachtet, mag das fabelhaft vorkommen, er ist versucht, den Patienten zu ermutigen, indem er sagt: »Siehst du, du kannst es doch!« Dem Patienten hingegen scheint es eher, daß etwas, das leicht und ohne Überlegung getan werden sollte, nun Mühe und ständige Aufmerksamkeit heischt. Ein Patient klagte mir, aus einem niedrigen Polstersessel aufzustehen erfordere »einen Feldzug von Befehlen an jeden beteiligten Muskel«.

Ein weiterer Aspekt des *Parkinson*ismus ist die Schwierigkeit, zwei Dinge gleichzeitig zu tun und eine Aktivität zu beenden, um eine andere zu beginnen. Es handelt sich vielleicht nur um eine andere Seite der Notwendigkeit, sich auf eine beginnende Tätigkeit zu konzentrieren, um deren richtigen Ablauf zu gewährleisten. Alltägliche Verrichtungen wie Anziehen und Essen brauchen daher mehr Zeit als normal und scheinen sehr nachdrücklich getan zu werden.

Je nach Situation und Zeitpunkt kann die Akinese recht unterschiedlich ausgeprägt sein. Bei einer Gelegenheit kann der Patient eine Handlung oder Bewegung ausführen, bei einer anderen aber nicht. Die Bandbreite ist oft ziemlich verblüffend. Bei ganz ungewöhnlichen Beispielen spricht man von *paradoxer Kinese.*

Dabei scheint für kurze Zeit jede Spur von *Parkinson*ismus aufgehoben. Dieses Phänomen ist bei schwer betroffenen Patienten besonders auffallend. Ein chronisch Behinderter, der normalerweise allenfalls mit fremder Hilfe gehen kann, läuft auf einmal ganz normal durchs Wohnzimmer. Oder man stellt fest, daß ein sehr kranker Mensch, der beim Baden und Anziehen Hilfe braucht, unerklärlicherweise allein früh aufgestanden ist und sich angekleidet hat. Eine so unterschiedliche Leistungsfähigkeit strapaziert verständlicherweise die Glaubwürdigkeit des Patienten gegenüber seinen Angehörigen oder den Pflegepersonen. Sie sind imstande, eine spätere Bitte um Hilfe bei kleineren Aufgaben abzuschlagen und zu sagen: »Heute morgen hast du alles allein fertiggebracht, warum kannst du es jetzt nicht?« Leider kann es der Patient jetzt eben nicht und auch nicht erklären warum. Es handelt sich um ein allgemeines Phänomen der *Parkinson*schen Krankheit, doch sein Mechanismus ist nicht bekannt.

Das Phänomen selbst wurde als Beweis gedeutet, daß die Teile des Nervensystems unbeschädigt sind, die alle »motorischen« Bewegungen kontrollieren und koordinieren; daß sie normal funktionieren können, wenn sie richtig aktiviert werden. Danach muß das Grundproblem in einer mangelnden Regulierung dieser Gehirnregionen bestehen. Damit sind wir bei der Kernfrage des

*Parkinson*ismus, denn die Akinese ist sicherlich das wichtigste, wenn schon nicht das augenfälligste Symptom. Es ist auch am schwersten zu begreifen.

Viele gescheite Ärzte haben versucht, die Akinese zu analysieren. Einer der großen Neurologen im ersten Viertel dieses Jahrhunderts, Dr. *S. A. Kinnier-Wilson*, glaubte, die Akinese bei *Parkinson*ismus sei eine Art »Lähmung des Willens«. Zu dieser seltsam metaphysischen Spekulation kam er, weil seine Patienten über ein Gefühl der Anstrengung und Müdigkeit klagten. So interessant eine solche Spekulation erscheinen mag, führt sie doch nicht weiter. Was bedeutet »Willen« wirklich? Welche Beziehung besteht zwischen der materiellen Struktur des Gehirns und einer geistigen Haltung oder Funktion wie dem Willen?

Andere Ärzte sahen die Klagen der Patienten, daß »alles mühselig wird«, in einem anderen Licht. Sie behaupteten, das Handeln werde durch eine Dysfunktion des Gehirns gehemmt. Den Patienten fehle es keineswegs an Willenskraft, sondern in Wirklichkeit müßten sie ihre ganze Willenskraft aufbringen, um einen zentral blockierenden oder hemmenden Einfluß überwinden zu können. Ein berühmter Neurologe formulierte poetisch, die Patienten seien »zur willkürlichen Bewegung verdammt«. Es wurde festgestellt, daß die automatischen Handlungen des Alltags im allgemeinen durch die Akinese am härtesten und die »erlernten« weniger betroffen sind. Folglich kann ein Patient mit schwerer Akinese unter Umständen sehr gut Klavier spielen oder einen Stepptanz aufführen.

Unlängst hat Prof. *C. David Marsden*, der das Staatliche Hospital für Nervenerkrankungen am Queen Square, London, leitet, das Phänomen damit begründet, daß es den Patienten schwerfällt, die Serie motorischer »Programme«, die zur Ausführung eines motorischen »Plans« erforderlich sind, in der richtigen Reihenfolge umzusetzen. Ein scheinbar einfaches Vorhaben, beispielsweise einen Flur entlang und durch eine Tür gehen zu wollen, erfordert eine große Zahl wechselnder Programme. Typisch für den akinetischen Patienten ist, daß er an dem Punkt erstarrt, der kompliziertere Programme erfordert – am Eingang, wo zusätzliche Informationen bezüglich der Lokalisation der Eingangstür, der Zahl der nötigen Schritte und der Körperdrehung in einen fließenden Bewegungsablauf gebracht werden müssen.

Im übrigen kann jegliche Aktivität von der Akinese betroffen sein.

Es ist kaum möglich, hier alle spezifischen Äußerungen der Akinese zu beschreiben. Wir können jedoch die Grundelemente der Akinese feststellen, gleich welcher Körperteil oder welche Art der Aktivität bei einem bestimmten Patienten zu einem bestimmten Zeitpunkt betroffen ist.

4.

Eine Fülle von Symptomen

Bei der *Parkinson*schen Krankheit gibt es so viele Symptome, daß man sie kaum alle in einem Buch besprechen kann. Viele sind ungewöhnlich oder sogar selten, und nur wenige Patienten leiden jemals daran. Manche sind recht häufig, sind aber eher lästig als eine ernsthafte Ursache von Beschwerden oder Behinderungen. Zwar stellen sie sich als harmlos heraus, wenn man ihren Mechanismus und ihre Bedeutung kennt, aber ehrlich gesagt können die gleichen Symptome dem einen Patienten geringfügig vorkommen, den anderen aber belasten und zur Verzweiflung bringen.

Viele Symptome sind nur besondere Äußerungen von Tremor, Rigor oder Akinese. Einige wurden bereits im vorigen Kapitel besprochen. Meist können wir den Mechanismus dieser Symptome ziemlich leicht verstehen, und dieses Verständnis reduziert sie auf das Niveau einer bloßen Unannehmlichkeit. Andere Symptome sind nicht so einfach zu erklären. Mitunter haben wir schlicht keine Ahnung von ihrem Zustandekommen und wissen nur, daß es sich um typische Äußerungen der *Parkinson*schen Krankheit handelt.

Schmerzen und Mißempfindungen

Die *Parkinson*sche Krankheit verursacht keine Schmerzen, die mit Betäubungsmitteln oder starken Analgetika gelindert werden müßten. Allerdings treten eine Reihe kleinerer Mißempfindungen und Schmerzen auf, die im Extremfall ziemlich bedrückend sein können. Das vielleicht häufigste Symptom sind schmerzhafte Mißempfindungen in einem Arm oder Bein, anscheinend auf Grund des Tremors oder Rigors. Die Dauerbewegung des Tremors kann für die Muskeln der betroffenen Extremität eine erhebliche Arbeit bedeuten, und es ist verständlich, daß dabei gelegentlich Symptome der Muskelermüdung auftreten. Das braucht jedoch nicht die einzige Erklärung zu sein. Die Patienten können dieses Symptom bekommen, wenn Tremor und Rigor kaum zu bemerken sind, nicht aber bei ausgeprägterem Tremor. Ein schmerzhaftes Taubheitsgefühl kann dem ersten Auftreten des Tremors um ein Jahr oder mehr vorausgehen und dann verschwinden.

Ein ausgeprägter Muskelrigor kann von ständigen nagenden Muskelschmerzen begleitet sein. Auch das läßt sich mit der beträchtlichen Arbeit erklären, die von den beteiligten Muskeln im Zustand der Dauerkontraktion geleistet werden muß. Die Rigidität der Nackenmuskeln wird als Kopfschmerz, die der Füße oder Beine als Krampf empfunden. Gewöhnlich treten Fußkrämpfe in der Nacht oder morgens beim ersten Aufstehen auf. Fußkrämpfe beim Gehen sind manchmal das erste Anzeichen eines *Parkinson*ismus. Während des Krampfes befinden sich die Fuß- oder Wadenmuskeln in einem Spasmus und bewirken, daß die Zehen wie Krallen gekrümmt sind. Das kann sehr unangenehm sein, vor allem in einem engen Schuh. Ähnliche Krämpfe befallen auch zuweilen die Hand. Ein solcher Krampf, der durch Tätigkeiten der Hand erzeugt wird, die eine Kontrolle der Feinmotorik erfordern, wie zum Beispiel das Schreiben, wird recht treffend als »Schreibkrampf« bezeichnet. Ein Schreibkrampf kann natürlich viele Ursachen haben, und der *Parkinson*ismus ist nur eine unter vielen und dazu noch selten.

Bei Patienten, die immer leicht nach vorne gebeugt stehen, sind Schmerzen im unteren Bereich der Wirbelsäule keine Seltenheit. Es ist erstaunlich, wie schnell der Schmerz aufhört, wenn der Patient richtig geradesteht oder flach liegt. Beim Sitzen kann der Schmerz heftiger werden, weil die Krümmung der Wirbelsäule nach vorne in dieser Haltung ausgeprägter sein kann. Bei diesen Beschwerden spielen selbstverständlich die Haltung wie auch der Muskelrigor eine Rolle. Sie erinnern an eine Arthritis und werden oft fälschlich diesem Leiden zugeschrieben, jedoch sind die üblichen Medikamente gegen Arthritis – Aspirin, Salizylsäureverbindungen, Ibuprofen und einfache Analgetika – ohne Wirkung, während sie sich bei Patienten mit echten Symptomen einer Arthritis als recht nützlich erweisen.

Zu diesen verschiedenen Mißempfindungen in den Muskeln klagen einige Patienten auch über ein Gefühl der Kälte oder, häufiger, der Wärme in manchen Körperregionen. Es kann eine Hand sein, ein Fuß, die Kehle oder eine Seite des Körpers oder kann innerlich sein wie zum Beispiel im Magen oder im Mastdarm. Ich kenne einen Patienten, der seit Jahren ein Kältegefühl in der linken Hand hat. Dieses Phänomen kommt und geht unregelmäßig. Es kann mitunter wochenlang fehlen und dann ein- bis zweimal am Tag auftreten. Wenn es erscheint, trägt der Patient einen Handschuh. Ich habe seine Hand mehrfach untersucht, wenn er dieses Kältegefühl bekam. Für ihn fühlte sich die Hand kalt an, obwohl mir die Temperatur vollkommen normal erschien. Es bestand kein erkennbarer Unterschied der Hauttemperatur zwischen beiden Händen! Ein anderer Patient klagte mehrere Jahre, daß er nachts kalte Füße habe. Jeden Abend zog er vor dem Schlafengehen warme Socken an, sogar im Sommer. Schließlich verschwand das Symptom und kehrte viele Jahre nicht mehr wieder.

Häufiger ist ein Wärmegefühl. Manche Patienten leiden an einem Brennen der Hand oder des Fußes. Eine ältere Frau, die seit fast 20 Jahren die *Parkin-*

*son*sche Krankheit hat, klagt mir oft, daß sie ein Brennen in der Kehle und im Magen fühlt. Auch wiederholte gründliche Untersuchungen ergaben keinen Anhaltspunkt. Ihre Speiseröhre und der Magen wurden viele Male röntgenologisch untersucht. Die Frau hat weder ein Magengeschwür noch gibt es den geringsten Hinweis auf eine Magenschleimhautentzündung. Der Magen arbeitet einwandfrei. Allerdings besteht ein Zusammenhang zwischen diesem Symptom und ihren anderen Symptomen. Wenn aus dem einen oder anderen Grund ihre Medikamente nicht richtig wirken, kehren die *Parkinson*symptome zurück, wobei das scheinbare Gefühl des Sodbrennens vorausgeht. Bald darauf folgen Tremor, Rigor und Gehstörungen. Durch die Neueinstellung der Medikation verschwindet das brennende Gefühl, und alle anderen Symptome werden gebessert.

Diese merkwürdigen Temperaturempfindungen wurden vor über 100 Jahren als »Wärmeparästhesien« beschrieben. Der medizinische Fachausdruck Parästhesie bedeutet anormale Empfindung. Die Ursache dieser Empfindungen ist nicht bekannt. Man weiß nur, daß sie echte, wenngleich seltene Äußerungen der *Parkinson*schen Krankheit sind. Sie sprechen nicht auf Betäubungsmittel an. Es gibt keine spezielle Behandlung für dieses Symptom; im allgemeinen bessert sich eine Parästhesie unter der üblichen Behandlung des *Parkinson*ismus. Mein Kollege Dr. *Jacob Sage* hat kürzlich bei einem seiner Patienten die Beobachtung gemacht, daß eine Spinalanästhesie (Einspritzen eines örtlichen Betäubungsmittels in die Umgebung des Rückenmarks) das Gefühl des Brennens in den Beinen linderte. Dagegen hatte die therapeutische Blockade der Beinnerven oder der Nervenwurzeln durch Epiduralanästhesie (Injektion eines Lokalanästhetikums in den Wirbelkanal) keinen solchen Effekt. Dies bedeutet wohl, daß der Schmerz direkt im Rückenmark entsteht.

Veränderungen der Haltung

Viele Patienten mit *Parkinson*scher Krankheit neigen dazu, sich leicht gebeugt zu halten. *James Parkinson* hat diese Tendenz in seiner einleitenden Definition der *Schüttellähmung* ausdrücklich erwähnt. Er beschrieb sie als eine »Tendenz, den Rumpf (im Stehen und beim Gehen) nach vorne zu beugen« (Abb. 5). Nicht alle Patienten entwickeln diese Haltung, und bei vielen bemerkt man sie kaum. Gelegentlich haben Patienten auch eine Tendenz, sich leicht nach der Seite zu beugen. Das sieht man vor allem beim Sitzen.

Eine weitere häufige Haltungsveränderung besteht in der Neigung, beim Stehen oder Gehen einen Arm im Ellbogen gebeugt zu halten. Wenn der Patient sich bemüht, den Arm beim Gehen mitzuschwingen, hört diese Fehlhal-

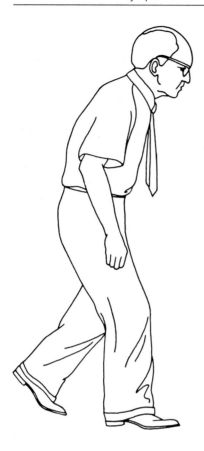

Abb. 5 Dieser *Parkinson*patient zeigt beim Gehen die typische »Tendenz, den Rumpf nach vorne zu beugen«, wie sie *James Parkinson* beschrieben hat.

tung auf. Sie kehrt wieder, sobald der Patient vergißt, den Arm mitzuschwingen. Eine weniger häufige Haltungsveränderung ist die Tendenz, den Fuß leicht einwärts zu drehen. Das sieht man gewöhnlich am deutlichsten beim Sitzen mit ruhigstehenden Beinen. Mitunter kann man es auch beim Gehen feststellen.

Charakteristischerweise bemerken die Patienten diese Veränderungen ihrer Haltung nicht. Manchmal sind sie ziemlich erstaunt, wenn sie als Beweis ihre Haltung in einem Spiegel oder als Spiegelung in einem Fenster erblicken. Manche werden dieser Haltungsveränderung schlagartig gewahr, und diese Patienten können natürlich leichter etwas unternehmen, um die Haltungsanomalien durch Übung und durch reine Willenskraft zu mildern.

Sprechweise bei Parkinsonismus

Bei vielen Patienten kommt es selbst nach langjähriger *Parkinson*scher Krankheit nicht zu Veränderungen ihrer Sprechweise, während bei anderen das Sprechen ganz typisch verändert wird. Es ist selten ein Frühsymptom. Die erste Veränderung besteht gewöhnlich in einer Tendenz, leise zu sprechen. Der Patient hat vielleicht Schwierigkeiten, sich beim Telephonieren verständlich zu machen. Sonderbarerweise merken die Patienten oft nicht, daß sie leise sprechen, und sind verblüfft, daß andere sie am Telephon kaum verstehen können. Eine Einbuße des normalen Stimmumfangs braucht für manche Patienten nicht störend zu sein, während sie für andere sehr ins Gewicht fällt. Bis zu einem gewissen Grad hängt dies von der Lebensweise und dem Beruf des Patienten ab. Ein Lehrer, Rechtsanwalt, Schauspieler oder jemand, der Reden oder Vorlesungen halten muß, bemerkt die Veränderung der Sprechweise viel früher als Kranke mit anderen Berufen.

Vor ein paar Jahren hatte ich einen College-Professor als Patienten. Sein Hauptproblem war, daß er nicht laut genug sprechen konnte, um in einem Klassenzimmer gehört zu werden. Trotz deutlicher Aussprache konnten die Studenten ihn während der Vorlesung nicht verstehen. Da er seine Stimme nicht noch weiter erheben konnte, nahm er Sprechunterricht. Das half ihm einige Jahre, aber immer noch beklagten sich die Studenten, sie könnten seine Vorlesungen nicht hören. Schließlich bekam er ein Kehlkopfmikrophon und eine Lautsprecheranlage. Mit Hilfe der elektronischen Verstärkung seiner Stimme konnte er noch viele Jahre weiter unterrichten.

Eine weitere Veränderung der Sprechweise besteht darin, daß der Patient mit ruhigem, gleichmäßigem Rhythmus spricht – sehr sorgfältig und artikuliert. Die Neurologen bezeichnen das als »Sprachmonotonie«. Die »natürliche Sprachmelodie« und der Tonfall scheinen verlorengegangen zu sein.

Manche Patienten sprechen nicht nur leise und monoton, sondern auch schnell. Die Wörter werden ohne die üblichen Pausen zwischen den Sätzen aneinandergereiht, die Silben purzeln ineinander. Wenn diese drei Merkmale gleichzeitig auftreten, ist die resultierende *leise, monotone, schnelle* Sprechweise so charakteristisch, daß der Arzt sofort an die *Parkinson*sche Krankheit denken müßte.

Manche Patienten jedoch sprechen nicht schnell, sondern langsam. Gelegentlich wird die Stimme im Ton dunkler (d.h. heiser) und manchmal beim lauten Sprechen höher! Ein seltenes Phänomen ist die Gewohnheit, eine bestimmte Silbe mitten im Wort mehrere Male zu wiederholen. Sie ähnelt dem Stottern, ist aber doch in der Art anders. Der medizinische Fachausdruck dafür heißt *Palilalie*.

Alle diese Veränderungen der Sprechweise werden durch eine wirksame

Pharmakotherapie gebessert. Die seinerzeit bei *Parkinson*scher Krankheit durchgeführten chirurgischen Eingriffe hatten keinen günstigen Einfluß. Tatsächlich hat sich nach diesen Operationen das Sprechen häufig verschlechtert.

Die leise Sprechweise des *Parkinson*patienten beruht auf der verminderten Bewegung des Brustkorbs. Normalerweise funktioniert der Brustkorb wie ein Blasebalg, indem er Luft durch den Kehlkopf (Larynx) preßt, um den Klang der Stimme zu erzeugen, der dann durch Kehle, Mund, Zunge und Lippen moduliert wird, um Wörter (d. h. Sprache) zu bilden. Sowohl Rigor der Brustmuskulatur als auch Akinese beeinträchtigen diese Funktion und sind für den verminderten Stimmumfang verantwortlich. Das schnelle Tempo der monotonen Sprechweise bei *Parkinson*ismus ist schwerer zu erklären, aber im wesentlichen geschieht das gleiche bei anderen Aktivitäten wie Gehen und Schreiben und bei Tätigkeiten, die wiederholte Bewegungen erfordern. Die Gewohnheit, die mimischen Muskeln des Gesichts und Gebärden beim Sprechen weniger zu gebrauchen, kann die Kommunikationsfähigkeit des Patienten weiter einschränken.

Schlucken

Mit den Problemen des Sprechens sind Veränderungen des Schluckaktes verwandt. Doch muß nicht das eine Symptom das andere begleiten und umgekehrt. Auch das Schlucken ist ein sehr komplizierter Vorgang, obwohl es automatisch geschieht. Bei der *Parkinson*schen Krankheit kann die komplexe Aufeinanderfolge von Kontraktion und Entspannung der Rachenmuskeln, die zur Beförderung der Nahrung in den Schlund und in die Speiseröhre erforderlich ist, verlangsamt sein. Die Schluckfrequenz ist vermindert. Infolgedessen kann der Vorgang des Essens sich verlangsamen und sehr mühsam aussehen. Der Patient muß warten, bis der letzte Bissen hinuntergeglitten ist, bevor er versucht, den nächsten Bissen zu schlucken. Das Essen scheint ihm im Hals steckenzubleiben. Flüssige und feste Nahrung sind gleich schwer zu schlucken. Weiche Kost scheint leichter zu rutschen. Der Versuch, sich zu beeilen, macht alles nur schlimmer. Meist geht es besser, wenn man geduldig ist und langsam, aber stetig ißt.

Da der normale unwillkürliche Akt des Speichelschluckens verlangsamt ist, sammelt sich Speichel in Mund und Rachen an. Wenn sich eine größere Menge ansammeln kann, rinnt der Speichel vielleicht zwischen den Lippen heraus. Dann »sabbert« der Patient. Viele Patienten glauben, daß sie an übermäßigem Speichelfluß oder erhöhter Speichelproduktion leiden. Gründliche Messungen des Speichelflusses haben jedoch ergeben, daß diese Menschen in Wirklichkeit nicht mehr Speichel produzieren als jeder andere. Zum »Sabbern« kommt es nur, weil der Patient nicht normal häufig schluckt. Meist bewirkt die Pharmakotherapie des *Parkinson*ismus, daß der Schluckakt verbessert und dazu die Speichelproduktion gemindert wird.

Gehstörungen

Bei vielen Menschen mit *Parkinson*ismus kommt es zu recht charakteristischen Veränderungen der Gehweise. Der Gang ist im allgemeinen weniger lebhaft, der Schritt kürzer, der Fuß wird nicht so hoch gehoben wie normal, und das unwillkürliche gleichzeitige Mitschwingen des Arms der Gegenseite wird geringer oder eingestellt. Drehungen werden langsam ausgeführt, manchmal zögernd und mit einer Wendung des ganzen Körpers, während normalerweise zuerst der Kopf gewendet wird und Rumpf und Beine folgen. Wenn das Gehen stärker beeinträchtigt ist, können die Füße nicht vom Boden abgerollt werden, und folglich zieht der Patient ein Bein oder beide Beine nach.

Wenn das Gehen schwerer beeinträchtigt ist, geschehen mehrere merkwürdige Dinge. Das eine Phänomen könnte man als »Erstarren« bezeichnen. Der Patient geht ziemlich normal, aber plötzlich scheint ein Fuß am Boden hängenzubleiben, als sei er fest angeklebt. Nach ein paar Sekunden ist er auf einmal wieder locker. Dieses ärgerliche Phänomen kann ganz selten oder aber häufig vorkommen. Es ist ein seltsames Merkmal, daß die Erstarrung gern in Türeingängen, beim Überqueren von Straßen und in Kurven auftritt. In schweren Fällen kann der Patient stürzen.

Ist das Phänomen der Erstarrung ausgeprägt, kann der Patient Startschwierigkeiten beim Gehen haben, falls er zuerst von einem Stuhl oder aus dem Bett aufstehen muß. Der Patient kann nur eine Menge sehr kleiner Schritte machen, und dann plötzlich geht er mit normalen Schritten und bewegt sich normal durch das Zimmer. Der Neurologe bezeichnet dieses Gehen mit schnellen, kurzen, schleifenden Trippelschritten als *Festination*.

Beim Auftreten einer längeren Festination beugt sich der Patient immer weiter nach vorne, da die Schritte nach und nach immer kürzer werden, bis er nach ungefähr einem Dutzend Schritten nach vorn fällt, wenn er nicht von jemand festgehalten oder durch ein geeignetes Hindernis vor dem Fall bewahrt wird. Manche Patienten wissen einen Spazierstock so geschickt zu gebrauchen, daß sie das Vorwärtsrennen aufhalten können. Das Phänomen an sich ist als *Propulsion* bekannt. Wenn es beim Rückwärtsgehen auftritt, nennt man es *Retropulsion*. Zum Beispiel macht der Patient ein paar unfreiwillige Schritte rückwärts, wenn er mit dem Rücken zuerst aus einer Garderobe tritt, nachdem er seinen Mantel aufgehängt hat, oder wenn er sich in einer Ecke um-

58 Eine Fülle von Symptomen

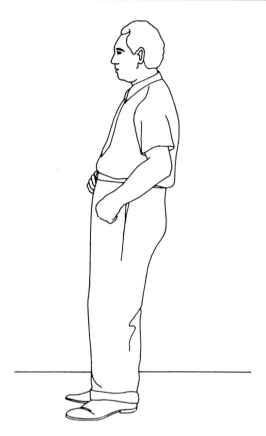

Abb. 6 Dieser Patient merkt nicht, daß er sich nach hinten neigt, sondern glaubt, daß er gerade steht. Bei dem Phänomen der Retropulsion wird er unfreiwillig rückwärts gehen.

dreht. Bei Patienten, die zur Retropulsion neigen, können Schuhe mit höherem Absatz das Rückwärtsgehen vermindern oder verhindern.

Über die Ursachen dieser Gehstörungen weiß man nicht genau Bescheid. Ein Teil des Problems scheint die Beeinträchtigung des Gleichgewichts zu sein. Das Gehen wurde als eine Art kontrollierten Vorwärtsfallens beschrieben, wobei jeder Schritt die Reaktion auf einen drohenden Sturz ist. Ein allgemeines Kennzeichen von Patienten mit diesen Schwierigkeiten ist die verminderte Reaktion auf einen drohenden Sturz. Die normalen Reaktionen auf einen drohenden Sturz erfolgen zu spät, zu langsam und mit zu kleinen Bewegungen. Die üblichen Reaktionen – Schritte, Armbewegungen sowie Anpassung von Kopf- und Rumpfhaltung – geschehen gewöhnlich sehr rasch und instinktiv oder automatisch. In der Sprechstunde teste ich oft, wie die Patienten auf einen plötzlichen leichten Schubs nach vorn oder hinten reagieren. Bei einem plötzlichen Stoß nach hinten tritt der Gesunde einfach zurück, wirft die Arme vor und beugt Kopf und Rumpf nach vorne. Der *Parkinson*patient mit

Gehstörungen und schlechtem Gleichgewicht kann diese Dinge jedoch nicht ausführen und lehnt sich statt dessen zurück, ohne einen Schritt zu tun. Bei besonders schlechter Balance kann das eine Retropulsion bewirken (Abb. 6) oder eine Propulsion, falls der Patient nach vorne geschubst wird.

Meist sprechen diese Gehstörungen recht gut auf die richtige Pharmakotherapie an. Nötigenfalls kann eine physikalische Behandlung helfen, bei der die Schulung des Gehens Vorrang hat. Schuhe mit Gummisohlen, die schlecht über den Boden gleiten, können die Schwierigkeiten des Patienten erheblich vergrößern.

Änderung der Darmtätigkeit

Beim *Parkinson*ismus scheinen die Bewegungen des Darmes ebenso verlangsamt zu sein wie die der Extremitäten und ganz allgemein alle Körperbewegungen. Die Stuhlverstopfung ist für viele Patienten ein häufiges und immer wiederkehrendes Problem. Dazu können mehrere Faktoren beitragen. Viele Patienten ernähren sich falsch, da sie zu wenig Ballaststoffe zu sich nehmen und zu wenig Flüssigkeit trinken. Als Folge haben sie geringen, groben und harten Stuhlgang. Dadurch können die Darmbewegungen schmerzhaft werden und eventuell vorhandene Hämorrhoiden sich verschlimmern. Verstopfung ist meist nur eine Unannehmlichkeit, aber es lohnt auf jeden Fall, für eine geregelte Verdauung zu sorgen. Es kommt gelegentlich vor, daß einer schweren Obstipation nur durch ein Klistier oder einen Einlauf abgeholfen werden kann. Noch seltener ist schwere Verstopfung mit einer Erweiterung des Dickdarms (Kolons), einem sogenannten Megakolon, verbunden. Dieser Zustand beruht auf einem Funktionsausfall der Nervenzellen, welche die Darmperistaltik steuern. Es kann dann zu einem Darmverschluß kommen, der chirurgisch behandelt werden muß.

Schwierigkeiten bei der Blasenentleerung

Weniger häufig besteht eine gewisse Trägheit der Blasenmuskulatur, so daß auch das Wasserlassen verlangsamt sein kann. Es können Schwierigkeiten bestehen, die Harnblase richtig zu entleeren, und der Patient muß dann nach kurzer Zeit wieder auf die Toilette gehen. Manchmal läßt der Patient es zur Überfüllung der Blase kommen, und dann hat er plötzlich einen unwiderstehlichen Drang, die Blase sofort zu entleeren.

Das ist vor allem nachts unangenehm, da man vielleicht mehrere Male aufstehen muß. Schwere Beeinträchtigungen der Blasenfunktion sind bei der

*Parkinson*schen Krankheit selten. Wenn sie auftreten, muß auch eine andere Möglichkeit in Erwägung gezogen werden, nämlich eine Vergrößerung der Prostata beim Mann oder eine Infektion der Harnblase oder eine »Reizblase« bei der Frau.

Sexuelle Funktionsstörungen

Die Sexualfunktionen des Menschen sind kompliziert und mit jedem Aspekt des Lebens verflochten. Sexualität ist etwas Wunderschönes, aber sie ist auch etwas sehr Intimes und Persönliches. Es ist schwer, darüber mit einem Fremden zu sprechen, selbst wenn er Arzt ist. Vielleicht ist dies der Grund, weshalb nur wenige Patienten über sexuelle Funktionsstörungen klagen und warum man über sexuelle Probleme bei *Parkinson*ismus wenig weiß. Leider gibt es kaum systematische Untersuchungen zu diesem Problem.

Das Nervensystem ist von der höchsten bis zur niedrigsten Ebene an den sexuellen Aktivitäten beteiligt. Infolgedessen kann die nervöse Steuerung der sexuellen Funktionen an vielen Stellen unterbrochen werden. Auf der höchsten Ebene können psychische Faktoren das sexuelle Verhalten tiefgreifend beeinträchtigen. Schon krankheitsbedingte Depression, Angst und Frustration können z. B. die Libido stark vermindern. Bei vielen chronischen Erkrankungen ist dies ein häufiger Grund für sexuelle Schwierigkeiten. Bei *Parkinson*ismus kann die Libido durch den eigentlichen Krankheitsprozeß selektiv gehemmt werden. Die Dopamin-Nervenzellhaufen im Gehirn scheinen bei der Steuerung der Libido eine gewisse Rolle zu spielen. Es wurde über *Parkinson*kranke berichtet, die ihren Geruchssinn eingebüßt hatten und deren Libido herabgesetzt war. Die Behandlung mit L-Dopa normalisierte die gesamte Symptomatik. Obwohl diese Kombination von Symptomen bei *Parkinson*kranken nicht systematisch untersucht wurde, deutet die klinische Erfahrung darauf hin, daß sie bei einer kleinen, aber signifikanten Zahl von Patienten vorkommt. Die Besserung der Libido während der Behandlung mit L-Dopa ist klar belegt und wird in dem Kapitel über Levodopa besprochen. Es kann sich um eine partielle, zufriedenstellende oder zuweilen auch überschießende Besserung handeln. Gelegentlich haben Ehepartner über eine extreme Libido der Patienten geklagt, wenn erstmals mit L-Dopa behandelt wurde.

Auf einer niedrigeren Ebene wird das Nervensystem selten beeinträchtigt. In diesem Fall können die Nerven beteiligt sein, welche die Sexualorgane direkt steuern. Beim Mann hat dies zur Folge, daß der Penis nicht erigiert bleibt und die Ejakulation verzögert ist. Vermutlich können bei erkrankten Frauen vergleichbare Probleme auftreten, allerdings gibt es darüber bislang keine gesicherten Erkenntnisse. Diese Schwierigkeiten werden oft von weiteren Störungen in den Nerven, die vegetative Funktionen steuern, begleitet. Insbesondere sind die Regulation von Blutdruck, Harnblasen- und Darmentleerung sowie die Funktion der Schweißdrüsen an den Beinen gehemmt. Dieser Symptomkomplex entwickelt sich hauptsächlich bei manchen atypischen *Parkinson*ismusformen, die ich »Plus-*Parkinson*ismus« genannt habe, und findet sich vor allem beim *Shy-Drager*-Syndrom. Bei dieser Erkrankung kann Impotenz ohne Verlust der Libido das erste Symptom sein. Ich kann mich an einige Patienten erinnern, bei denen dieses Phänomen ein bis zwei Jahre, bevor das erste *Parkinson*symptom erkennbar wurde, auftrat. Sie hatten in Spezialkliniken für die Behandlung sexueller Funktionsstörungen ärztliche Hilfe gesucht, allerdings vergebens. Leider haben L-Dopa oder andere Behandlungsmaßnahmen bei dieser Erkrankung keinen Einfluß. Urologen, die sich auf Männerkrankheiten spezialisiert haben, können diesen Patienten eventuell durch Implantation einer Penisprothese helfen.

Die Einschränkungen der Körperbeweglichkeit, die durch Rigor und Akinese auferlegt sind, können allein dadurch Schwierigkeiten verursachen, daß sie die mechanischen Aspekte des Geschlechtsverkehrs erschweren. Für einen kranken Mann, der sich z. B. nur langsam im Bett umdrehen kann, wird es schwierig sein, eine günstige Stellung für Vorspiel oder Koitus einzunehmen. Rigor und Akinese können die beim Koitus erforderliche Beckenbewegung behindern. Mit einiger Überlegung und mit der Hilfe einer verständnisvollen Partnerin lassen sich diese Probleme bis zu einem gewissen Grad bewältigen, aber nichtsdestoweniger berauben sie den Patienten und seine Frau der natürlichen Spontaneität bei der körperlichen Liebe. Die Besserung von Rigor und Akinese durch die Behandlung mit L-Dopa führt auch zu einer Wiederkehr der normalen sexuellen Aktivität, hauptsächlich, indem sie diese mechanischen Hindernisse beseitigt.

Viele gebräuchliche Arzneimittel, vor allem Tranquilizer, Antidepressiva, Muskelrelaxanzien sowie einfache Beruhigungs- und Schlafmittel können die Sexualfunktion hemmen. In einem gewissen Umfang geschieht das auch durch Anticholinergika und *Parkinson*mittel, zumindest bei manchen Patienten. Meist kommt es durch diese Arzneimittel zu einer verzögerten Ejakulation und einer ungenügenden Peniserektion. Wenn also eine plötzliche Veränderung der sexuellen Funktion eintritt, sollte man überlegen, ob sie mit einem Wechsel der Arzneibehandlung zusammenhängt.

Viele Patienten scheuen sich, mit dem Arzt über ihre sexuellen Probleme zu sprechen (und umgekehrt). Sie neigen dazu, sie als unvermeidliche Begleiterscheinungen ihrer Krankheit oder als natürliche Folge des Alterns hinzunehmen. Das muß aber nicht zutreffen. Sexuelle Funktionsstörungen können auch eine Nebenwirkung der Arzneimittelbehandlung sein oder eine andere Ursache haben. Wenn der Arzt über ein Problem informiert ist, kann er beim

Behandlungsplan vielleicht bestimmte Medikamente ausklammern. Ich möchte den Patienten und ihren Partnern dringend ans Herz legen, ihre natürliche Scheu zu überwinden und sexuelle Funktionsstörungen offen mit ihrem Arzt zu besprechen.

Niedriger Blutdruck

Bei den meisten Patienten ist der Blutdruck ziemlich normal. Allerdings ist nach meiner Erfahrung bei *Parkinson*patienten der Bluthochdruck seltener als bei anderen gleichaltrigen Personen. Eine kleine Zahl von Patienten kann jedoch zu niedrigen Blutdruck haben. Die sympathischen Nerven, die das Herz und die Blutgefäße regulieren, werden bekanntlich bei der *Parkinson*schen Krankheit angegriffen. Wenn die Beeinträchtigung stark genug ist, resultiert ein niedriger Blutdruck, vor allem in stehender Haltung. Das bedeutet, der Blutdruck kann beim sitzenden Patienten normal sein und sinkt im Stehen auf einen niedrigen Wert. Aus diesem Grund spricht man von *haltungsbedingter* oder *orthostatischer* Hypotension.

Nur selten sind sich *Parkinson*kranke dieses niedrigen Blutdrucks bewußt, und er wird auch nicht oft erkannt, weil der Blutdruck gewöhnlich am sitzenden Patienten gemessen wird. Wenn der Blutdruck sehr niedrig ist, kann man jedoch Anzeichen von Schwäche, Benommenheit, Schwindel, Leere im Kopf usw. beim Stehen oder Gehen spüren, besonders wenn man gerade eine Zeitlang gesessen oder gelegen hat und eben aufgestanden ist. Die Bereitschaft zur orthostatischen Hypotension wird durch Pharmakotherapie, speziell durch Levodopa verstärkt. Man bekommt sie aber durch verschiedene Maßnahmen in den Griff, die in dem Kapitel über Levodopa erläutert sind.

Fußödeme

Manchmal schwellen die Füße an, und zwar beginnt dies erst und stärker auf der Körperseite, in der vor vielen Jahren die ersten Symptome des *Parkinson*ismus auftraten. Fußödeme haben meist nur Patienten mit beträchtlicher Akinese. Ursache ist anscheinend die geringere Bewegung des betroffenen Beins. Das Kreislaufsystem ist auf die Wirkung der Beinbewegungen und auf die Kontraktionen der Beinmuskeln angewiesen, um das Blut aus den Beinvenen in das Herz zu befördern. Wenn ein Mensch sich wenig Bewegung verschafft, wie etwa ein Patient, der den ganzen Tag stillsitzt, werden die Beinvenen überfüllt. Dann tritt Flüssigkeit durch die Venenwand und versackt im umgebenden Gewebe hauptsächlich der Füße und Knöchel.

Diese Flüssigkeitsansammlung nennt man *Ödem*. Das Ödem pflegt nachts abzunehmen und tagsüber zuzunehmen. Wenn man mit der Fingerkuppe fest auf die Haut um die Knöchel drückt, kann eine kleine Delle entstehen, die eine Weile bleibt. Oft fahnden die Ärzte nach diesem Ödemzeichen, wenn sie Patienten mit geschwollenen Knöcheln untersuchen.

Die Schwellung ist bei *Parkinson*patienten meist gering und ungefährlich. Manche Patienten haben ein Schweregefühl in den Beinen und führen ihre Schwierigkeiten beim Gehen auf die Schwellung zurück. Natürlich haben ihre geschwollenen Füße nichts mit den Problemen beim Gehen zu tun. Gelegentlich erschwert die Schwellung das Tragen festen Schuhwerks, aber andererseits ist das Problem hauptsächlich eine Frage der Optik, also »kosmetischer« Art.

Meistens verschwindet das Ödem mit der gezielten Behandlung des *Parkinson*ismus und sobald der Patient gelenkiger wird und die Beine kräftiger bewegt. Manchmal werden zusätzliche Maßnahmen durchgeführt, etwa die Verabreichung eines Diuretikums, das ist ein wasserausschwemmendes Mittel.

Vermehrte Talgsekretion

Allgemein kommt bei *Parkinson*scher Krankheit eine übermäßige Produktion des öligen Sekretes der Talgdrüsen der Haut vor. Die Haut der Stirn, des Gesichts seitlich der Nase und die Kopfhaut sind besonders betroffen; man spricht von einem »Salbengesicht«. Die Stirn erscheint dauernd ölig oder fettig, verstärkt bei warmer Witterung. Die ölige Absonderung kann die Haut reizen und zu Rötung, Brennen und Abschilferung führen. Auf der Kopfhaut erkennt man das als *Schuppenbildung*. Bei besonders lästiger Hautreizung spricht man von einer *Dermatitis seborrhoica* (= schuppende Hautentzündung). Sie ist eine häufige Hautfunktionsstörung, die bei vielen Menschen ohne *Parkinson*sche Krankheit und auch ohne andere Erkrankung des Nervensystems vorkommt. Schuppen allein sind sogar noch häufiger. Die verschiedenen bei Schuppen und seborrhoischer Dermatitis üblichen Behandlungen (Detergenzien und lindernde Lotionen) können bei *Parkinson*patienten ebenso angewandt werden wie bei anderen.

Übermäßiges Schwitzen

Eine weitere häufige Äußerung der *Parkinson*schen Krankheit ist das exzessive Schwitzen. Es kann sich auf eine Körperseite oder nur ein begrenztes Areal beschränken, ist jedoch meistens generalisiert. Das übermäßige Schwitzen pflegt unregelmäßig und anfallsweise aufzutreten. Es scheint, daß die Schweißdrüsen irgendwie schlecht reguliert werden und auf normale Reize übertrieben reagieren. Die Neigung zu extremem Schwitzen wird gewöhnlich durch die Behandlung des *Parkinson*ismus stark gemindert. Den zugrundeliegenden Mechanismus kennt man nicht.

Bindehautentzündung (Konjunktivitis)

Die verminderte Häufigkeit des Lidschlags kann zu dem unangenehmen Symptom des Augenbrennens oder -stechens führen. Der Grund dafür ist, daß die normale »Scheibenwischerfunktion« der Augenlider nicht mit der normalen Häufigkeit abläuft. Dadurch können Staubteilchen, Sand, Rauch und andere Reizstoffe, die sonst mit einem Lidschlag weggespült werden, unnötig lange im Auge verbleiben. Das Weiße in den Augen (= Bindehaut oder Konjunktiva) und die Augenlider können dadurch gereizt werden. Die Augen sehen »blutunterlaufen« aus, und die Ränder der Augenlider verkleben. Durch Spülen der Augen mit künstlicher Tränenflüssigkeit können diese Symptome meist ziemlich schnell behoben werden.

Handschrift bei Parkinsonismus

Die bei *Parkinson*scher Krankheit vorkommenden charakteristischen Veränderungen der Handschrift können für den Arzt diagnostisch wertvoll und für den Patienten eine Plage sein. Die Handschrift pflegt kleiner zu werden. Die Buchstaben sind richtig geformt, werden aber während des Weiterschreibens zunehmend kleiner. Zum Schluß können die Buchstaben so klein sein, daß sie kaum zu entziffern sind. Betrachtet man die Schrift jedoch durch ein Vergrößerungsglas, erscheinen die Buchstaben noch gut geformt. Das Phänomen braucht nicht eindeutig erkennbar zu sein, sofern der Patient nur wenige Wörter schreibt oder seine Unterschrift gibt, aber wenn man mehrere Jahre alte Unterschriften untersucht, ist die Veränderung oft ganz deutlich. Die Tendenz zur kleinen Schrift nennt man *Mikrographie*. Wenn man genau hinsieht, kann man eventuell einen Tremor in der Schrift erkennen, nämlich als sehr kleine Schnörkel im einzelnen Buchstaben (Abb. 7).

Eine wirksame Pharmakotherapie des *Parkinson*ismus führt zu ausgeprägten Veränderungen der Handschrift. Sie kann sich normalisieren oder überkorrekt werden, so daß der Patient jetzt ungewöhnlich deutlich, groß und mit extravaganten Schnörkeln schreibt. Dies ist charakteristisch für die Handschrift von Patienten mit Chorea (Veitstanz) und scheint dem Auftreten einer medikamentös bewirkten Chorea parallel zu laufen. Dieses Thema werden wir noch in dem Kapitel über die Behandlung mit Levodopa erläutern.

This is a sample of my beautiful handwriting

Abb. 7 (Dies ist eine Probe meiner wunderschönen Schrift) Die Schriftprobe zeigt eine Mikrographie und, bei genauerer Betrachtung durch ein Vergrößerungsglas, Anzeichen eines Tremors. Achten Sie vor allem auf das f in beautiful.

Sehstörungen

Gelegentlich klagen Patienten mit langjähriger *Parkinson*scher Krankheit über Schwierigkeiten beim Lesen. Sie suchen einen Augenarzt oder Optiker auf, erfahren aber dort, ihre Augen seien normal. Sie brauchen eventuell eine neue Lesebrille, doch abgesehen davon läßt sich keine Augenanomalie nachweisen. Die Sehschärfe ist normal. Manchen Patienten wird erklärt, daß die Medikamente, mit denen ihr *Parkinson*ismus behandelt wird, die Ursache ihrer Sehstörungen sind. Das ist jedoch meistens nicht der Fall. Die Augenexperten sind einfach nicht imstande, dem Patienten seine Beschwerden zu erklären.

Ein Grund für die Schwierigkeit beim Lesen besteht darin, daß die Augen sich nicht richtig bewegen, um eine Druckzeile abzutasten. Die Augen bewegen sich unregelmäßig und sprunghaft – mal langsam, mal überspringend –, so daß sich der Patient sehr anstrengen muß, um die Reihenfolge der Buchstaben und Wörter zu erkennen. Wenn der Patient dann am Zeilenende angelangt ist, fällt es ihm schwer, mit den Augen nach unten links zu blicken, um den Anfang der nächsten Zeile zu finden. Dadurch wird das Lesen sehr mühsam, und der Patient ermüdet leicht. Das Problem liegt also nicht bei der Sehkraft. Die optischen Eigenschaften des Auges haben sich nicht geändert. Problematisch ist die beeinträchtigte Koordination der Muskeln, die den Augapfel nach links und rechts und nach oben und unten rollen. Daß aber dies das Problem ist, kann meist mit einiger Überlegung und durch sorgfältige Untersuchung gesichert werden. Beim *Parkinson*ismus scheint eine Analogie zwischen den Gehstörungen und den gestörten Augenbewegungen zu bestehen. Beim Lesen stolpern die Augen, starren und wandern langsam über die Druckseite.

Eine seltene Erscheinung kann auftreten, die *Lateropulsion* der Augen, bei der der Blick des Patienten unwillkürlich nach der Seite abweicht, so daß es ihm schwerfällt, einen bestimmten Punkt zu fixieren. Dies scheint einer Gleichgewichts- und Gehstörung analog zu sein, die man ebenfalls *Lateropulsion* nennt und bei der die Patienten einen Linksdrall oder Rechtsdrall haben.

Diese Störungen des Zusammenspiels der Muskeln, die die Augäpfel bewegen, werden durch die Behandlung mit Levodopa meist außerordentlich gebessert. Allerdings lassen sie sich nicht immer gänzlich beheben. Eine ausgeprägte Beeinträchtigung der Augenbewegungen bei *Parkinson*scher Krankheit ist aber ganz ungewöhnlich. Wenn sie nicht auf die Behandlung anspricht, sollte die Diagnose unbedingt überprüft werden. Bei eindeutig behinderter Augenbewegung muß die Diagnose vielleicht revidiert werden, oder es hat sich womöglich auch zusätzlich ein Augenleiden entwickelt.

Ganz selten kommt es vor, daß ein Patient mit *Parkinson*scher Krankheit an Doppeltsehen leidet. Das bedeutet, der Patient sieht von seiner Umgebung zwei einzelne, sich überlappende Bilder, etwa wie das verzerrte Bild im Sucher einer Kamera, wenn die Linse nicht fokussiert ist. Dies ist dadurch bedingt, daß die beiden Augen nicht auf genau denselben Punkt blicken. Bei der postenzephalitischen Form des *Parkinson*ismus war dieses Augenphänomen häufig. Es kann aber auch gelegentlich bei der *Parkinson*schen Krankheit und bei anderen Formen von *Parkinson*ismus auftreten. Das Problem liegt wahrscheinlich in den Nervenzellen begründet, die die motorischen Augenmuskeln kontrollieren. Ein merkwürdiges Phänomen ist, daß das Doppeltsehen unregelmäßig auftritt. Bei manchen Gelegenheiten ist es vorhanden, bei anderen nicht, und es kann sehr großen Tagesschwankungen unterliegen. Brillen mit speziellen prismatischen Gläsern können das Doppeltsehen korrigieren. Aufgrund der Veränderlichkeit des Phänomens helfen Prismagläser jedoch nicht allen Betroffenen. Meist gewöhnt sich der Patient mit der Zeit an das Doppeltsehen. Das Gehirn lernt, eines der Bilder zu ignorieren, und das Doppeltsehen wird nicht länger wahrgenommen, obwohl man es weiterhin mit geeigneten Untersuchungen nachweisen kann.

Bei manchen Patienten scheint es noch ein subtileres Problem mit der Sehfähigkeit zu geben, das man als Hemmung der visuellen Wahrnehmung beschreiben kann. Das heißt, die Deutung der durch das Linsensystem des Auges auf die Netzhaut geworfenen Bilder ist problematisch. Art und Bedeutung dieser Funktionsstörung sind noch unbekannt und werden gegenwärtig erforscht. Unlängst wurde entdeckt, daß die Retina (Netzhaut) eine spezielle Gruppe dopaminhaltiger Nervenzellen besitzt. Die Vermutung taucht auf, daß die Retinazellen bei *Parkinson*scher Krankheit an Dopamin verarmen. Es ist nicht erwiesen, daß eine derartige Verarmung tatsächlich eintritt, jedoch wäre sie vielleicht eine Erklärung für etwaige kompliziertere Sehstörungen.

Wenn man ein Muster abwechselnd heller und dunkler Balken oder ein Blitzlicht betrachtet, kommt es zu Veränderungen der elektrischen Aktivität des Gehirns. Sie lassen sich mit Hilfe von Elektroden nachweisen, die man am Hinterkopf über der Gehirnregion anbringt, die für das Sehen verantwortlich ist. Auf einem Standardelektroenzephalogramm kann man die Veränderungen zwar erkennen, aber es bedarf einer Computer-Auswertung des EEG, um die visuelle Wirkung von den anderen elektrischen Aktivitäten zu unterscheiden. Das Ergebnis ist ein charakteristisches Aktivitätsmuster, das als *visuell evozierte Potentiale* (VEP) bezeichnet wird. Bei Patienten mit *Parkinson*scher Krankheit sind die VEP häufig anormal. Sie sind abnorm verzögert und ungleichmäßig. Die Bedeutung dieses Befundes ist ungeklärt, aber er könnte durch eine Verarmung an Netzhautdopamin verursacht sein. Interessanterweise normalisieren sich die VEP nach Behandlung mit Levodopa. Obgleich viele Patienten abnorme VEP haben, sind sich nur wenige irgendwelcher Sehstörungen bewußt; und sie gehen den normalen Aktivitäten ihres Alltags nach, ohne das schlechte Sehen oder die Störungen der visuellen Wahrnehmung zu bemerken.

5.

Grundregeln der Behandlung

Der Wunsch, eine Medizin zu nehmen, ist vielleicht das stärkste Unterscheidungsmerkmal zwischen Mensch und Tier.

William Osler

Am besten kommen auf lange Sicht die Patienten mit ihrer *Parkinson*schen Krankheit zurecht, die sich einer guten Zusammenarbeit mit ihrem Arzt und ihren Angehörigen erfreuen. Die Behandlung des *Parkinson*ismus bedeutet zwangsläufig mehr als die Milderung spezifischer Symptome. Sie ist ein gemeinschaftliches Unternehmen, eine gemeinsame Aufgabe von Patient, Familie und Arzt. Sie arbeiten jahrelang zusammen und versuchen dabei nicht nur, eine möglichst befriedigende Kontrolle störender Symptome zu erreichen, sondern auch das Leben mit der Krankheit so aktiv und erfolgreich wie möglich zu gestalten. Es versteht sich von selbst, daß die tatkräftige Hilfe und die Liebe eines engagierten Partners und der gesamten Familie sich überaus günstig auswirken. Im allgemeinen ist es am besten, bei einem einzigen Arzt zu bleiben, vorzugsweise beim Hausarzt oder bei einem Internisten, der die gesamte Verantwortung für die ärztliche Betreuung gewährleisten kann. Fachärzte sollten nur hinzugezogen werden, wenn der erste Arzt diagnostische Hilfe braucht oder wenn der Rat eines Spezialisten hinsichtlich der Behandlung und bei speziellen, hin und wieder auftretenden Problemen erforderlich ist. Bei einem chronischen Leiden wie der *Parkinson*schen Krankheit ist die Kontinuität der ärztlichen Betreuung mit regelmäßigen Besuchen und gründlichen periodischen Untersuchungen außerordentlich wichtig. Es ist eine bedauerliche Zeitverschwendung, wenn ein Patient auf der Suche nach einer besseren oder neuen Behandlung von einem Arzt zum anderen rennt, ohne dem jeweiligen neuen Arzt ausreichend Zeit zu geben, mit dem Patienten vertraut zu werden und seine individuellen Reaktionen auf die verschiedenen Behandlungsmöglichkeiten kennenzulernen. Es gibt keine geheimen Behandlungsmethoden, die nur ein Arzt kennt und die nur in einem bestimmten Krankenhaus oder einer bestimmten Klinik zu erhalten wären.

Eine durch Tranquilizer ausgelöste *Parkinson*symptomatik verschwindet, wenn der Patient das fragliche Medikament absetzt, oder bereits, wenn er die Dosis reduziert. In dem seltenen Fall eines durch Drüsenstörung verursachten

*Parkinsonis*mus verschwindet die Symptomatik allmählich, wenn die zugrundeliegende Störung beseitigt wird. Obwohl die *Parkinson*-Krankheit derzeit nicht heilbar ist, spricht sehr viel dafür, daß die Behandlung mit dem Medikament Selegilin (Movergan®; ein MAO-Hemmer vom Typ B) zumindest in den frühen Stadien bei frisch diagnostizierten Fällen das Fortschreiten der Erkrankung verzögern kann. Den Beweis liefern zwei Studien, nämlich die DATATOP-Studie und eine kleinere vorläufige Studie über die Wirkungen von Selegilin bei Patienten mit weniger ausgeprägter Symptomatik, die keine andere Behandlung bekommen. Ich beschreibe diese Studien ausführlicher im 9. Kapitel. Der Mechanismus dieser Schutzwirkung ist ungeklärt, und jedenfalls ist sie nur partiell. Es steht jedoch fest, daß Selegilin das Fortschreiten der Symptome mindestens etwa zwei Jahre aufhält. Daher sollten im Idealfall alle frisch diagnostizierten *Parkinson*kranken anfangs mit Selegilin behandelt werden. Es können dann, falls nötig, zusätzliche Medikamente gegeben werden, um die Symptome in den Griff zu bekommen. Die Symptome lassen sich so gut beherrschen, daß die Weiterentwicklung der zugrundeliegenden Krankheit viele Jahre lang wirksam maskiert werden kann. Die Patienten vergessen oft, was es heißt, die *Parkinson*sche Krankheit zu haben. Leider kehren aber die Symptome wieder, wenn die Behandlung abgebrochen wird. Also muß die Behandlung unbegrenzt fortgeführt werden – im wesentlichen für das ganze fernere Leben des Patienten oder bis irgend jemand eine bessere Therapie oder Heilmethode entdeckt.

Die Behandlung gründet sich in erster Linie auf die Anwendung verschiedener Arzneimittel, häufig zwei oder mehrere in Kombination. Physikalische Therapie oder übende Gymnastik ist oft hilfreich und manchmal notwendig. Es gibt keine spezifische Diät- oder Vitaminbehandlung, wenngleich die Sorge für das allgemeine gesundheitliche Wohlbefinden und damit für eine richtige Ernährung dem *Parkinson*patienten ebenso nützt wie jedem anderen. Hirnchirurgische Eingriffe zur Besserung von Tremor und Rigor wurden seit der Einführung von Levodopa vor etwa 25 Jahren weitgehend aufgegeben, wenngleich sie in seltenen Fällen noch in Erwägung gezogen werden. Wichtige Elemente der Behandlung sind die Interpretation der Symptome sowie Ratschläge und die Beruhigung, die ein verständnisvoller und erfahrener Arzt geben kann. Es ist ganz wesentlich, daß man sein Leben nach der Realität der Krankheit einrichtet. All diese Dinge sind wichtig, aber bei der endgültigen Analyse ist der Eckpfeiler einer wirksamen Behandlung die richtige Anwendung verschiedener Medikamente.

Ich glaube, daß die Patienten etwas über ihre Medikamente wissen müssen. Sie sollten verstehen, warum sie ein Arzneimittel einnehmen und welche Wirkungen sie erwarten dürfen. Sie sollen die hauptsächlichen Nebenwirkungen kennen und wissen, wie man mit ihnen fertig wird. Durch dieses Wissen können die Patienten oft besser mit ihrem Arzt zusammenarbeiten, und damit wird die Behandlung wirksamer. Allerdings muß die Behandlung dem Arzt überlassen werden. Eine Selbstmedikation führt häufig zu unlösbaren Problemen. Auch Patienten, die selbst Ärzte sind, sollen die Behandlung einem Kollegen überlassen. Einer alten Redensart zufolge hat der Doktor, der sich selbst behandelt, einen Narren als Patient und einen Esel als Arzt. Die Wahrheit dieser Redensart gilt für alle Patienten. Selbst wenn Sie alles über die Krankheit und ihre Behandlung wissen, tun Sie sich mit der Selbstbehandlung keinen Gefallen. Es ist zu schwierig, die eigenen Reaktionen auf die Behandlung objektiv zu beurteilen und die eigenen Symptome genau zu beobachten.

Vereinfacht gesagt, wirken die heute für die Behandlung des *Parkinson*ismus verfügbaren Medikamente entweder, indem sie das fehlende Dopamin im Gehirn ergänzen, die Wirkung von Dopamin imitieren oder indem sie die Gehirnfunktion in der Weise verändern, daß der Mangel an Dopamin im Gehirn bis zu einem gewissen Grad kompensiert wird. Unter vielen chemischen Boten im Gehirn ist Dopamin nur einer. Eine andere Botensubstanz trägt die chemische Bezeichnung Azetylcholin. Diese Substanz ist sehr wichtig. Tatsächlich enthält das Gehirn viel mehr Azetylcholin als Dopamin. Es scheint der chemische Bote für viele Nervenzellsysteme im ganzen Gehirn zu sein und befindet sich in großen Mengen im *Corpus striatum* (Streifenkörper). Bei *Parkinson*ismus herrscht im Gegensatz zum Dopamin kein Azetylcholinmangel. Im Gegenteil scheint zwischen diesen beiden Boten und den entsprechenden Nervenzellsystemen ein antagonistisches Verhältnis zu bestehen. Man nimmt an, daß die Wirkung von Dopamin die Azetylcholin-Nervenzellen hemmt und daß beim *Parkinson*ismus die Azetylcholin-Nervenzellen von diesem hemmenden Einfluß befreit sind. Ihre ungehinderte und folglich fehlgesteuerte Aktivität trägt in mancher Hinsicht zu den verschiedenen Symptomen bei. Medikamente, welche die Azetylcholinwirkung blockieren oder hemmen, pflegen die Symptome zu bessern, während Medikamente, die über eine Verstärkung oder Nachahmung des Azetylcholineffektes wirken, eine Zunahme der *Parkinson*symptome herbeiführen. Das Gegenteil geschieht im Fall des Dopamins. Medikamente, welche die Funktion der Dopamin-Nervenzellen blockieren, verschlimmern den *Parkinson*ismus oder erzeugen erst dieses Krankheitsbild, während Medikamente, die diese Nervenzellen stimulieren, die Symptome bessern.

Die Medikamente, die bei der Behandlung des *Parkinson*ismus nützlich sind, können im Sinn der antagonistischen Wirkungen von Dopamin und Azetylcholin verstanden werden. Auf der einen Seite stehen die Medikamente, die die Azetylcholinwirkung blockieren. Diese sind *Anticholinergika*. Auf der anderen Seite stehen die Medikamente, die die Dopaminwirkung verstärken oder nachahmen. Diese nennen wir *Dopaminergika*. Eine sehr große Zahl von Medikamenten kann Azetylcholin blockieren, und einige von ihnen sind als *Parkinson*mittel anerkannt. Insgesamt ist ihre Wirkung begrenzt. Im Durchschnitt können sie die Intensität der Symptome der *Parkinson*schen Krankheit um ungefähr 20 bis 25 % reduzieren. Sie können einen medikamentös bedingten *Parkinson*ismus vollständig beheben. Mehrere Arzneimittelarten können die Funktion der Dopamin-Nervenzellsysteme steigern. Zu den bekanntesten unter ihnen zählt das Amphetamin. Allerdings haben Amphetamin und seine zahlreichen Derivate bei *Parkinson*scher Krankheit eine sehr geringe Wirkung. Da Amphetamine indirekt wirken, indem sie die Dopamin-Nervenzellen zur Ausschüttung von Dopamin veranlassen, ist selbstverständlich zu erwarten, daß sie bei Dopaminmangel unwirksam sind, also kann die geringe Wirksamkeit der Amphetamine bei *Parkinson*ismus nicht überraschen.

Der wirksamste Weg, die Funktion der »kranken« Dopamin-Nervenzellen zu bessern, besteht in einer Ergänzung der erschöpften Dopaminvorräte. Das läßt sich am leichtesten bewerkstelligen, indem man die Patienten die Vorstufe der Substanz einnehmen läßt, nämlich L-Dopa, das im Gehirn zu Dopamin umgewandelt wird. Auch Präparate, welche die Wirkung von Dopamin imitieren, können bei der Behandlung des *Parkinson*ismus nützlich sein. Theoretisch bieten sie den Vorteil, daß sie im Gehirn nicht in die aktive Substanz umgewandelt werden müssen, sondern unmittelbar auf die Dopaminrezeptoren im *Corpus striatum* einwirken und somit Dopamin tatsächlich imitieren oder ersetzen. Sie werden als Dopamin-Rezeptoragonisten oder dopaminerge Agonisten bezeichnet und sind weniger wirksam als L-Dopa, aber wirksamer als die Anticholinergika.

Das in großem Umfang bei der *Parkinson*ismus-Behandlung eingesetzte Medikament Amantadin (Symmetrel®) ist schwer zu klassifizieren, weil wir nicht einmal genau wissen, wie es wirkt. Es scheint keine azetylcholinblockierenden Eigenschaften zu besitzen, und einige Untersucher glauben, daß es auf das dopaminerge System einwirkt, was allerdings für die beim Menschen angewandten Dosen nicht wahrscheinlich ist. Neueren Untersuchungen zufolge besitzt Amantadin indirekte anticholinergische Eigenschaften. Die Nebenwirkungen und die Symptome einer Überdosierung von Amantadin gleichen denen der gebräuchlichen Anticholinergika.

L-Dopa ist die wirksamste Substanz, die zur Behandlung der *Parkinson*schen Krankheit und der meisten *Parkinson*ismusformen erhältlich ist, mit der Ausnahme, daß es einen durch Neuroleptika bedingten *Parkinson*ismus nicht beseitigen kann. Viele Neurologen ziehen es trotzdem vor, beginnende oder leichte Fälle von *Parkinson*scher Krankheit mit einem der Anticholinergika oder mit Amantadin zu behandeln. Sie heben L-Dopa lieber auf für schwerere Fälle oder für die Anwendung zu einem späteren Zeitpunkt, wenn Amantadin und Anticholinergika sich als unwirksam erweisen. Manche befürchten, das Fortschreiten der Erkrankung könnte durch L-Dopa beschleunigt werden. Mir erscheinen die Hinweise, die für diese Auffassung sprechen sollen, weniger überzeugend als die gegenteiligen Erkenntnisse von Dr. *Charles Markham* von der Universität Los Angeles, die auf Langzeitstudien basieren. Vielmehr glaube ich, daß das Gegenteil zutreffen könnte, wie es die neuesten Untersuchungen von Dr. *Shirley Diamond* und *Markham* nahelegen. Es ist schwierig, für alle Fälle anwendbare strenge und verbindliche Regeln über die therapeutische Richtung aufzustellen: Beide Möglichkeiten haben ihre Berechtigung. Der behandelnde Arzt muß jeden Fall auf Grund der persönlichen Erfahrungen beurteilen.

Nebenwirkungen

Welches Präparat oder welche Kombination von Präparaten auch angewandt wird, es sind bestimmte allgemeine Reaktionsmuster zu erwarten. Viel hängt von der genauen Dosierung und Einnahmezeit der verwendeten Medikamente ab. Mit der entsprechenden Sorgfalt und Geduld von seiten des Patienten wie auch des Arztes werden in den meisten Fällen sehr gute Behandlungsergebnisse erzielt. Die Besserung der Symptome kann erstaunlich sein. Gewöhnlich müssen jedoch für die Vorteile einige Nebenwirkungen in Kauf genommen werden. Natürlich sind manche Patienten gegenüber den Medikamenten empfindlicher als andere. Manche Nebenwirkungen sind nur ein bißchen unangenehm, andere hingegen können ziemlich lästig sein. Je höher die Dosis desto größer sind im allgemeinen der Nutzen wie auch die Nebenwirkungen. Das Ziel der Behandlung ist es, den bestmöglichen Kompromiß zwischen erwünschten Wirkungen – das heißt Besserung des *Parkinson*ismus – und Unverträglichkeiten oder Nebenwirkungen zu finden.

Wir sollten Nebenwirkungen von Unverträglichkeitserscheinungen unterscheiden. *Nebenwirkungen* sind dosisabhängige normale Wirkungen eines Arzneimittels. Die einzelnen Patienten sprechen ganz unterschiedlich auf die Medikamente an, und daher kann eine bestimmte Wirkung bei der einen Person nach einer niedrigen Dosis und bei der anderen erst nach einer höheren Dosis auftreten. Bei jedem Individuum werden jedoch die Wirkungen stärker, wenn die Dosis erhöht wird. Einige Wirkungen sind erwünscht, aber nur bis zu einem bestimmten Punkt. Darüber hinaus sind sie unerwünscht oder sind Nebenwirkungen. Beispielsweise kann die Minderung der Speichelproduktion durch Anticholinergika bei Patienten mit übermäßigem Speichelfluß eine wünschenswerte Wirkung sein, aber nach einer höheren Dosis oder bei einem anderen Patienten kann eine unangenehme Mundtrockenheit auftreten. Das ist dann eine Nebenwirkung. Sie kann durch Dosisminderung zu einer erwünschten Wirkung reduziert werden. In dem gleichen Sinn betrachten wir Trunkenheit als eine Nebenwirkung von Whisky. Ein Glas Whisky kann einen Zustand des Wohlbefindens erzeugen, aber eine »höhere Dosis« führt zu der »Nebenwirkung« der Alkoholvergiftung.

Nebenwirkungen können gefährlich, sogar lebensbedrohlich sein, sei es nun bei Whisky oder bei verschiedenen *Parkinson*mitteln. Daher ist eine sorgfältige Einstellung der Dosierung erforderlich, um in jedem Einzelfall das bestmögliche Gleichgewicht zwischen erwünschten und unerwünschten Wirkungen zu erhalten. Das richtige Gleichgewicht zu ermitteln ist oft keine leichte Aufgabe. Der Patient kann sie nicht lösen. Jemand anderer muß das übernehmen, der den Patienten objektiv betrachten kann, vorzugsweise jemand, der etwas von der Chemie des Arzneimittels versteht, von seiner Toxizität, der Interaktion oder Wechselwirkung mit anderen Medikamenten und davon, wie man die Nebenwirkungen in den Griff bekommt. Kurz, die Einstellung wie auch die Verordnung der Arzneimittel soll dem Arzt überlassen werden. Die Patienten, die bei der Pharmakotherapie am besten abschneiden, sind nach meiner Erfahrung im allgemeinen jene, die ihren Behandlungsplan beharrlich und genau befolgen.

Unverträglichkeitserscheinungen sind unerwünschte Reaktionen, die nur bei manchen Patienten auftreten. Meist stehen sie in keinem Zusammenhang mit der Dosierung und sind außergewöhnlich. Es kann sich um allergische Reaktionen handeln, wie sie bei jedem Arznei- oder Nahrungsmittel vorkommen können, z. B. kann der Patient einen juckenden roten Ausschlag auf den Armen bekommen. Manche Unverträglichkeitsreaktionen sind schlimmer, ja sogar lebensgefährlich. Tritt eine Unverträglichkeitsreaktion auf, muß das Arzneimittel abgesetzt werden. Wenn die Reaktion nachgelassen hat, kann die Behandlung mit einem anderen Medikament wiederaufgenommen werden, vorzugsweise einem, das mit dem unverträglichen chemisch nicht verwandt ist.

Eine dritte Art der unerwünschten Wirkung wird zuweilen durch Eingreifen eines Präparates in die Wirkung oder den Abbau eines anderen verursacht. Für diese Interaktion von Medikamenten werden später einige Beispiele gegeben.

Ansprechen der Symptome

Die Symptome der *Parkinson*schen Krankheit sprechen nicht alle gleichmäßig auf die Arzneimittelbehandlung an. Manche Symptome lassen sich recht gut, andere weniger und manche überhaupt nicht beeinflussen. Tatsächlich können einige Symptome auch verstärkt werden. Die meisten *Parkinson*mittel erhöhen z. B. die bei *Parkinson*kranken häufige Neigung zu Verstopfung.

Oft bitten Patienten um ein Medikament zur Beseitigung des einen und um ein weiteres zur Linderung eines anderen Symptoms, aber Arzneimittel wirken nicht auf diese Weise. Es ist nicht möglich, den *Parkinson*ismus symptomweise zu behandeln. Im allgemeinen wirken die *Parkinson*mittel auf das *Parkinson*syndrom in seiner Gesamtheit, und sie unterscheiden sich nicht in ihrer relativen Spezifität für dieses oder jenes Symptom. Früher glaubte man, manche Medikamente seien geeigneter bei Rigor und andere bei Tremor oder Akinese. Diese Denkweise spiegelt sich in den Handelsnamen mancher Pharmaka; z. B. impliziert Akineton® eine Wirkung auf die Akinese, und Tremin® (in der Bundesrepublik Deutschland: Artane®) deutet auf eine spezielle Beeinflussung des Tremors. Die von solchen Vorstellungen ausgehende Therapie führte zu komplizierten Behandlungsschemata mit drei, vier oder gar fünf gleichzeitig verabreichten Medikamenten. Glücklicherweise wurden diese Ansichten weitgehend aufgegeben; ich sage: glücklicherweise, weil die Nebenwirkungen einer Behandlung mit verschiedenartigen Präparaten häufiger sind und weil sich im allgemeinen die Dosierung eines einzelnen Mittels leichter einstellen läßt als die mehrerer Mittel. Wenn zu heftige Nebenwirkungen oder Unverträglichkeitserscheinungen auftreten, ist mitunter schwer zu beurteilen, welches von mehreren Präparaten verantwortlich ist und welches abgesetzt oder niedriger dosiert werden muß. Kurz, es ist besser, ein einziges Medikament richtig als mehrere nicht optimal einzusetzen. Außerdem ist es ebenso praktisch wie vernünftig, möglichst wenige Präparate in Mindestdosen anzuwenden, die ein befriedigendes Ergebnis bringen.

Von den Symptomen der »klassischen Trias« spricht im allgemeinen der Rigor am besten auf die Arzneimittelbehandlung an. Er wird durch Levodopa meist vollständig beseitigt und oft durch eine Muskelhypotonie, also einen zu geringen Spannungszustand der Muskulatur ersetzt. Das heißt, die als Rigor bezeichnete Muskelfunktionsstörung ist in Wirklichkeit überkorrigiert! Der Patient, dessen Muskeln hypoton sind, bewegt sich wie eine Gummipuppe. Die Anticholinergika können ebenfalls den Rigor verringern, aber selten bis zu einem Hypotonus.

Bei der Pharmakotherapie wird der Tremor stark gebessert und oft beseitigt. Auch wenn der Tremor um etwa 80 % reduziert wird, bleibt natürlich noch ein gewisser Rest bestehen, und daher wird die Wirksamkeit der Behandlung nicht immer voll gewürdigt. Alle *Parkinson*mittel verringern den Tremor bis zu einem gewissen Grad. Sedativa bessern den Tremor ebenfalls, aber in geringerem Maß und nur um den Preis einer gewissen Dösigkeit. Am Anfang der Behandlung *verstärkt* Levodopa manchmal den Tremor bei *Parkinson*scher Krankheit, doch im weiteren Verlauf der Therapie reduziert es ihn wirksamer als irgendein derzeit erhältliches Medikament.

Die Bradykinese oder Akinese wird von allen Präparaten reduziert, und wenn sie gering oder mäßig ausgeprägt ist, wird sie meist gänzlich beseitigt. Eine starke Akinese wird hingegen nur teilweise gebessert. Bei Patienten mit schwerem *Parkinson*ismus ist die Akinese das quälendste Dauersymptom. In diesen Fällen wird der Rigor beseitigt. Es bleibt nur ein geringer Tremor bestehen, aber eine starke Akinese kann persistieren. Manchmal kehrt die Akinese ohne Tremor oder Rigor kurz für wenige Minuten wieder.

Die medikamentöse Behandlung kann die unwillkürlichen Bewegungsabläufe wieder teilweise oder vollständig normalisieren – Lidschlag, Mitschwingen der Arme beim Gehen, Gestik, Mimik usw. Stimmumfang und Modulation der Sprache werden gebessert, desgleichen Gehstörungen. Der Gang wird flotter, und die Fähigkeit, langsam oder schnell zu gehen und sich spontan umzudrehen, kann wiederhergestellt werden. Nachschleifen der Füße, Festination und Propulsion können stark verringert oder gänzlich behoben werden.

Taubheits- und Schwächegefühl, andere Mißempfindungen oder ziehende Schmerzen, Steifigkeit usw. werden gelindert. Übermäßiges Schwitzen und Fettigkeit der Haut werden ebenfalls geringer. Ansammlung und Herausrinnen von Speichel werden wesentlich gebessert. Schmerzhafte Krämpfe und die als »Wärmeparästhesie« bezeichneten seltenen Hitzeempfindungen werden meist vermindert, bleiben aber manchmal auch trotz guter Behandlung bestehen.

Da die Erkrankung trotz bestmöglicher Behandlung unweigerlich fortschreitet, können bisher gut kontrollierte Symptome wieder hervortreten oder neue Symptome sich im Laufe der Zeit entwickeln. Bei einem Patienten z. B., der nur einen einseitigen Tremor und Rigor hatte, als die *Parkinson*sche Krankheit diagnostiziert und die Behandlung eingeleitet wurde, kann einige Jahre später zwischendurch dieser Tremor erneut auftreten; oder der Patient hat vielleicht ein neues Symptom, etwa eine Neigung, beim Gehen manchmal einen Fuß nachzuziehen. In solchen Fällen fragen die Patienten oft, ob das Mittel seine Wirkung eingebüßt hat oder ob sie gegen die Medikamente »resistent« geworden sind. Es kann sein, daß es sich bloß um eine allmähliche Progression des Leidens handelt und eine leichte Steigerung der Dosis die Symptome wieder beheben wird. Zuweilen kann eine veränderte Aktivität oder Ernährungsweise in den Stoffwechsel der Medikamente eingreifen und eine zuvor wirksame Dosis weniger wirksam machen. L-Dopa ist gegen Änderungen der Ernährungsgewohnheiten besonders empfindlich. Seine Resorption kann durch proteinreiche Ernährung verzögert werden. Wenn also eine wirksame Pharmakotherapie plötzlich nicht mehr greift, ist es ratsam, nach kürzlich erfolgten Änderungen der Ernährung, der Lebensweise oder Betätigungen zu fahnden oder danach, ob die Änderung mit der Einnahme eines neuen Medikaments zeitlich zusammenhängt.

Während manche Patienten im Laufe der Jahre höhere Dosierungen benötigen, reagieren andere mit der Zeit immer empfindlicher auf das Medikament. Meistens kann die nötige L-Dopa-Dosis, hat man sie einmal herausgefunden, jahrelang beibehalten werden. Nach vielen Jahren kann es jedoch sinnvoll sein, das tägliche Einnahmeschema abzuwandeln. Oft ist es hilfreich, etwas geringere Dosen in kürzeren Intervallen zu nehmen.

Manchmal erzeugen die Arzneimittel eine Wirkung, die der erwarteten entgegengesetzt ist. Während sie in der einen Dosierung die Symptome bessern, können sie bei höherer Dosierung bestimmte Symptome verschlimmern. Man bezeichnet dies als »paradoxe« Wirkung. Als mich einer meiner Patienten, Herr O., zum ersten Mal aufsuchte, klagte er hauptsächlich über verlangsamte Bewegungen und eine Steifigkeit der Beine. Die Behandlung mit der niedrigen Tagesdosis von 4 g L-Dopa besserte diese Symptome in bescheidenem Umfang. Ich wies Herrn O. und seine Frau an, die Dosis allmählich auf 5 g und dann auf 6 g täglich zu steigern, aber es trat keine weitere Besserung ein. Tatsächlich berichtete Frau O., daß ihr Mann bei der höheren Dosis in Wirklichkeit langsamer und steifer wurde. Als Herr O. das Medikament wegen religiösem Fasten mehrere Tage nicht eingenommen hatte, erklärte er, daß er sich viel besser fühle. Er ließ das Medikament während einiger weiterer Tage gänzlich weg. Obwohl er sich zunächst besser fühlte, verschlechterte sich sein Zustand allmählich wieder, und alle seine ursprünglichen Symptome kehrten zurück. Darauf begann er erneut mit der Einnahme von L-Dopa und stellte fest, daß er sich bei einer Tagesdosis von 3 g am wohlsten fühlte. Verblüfft über diese Beobachtung wies ich Herrn O. ins Krankenhaus ein, um seine Reaktion auf L-Dopa objektiv zu untersuchen. Er wurde einige Tage lang mit einer sehr niedrigen Dosis L-Dopa behandelt, dann mehrere Tage mit einer hohen Dosis. Tagsüber wurde er stündlich untersucht, und es wurden Blutproben entnommen, um den Dopaspiegel zu messen. Als die Befunde vorlagen, zeigte sich, daß Herr O. wirklich eine deutliche paradoxe Reaktion auf die L-Dopabehandlung hatte. Je größer die Dosis und je höher der Blutspiegel desto stärker waren seine Symptome. Er bewegte sich langsamer und ging steifer. Wenn er anfing zu gehen, schienen seine Füße zu zögern, als würden seine Schuhe augenblicklich auf dem Boden klebenbleiben. Dieses merkwürdige Phänomen der sogenannten »Startschwierigkeit« wurde bei Patienten unter höheren Dosen gelegentlich als paradoxe Wirkung beobachtet.

Wenn also nach einer Steigerung der Dosis ein neues Symptom auftritt, sollte die Möglichkeit einer paradoxen Reaktion in Erwägung gezogen werden. Unter diesen Umständen kann es einen engen Bereich geben, innerhalb dessen die Dosierung optimal ist. Wenn man diesen Bereich über- oder unterschreitet, wird die Symptomatik schlimmer! Die Ermittlung der optimalen Dosis kann beträchtliche Geduld und Sorgfalt beim Einstellen des Patienten erfordern. Eine enge Zusammenarbeit zwischen Patient und Arzt ist unerläßlich.

Behandlungspausen

Vor einigen Jahren beobachtete Dr. *Richard Sweet* am New York Hospital, daß die Therapie mit L-Dopa, wenn das Medikament für eine Woche oder länger abgesetzt und dann erneut gegeben wurde, eine Zeitlang wirksamer war als zuvor. Diese Beobachtung wurde bald von anderen bestätigt und hatte zur Folge, daß in der Hoffnung, die Patienten würden anschließend wieder besser auf L-Dopa ansprechen, vielfach Behandlungspausen eingeschaltet wurden. Die »therapeutische Medikamentenpause« wurde speziell von Dr. *Robert Feldman* von der Medizinischen Fakultät der Universität Boston ausgearbeitet. Er hat das Glück, daß ihm ein erfahrenes Team von Krankenschwestern und Therapeuten in einer Spezialabteilung der Klinik zur Verfügung steht. Die Medikamentenpause sollte nicht mehr bloß in der Hoffnung praktiziert werden, danach bessere Behandlungsergebnisse zu erzielen. Mit zunehmender Erfahrung erwies sich die Behandlungspause hauptsächlich als zweckmäßig, um eine chronische Überdosierung von L-Dopa mit schweren unwillkürlichen Bewegungen und psychischen Störungen in den Griff zu bekommen. Die Pause kann für den Patienten sehr schwierig, unangenehm und sogar gefährlich sein und darf nur von einem darin erfahrenen Arzt realisiert werden, am besten in der Klinik.

6.
Anticholinergika

Bevor Levodopa auf den Markt kam, stellten die Anticholinergika über ein Jahrhundert die einzig verfügbare Therapie der *Parkinson*-Krankheit dar. Bei vielen Patienten werden sie immer noch zur anfänglichen Behandlung sowie ergänzend mit Levodopa verwendet. Es gibt eine ganze Reihe anticholinergisch wirkender Pharmaka, aber da ihre Wirkungen praktisch identisch sind, können wir sie als Gruppe behandeln.

Die ersten Anticholinergika wurden aus Pflanzen gewonnen. Wie sie Eingang in die Behandlung des *Parkinson*ismus fanden, ist nicht ganz klar. Die erste genaue Erwähnung ihrer Anwendung für diesen Zweck scheint ein Hinweis in der Doktorarbeit eines Medizinstudenten aus Paris im Jahr 1869 zu sein, daß Professor *Charcot* damals in der Salpêtrière, dem alten Pariser Stadtkrankenhaus für chronisch Kranke, Patienten mit *Parkinson*scher Krankheit Hyoszin verabreichte. Hyoszin, auch als Skopolamin bekannt, ist der Wirkstoff aus der Pflanze *Datura stramonium*, die volkstümlich auch »Stechapfel« oder »Gemeiner Stechapfel« heißt. Jahrhundertelang wurden alkoholische Auszüge der Pflanze als Stechapfeltinktur zur Behandlung von Magenkrämpfen und Bauchkoliken angewandt. Nahe verwandte pflanzliche Präparate sind die alkoholischen Extrakte oder »Tinkturen« der Pflanze *Hyoscyamus niger* (Schwarzes Bilsenkraut) und der Extrakt aus *Atropa belladonna* (Schwarze Tollkirsche, hochgiftiges Nachtschattengewächs). Die pharmakologisch wirksamen Bestandteile heißen Hyoszyamin bzw. Atropin. Die Pflanzen gehören zu den Nachtschattengewächsen, botanisch formuliert zu den Solanazeen. Die Extrakte sind alkalisch und schmecken bitter; sie heißen daher auch »Nachtschattenalkaloide«.

Belladonnatinktur und ihre aktiven Bestandteile oder »Wirkstoffe« Atropin und Hyoszin (Skopolamin) sind auch heute noch wichtige Substanzen in der Hand des Arztes. Schon in vergangenen Zeiten kannte man ihren Wert, und ihre heutigen Indikationen standen bereits fest, als man ihren Wirkungsmechanismus noch längst nicht begriffen hatte. Heute weiß man, daß sie auf den Vagus einwirken, der Magen, Darm, Blase und Herz innerviert. Der Vagusnerv überträgt seinen Einfluß auf die verschiedenen Organe mit Hilfe eines chemischen Vermittlers oder Boten. Die chemische Struktur der Botensubstanz wurde vor über 40 Jahren geklärt und Azetylcholin genannt. Die

Nachtschattenalkaloide wirken über eine Blockade der Azetylcholinwirkung und werden deshalb den Anticholinergika zugeordnet.

Aus einem unerfindlichen Grund vertragen Patienten mit postenzephalitischem *Parkinson*ismus viel höhere Dosen Anticholinergika als gesunde Personen oder auch Patienten mit *Parkinson*scher Krankheit. Die postenzephalitischen Fälle waren in den zwanziger und dreißiger Jahren recht zahlreich, und deshalb interessierte man sich besonders für ihre Behandlung. Es wurden verschiedene Schemata für die Behandlung mit Nachtschattenalkaloiden entwickelt, so z.B. die hochdosierte *Roemer*sche Kur mit Atropin, bei der routinemäßig Dosen verabreicht wurden, die man heute nur phantastisch nennen kann.

Die hohe Dosierung der verwendeten Präparate erzeugte Nebenwirkungen, unter anderem Verwirrtheit, leichte Koordinationsstörungen, verwaschene Sprache und Vergeßlichkeit, die insgesamt als »Belladonnarausch« bekannt waren. Ähnliche Symptome einer Vergiftung durch Anticholinergika können bei Patienten mit *Parkinson*scher Krankheit nach viel niedrigeren Dosen auftreten. Weitere Nebenwirkungen sind verschwommenes Sehen, Mundtrockenheit, Aufhören der Schweißsekretion, Verstopfung.

Synthetische Anticholinergika

Als die chemische Struktur des Azetylcholins erst einmal bekannt war, konnten die Chemiker im Labor neue Verbindungen synthetisieren, die seine Wirkung imitierten oder blockierten. Auf diese Weise entstanden synthetische Anticholinergika, von denen man hoffte, daß sie wirksamer sein würden als die natürlichen, aus Nachtschattengewächsen gewonnenen Präparate. Eines der ersten Medikamente dieser Art kam unter der Bezeichnung Caramiphen (Parpanit®) in den Handel. Eine Zeitlang wurde es in großem Stil als *Parkinson*mittel verwendet, ist aber heute nicht mehr erhältlich. Es wurde durch das Präparat Trihexyphenidyl (Artane®) abgelöst, das etwa in den Jahren 1949 bis 1951 als *Parkinson*mittel eingeführt wurde. Es schien bei gleicher Wirksamkeit weniger Nebenwirkungen als die aus Nachtschattengewächsen gewonnenen alten Mittel zu haben. Trihexyphenidyl wurde und wird noch sehr häufig zur Behandlung des *Parkinson*ismus genutzt. Ihm folgten bald drei weitere, eng verwandte Präparate: Procyclidin (Osnervan®), Cycrimin (Pagitane®; in Deutschland nicht, in den USA nicht mehr im Handel) und Biperiden (Akineton®). Trihexyphenidyl ist in den USA auch unter den Warenzeichen Tremin® und Pipanol® von anderen Herstellern im Handel.

Trihexyphenidyl und seine drei Verwandten haben große Ähnlichkeit miteinander. Tatsächlich unterscheiden sie sich kaum in ihren klinischen Wirkungen und können gegeneinander ausgetauscht werden. In den 20 Jahren von 1950 bis 1970 (also bis zur Einführung von Levodopa) waren sie eigentlich die gebräuchlichsten, bedeutendsten Mittel gegen *Parkinson*ismus. Sie sind nach wie vor sinnvoll bei der anfänglichen Behandlung leichter *Parkinson*fälle oder zur Ergänzung der Therapie mit Levodopa, aber sie werden doch allmählich immer seltener verordnet. Ich selbst wende diese Präparate heute bei einer klassischen *Parkinson*-Krankheit nur noch selten an. Sie eignen sich besser zur Behandlung eines medikamentös bedingten *Parkinson*ismus. Im Gegensatz zu Levodopa können diese Präparate einen durch Neuroleptika verursachten *Parkinson*ismus wieder rückgängig machen.

Trihexyphenidyl gibt es als weiße, teilbare Tablette zu 2 mg und 5 mg sowie als blaue Retardkapsel zu 5 mg. Die normale Anfangsdosis beträgt dreimal täglich eine Tablette zu 2 mg. Bei Patienten, die gegen die Nebenwirkungen von Anticholinergika empfindlich sind, läßt sich die 2 mg-Tablette an der Bruchkerbe in zwei Hälften teilen, so daß zwei- oder dreimal täglich 1 mg eingenommen werden kann. Wird die 2 mg-Tablette gut vertragen, kann die Dosis auf dreimal täglich eine Tablette zu 5 mg erhöht werden. Eine Tagesdosis von mehr als 15 mg ist bei *Parkinson*scher Krankheit selten von Nutzen. Freilich können die meisten Patienten hohe Dosen nicht vertragen.

Ein anderes, in der Parkinsontherapie häufig verwendetes synthetisches Anticholinergikum ist Benzatropinmesilat (Cogentinol®). Die chemische Struktur dieses Präparates kommt der des Atropins sehr nahe, daher das »atropin« in der chemischen Kurzbezeichnung. Es wirkt etwas stärker als Trihexyphenidyl und wird als Tablette zu 2 mg angeboten. Die Tablette ist eingekerbt und kann in vier gleiche Teile geteilt werden. Also kann der Patient Einzeldosen von 0,5 mg einnehmen. Wie Biperiden (Akineton®) ist es in den USA in Ampullenform zur subkutanen Injektion erhältlich. Sein Anwendungsbereich sind *Parkinson*ismus und andere, ähnliche Reaktionen auf Neuroleptika (extrapyramidale Symptome). Eine einzige Injektion kann die medikamentös bedingten Symptome innerhalb von Minuten beseitigen.

Eine kleine Gruppe von Anticholinergika, die nicht mehr verwendet werden, weist merkwürdigerweise eine enge Verwandtschaft mit den Neuroleptika auf. Hierzu gehören Ethopropazin (Parsidol®) und Diethazin (Diparcol®). In den Vereinigten Staaten ist nur noch Ethopropazin im Handel.

Antihistaminika

Bis vor relativ kurzer Zeit wurde Atropin gern zur Asthmabehandlung genutzt. Die Suche nach einem Medikament, das die Wirkung von Atropin bei Asthma und anderen Allergien haben sollte, führte zur Entwicklung der Substanz Diphenhydramin (Benadryl®; in der Bundesrepublik Deutschland nur als Hustensaft auf dem Markt; Diphenhydramin als Antihistaminikum ist unter dem Warenzeichen Dabylen®, als Einschlafmittel mit dem Namen Dolestan® oder S. 8-Tabletten oder Sekundal® D im Handel). Der Erfolg dieser um 1946 eingeführten neuen Substanz bewirkte, daß viele Derivate zur Behandlung von Allergien entwickelt wurden. Man nimmt an, daß die günstige Wirkung dieser Verbindungen auf ihrer Fähigkeit beruht, den Effekt der natürlichen Substanz Histamin zu blockieren, die bei allergischen Reaktionen im Körper gebildet wird. Deshalb bezeichnet man diese Medikamente als *Antihistaminika*. Zufällig wurde bei einigen dieser Präparate, vor allem bei Diphenhydramin festgestellt, daß sie einen günstigen Einfluß auf die Symptome der *Parkinson*schen Krankheit haben. Obwohl Diphenhydramin nicht als Parkinsonmittel in den Handel kam oder den Ärzten angeboten wurde, hat man es in großem Umfang zur Behandlung des *Parkinson*ismus angewandt. Zur symptomatischen Behandlung des *Parkinson*ismus ist eine Dosierung von zwei- bis viermal täglich 50 mg erforderlich.

Viele andere Antihistaminika, die normalerweise nicht zu den *Parkinson*mitteln gezählt werden, sind dennoch bei *Parkinson*symptomen wirksam. Der Grund, warum Antihistaminika bei *Parkinson*ismus nützlich sind, hat nichts mit ihren antihistaminischen Eigenschaften zu tun, sondern mit der Tatsache, daß sie alle eine gewisse anticholinergische Wirkung besitzen. Trihexyphenidyl ist als Anticholinergikum ungefähr 25mal wirksamer als Diphenhydramin, so daß das letztgenannte in 25mal höherer Dosierung gegeben wird. Also sind 50 mg Diphenhydramin zur Reduzierung von *Parkinson*symptomen so wirksam wie 2 mg Trihexyphenidyl. Offenbar hat aber jedes anticholinergisch wirkende Pharmakon auch eine gewisse Wirksamkeit bei *Parkinson*ismus.

Cholinergika

Manche Substanzen steigern oder imitieren die Wirkung des chemischen Überträgerstoffes Azetylcholin auf das Nervensystem. Sie werden folgerichtig »Cholinergika« genannt. Interessanterweise verstärken Cholinergika die Symptome des *Parkinson*ismus! Beispielsweise erzeugt die Injektion einer kleinen Dosis Physostigmin (Alkaloid aus der Kalabarbohne), das die Wirkung von Azetylcholin im Gehirn steigert, innerhalb von Minuten eine deutliche Zunahme von Tremor, Rigor und anderen Symptomen des *Parkinson*ismus. Diese Wirkung kann man durch Injektion von Skopolamin oder Benzatropinmesilat (Cogentinol®) sofort aufheben; von selbst läßt die Wirkung spontan innerhalb von ca. 45 Min. nach.

Es leuchtet ein, daß *Parkinson*kranke Cholinergika meiden sollen. In der

Praxis werden allerdings nur wenige Cholinergika benutzt, und die Wahrscheinlichkeit ist ziemlich gering, daß ein Patient versehentlich ein Cholinergikum erhält (d.h. eines, das ins Gehirn eindringen und die Parkinsonsymptome verstärken kann). Nur zwei Cholinergika werden überhaupt in der ärztlichen Praxis in größerem Umfang verwendet: Das Alkaloid Pilocarpin, das in Form von Augentropfen zur Glaukombehandlung (grüner Star) dient, und Bethanecol (Urecholin®, USA), das zur Stimulierung der Harnblase gegeben wird. Diese Substanzen haben keinen Einfluß auf die *Parkinson*symptome. Einer der Hersteller von Bethanecol nennt *Parkinson*ismus bei den Kontraindikationen, bei denen also das Mittel nicht verabreicht werden sollte. Ich habe es jedoch oft verordnet, um eine träge Blasenfunktion bei *Parkinson*patienten in Gang zu bringen, und habe niemals eine nachteilige Beeinflussung der *Parkinson*symptome beobachtet. Es ist höchst unwahrscheinlich, daß Bethanecol in den üblichen Dosen einen Einfluß auf *Parkinson*ismus haben sollte.

Vergiftung durch Anticholinergika

Der Nutzen aller bisher besprochenen Medikamente zur Behandlung des *Parkinson*ismus beruht auf der Tatsache, daß sie Anticholinergika sind. Das heißt, sie blockieren die Wirkung des chemischen Überträgerstoffes Azetylcholin im Gehirn. Auch ihre Nebenwirkungen sind durch denselben Mechanismus bedingt. Eine zu starke Hemmung von Azetylcholin erzeugt unerwünschte Wirkungen, und die Nebenwirkungen sind bei allen Anticholinergika im wesentlichen gleich. Es gibt ein allgemeines Zustandsbild, das wir als »Anticholinergika-Intoxikation« bezeichnen.

Die häufigsten Nebenwirkungen sind Mundtrockenheit, verschwommenes Nahsehen, Verstopfung, Schwäche der Harnblase. Außerdem gibt es eine Reihe zentralnervöser Nebenwirkungen.

Die Mundtrockenheit beruht auf einem verminderten Speichelfluß. Der Speichel ist außerdem zähflüssiger und schlechter zu schlucken. Kehle und Nase können sich trocken anfühlen. Am ausgeprägtesten ist das Symptom anfangs, wenn man zum ersten Mal mit Anticholinergika behandelt wird. Im Laufe von ein paar Wochen entsteht eine teilweise Toleranz, und die meisten Patienten empfinden die weitere Behandlung nur noch als kleineres Übel. Manchen hilft es, bittere Zitronendrops oder andere harte Bonbons zu lutschen.

Das verschwommene Nahsehen beruht auf der Tatsache, daß Anticholinergika die Tätigkeit des Ziliarmuskels im Auge beeinträchtigen, der die Form der Linie verändert, wenn das Auge Gegenstände aus der Nähe betrachten will. Normalerweise hat das Auge einen Universalbrennpunkt für alles, was weiter als ca. einen halben Meter entfernt ist. Um ein scharfes Bild von näher gelegenen Gegenständen zu erhalten, muß die Augenlinsenform verändert werden. Diese Änderung nennt man »Akkommodation«. Der Augenarzt pflegt Atropintropfen oder ein synthetisches Anticholinergikum zum Zweck der »Akkommodationslähmung« in das Auge zu träufeln, um die optischen Eigenschaften des Auges genau messen zu können. Wenn man ein Anticholinergikum schluckt, wird die gleiche Wirkung erzielt, jedoch ist sie etwas schwächer. Deshalb bemerken viele Patienten, wenn sie zum ersten Mal ein Anticholinergikum einnehmen, daß ihnen das Lesen oder Feinarbeiten schwerfallen. Normalerweise hat ein Mensch, nachdem er das mittlere Lebensalter erreicht hat, zunehmend Schwierigkeiten mit dem Nahsehen. Man nennt das *Presbyopie* oder Alterssichtigkeit. Das Alter macht den Menschen empfänglicher für die Wirkung der Anticholinergika. Außerdem erzeugen Anticholinergika eine Weiterstellung der Pupille. Auch dies kann zu dem verschwommenen Nahsehen beitragen. Im allgemeinen läßt die Wirkung der Anticholinergika auf das Auge nach einer gewissen Zeit nach. Wenn sie sich jedoch als dauerhaft erweist, kann man sich mit einer neuen Lesebrille helfen.

Die Neigung zur Erweiterung oder Dilatation der Pupille kann ein Glaukom verschlimmern. Patienten mit *Parkinson*scher Krankheit *und* Glaukom müssen gründlich vom Augenarzt untersucht werden, bevor eine Behandlung mit Anticholinergika begonnen wird. Wenn das Glaukom sachgemäß behandelt wird oder operativ korrigiert wurde, ergeben sich meist keine Probleme. Der Augenarzt kann sehr einfach den Augendruck messen, um sicherzugehen, daß die Behandlung des *Parkinson*ismus keine nachteilige Wirkung auf das Glaukom hat.

Anticholinergika verlangsamen typischerweise die motorische Aktivität des Verdauungstraktes. Die Kontraktionswellen – man nennt sie auch Peristaltik – werden langsamer. Aus diesem Grund werden viele Anticholinergika für die Behandlung von Magen- und Darmstörungen eingesetzt. Allerdings kann die mit der *Parkinson*schen Krankheit einhergehende Verstopfung ebenfalls etwas stärker werden. Dies ist selten ein ernstes Problem; wenn aber die Verstopfung störend ist, kann man ihr mit leichten Abführmitteln begegnen.

Eine ähnliche ruhigstellende Wirkung üben Anticholinergika auf die Muskulatur der Harnblase aus. In gewisser Hinsicht sedieren diese Präparate die Blase. Dies kann angenehm sein für den Patienten, der unter Harndrang leidet und mehrere Male in der Nacht aufstehen muß, um sie zu entleeren. Ein zur Schlafenszeit verabreichtes Anticholinergikum kann zur Besserung dieses Symptoms beitragen. Bei älteren männlichen Patienten mit einer Harnabflußbehinderung infolge einer vergrößerten Prostata kann diese beruhigende Wirkung jedoch zu einer Harnverhaltung führen. Anticholinergika müssen daher bei Patienten, die Symptome einer prostatischen Harnröhrenverengung zeigen, mit Vorsicht angewandt werden. Wenn man sehr niedrige Dosen des Mittels verabreicht, läßt sich meist das Einlegen eines Katheters vermeiden. Es kann natürlich erforderlich sein, die Prostata zu operieren. Bevor die Harnabflußbehinderung ein fortgeschrittenes Stadium erreicht, sollte ein Facharzt für Urologie konsultiert werden.

Die zentralnervösen Wirkungen der Anticholinergika sind wichtig und in mancher Beziehung sehr interessant. Die Tatsache, daß nach dem Genuß von Blättern des Gemeinen Stechapfels (Datura stramonium), von Schwarzem Bilsenkraut (Hyoscyamus niger) oder Schwarzer Tollkirsche (Atropa belladonna) geistige Verwirrtheit auftreten kann, ist von alters her bekannt. Wiederholt wurde ein Mißbrauch dieser pflanzlichen Drogen zur Erzeugung psychodelischer Wirkung beschrieben. Alle paar Jahre finde ich einen Bericht über einen weiteren Vergiftungsfall bei einem Kind, das Blätter des Stechapfels gegessen hat. Zu den Symptomen gehören Verwirrtheit, Agitiertheit, Halluzinationen, Stupor und in sehr schweren Fällen Koma. Bis auf das Erinnerungsvermögen an den Unfall gehen die Symptome innerhalb von ein bis zwei Tagen vorbei.

Die erste und häufigste zentralnervöse Nebenwirkung, die bei Patienten unter Anticholinergika-Behandlung festgestellt werden kann, ist Vergeßlichkeit, vor allem leidet das Kurzzeitgedächtnis. Der Patient vergißt z. B., wohin er vor einer Minute seine Brille gelegt hat, oder er weiß nicht mehr, was er im Laden an der Ecke kaufen wollte. Dann treten gelegentliche, leichte Verwirrtheitszustände auf. Besonders häufig sind optische Illusionen. Vertraute Objekte werden mit irgendetwas anderem verwechselt. Der Patient erwähnt etwa, daß er Würmer auf dem Boden sieht, während in Wirklichkeit der Bodenbelag ein Muster hat, das fehlgedeutet wird, weil es sich zu bewegen scheint. Meist harmlose oder auch angenehme Farbvisionen werden erlebt. Es kommt eventuell zu Halluzinationen von Menschen oder Tieren, die um das Haus herumstreifen. Gewöhnlich handelt es sich wohl um komplexe Szenen, in denen etwa eine Gruppe von Leuten bei einer Party umherläuft. Sie können kleiner sein als normal und ihr Wesen treiben, ohne den Patienten zu stören. Die Patienten haben diese Visionen unter Umständen über längere Zeiträume, fürchten sich aber, mit jemandem darüber zu sprechen, aus Angst, daß man sie für »verrückt« hält. In einem Augenblick der Verwirrung aber reagiert der Patient schließlich auf diese Illusionen. Manche Patienten weisen die Fremden verärgert aus dem Haus, werfen ihnen Diebstahl vor oder rufen die Polizei an, damit die sie verjagt. Zu diesem Zeitpunkt wird die Familie des Patienten aufmerksam, die zuvor nichts Außergewöhnliches beobachtet hat. Es besteht jedoch kein Anlaß zu erschrecken. Diese Störungen verschwinden, wenn die Dosierung des Anticholinergikums herabgesetzt wird. Der Arzt muß prüfen, ob die Störungen nach einem Präparatewechsel oder nach zusätzlicher Gabe eines neuen Präparates auftraten. Ein Patient, der etwa mit der Standarddosis von Trihexyphenidyl auskam, entwickelt vielleicht plötzlich solche zentralnervösen Störungen, wenn zusätzlich ein anderes Medikament verabreicht wird. Zum Beispiel kann der Patient ein Antihistaminikum gegen seinen Heuschnupfen eingenommen haben. Die anticholinergischen Eigenschaften des Antihistaminikums *mit* den anticholinergischen Eigenschaften von Trihexyphenidyl brachten dann den Patienten über die Schwelle zu einer leichten Anticholinergika-Vergiftung. Gewöhnlich läßt die Störung nach ungefähr einem Tag nach, sobald das neue Medikament abgesetzt wird. Wenn die Medikation nicht geändert wurde, muß vielleicht das Dosierungsschema des Patienten nach unten korrigiert werden. Im allgemeinen empfiehlt es sich nicht, ein Neuroleptikum zu geben, wenn nicht schwere Agitiertheit besteht. Viele der gebräuchlichen Neuroleptika besitzen auch gewisse anticholinergische Eigenschaften, und daher können Verwirrtheit und Halluzinationen stärker werden, selbst wenn die Agitiertheit sich für einige Stunden beherrschen läßt.

Manche Patienten sind gegen die toxischen zentralnervösen Wirkungen der Anticholinergika sehr empfindlich und können keines dieser Präparate vertragen, nicht einmal ganz leichte wie etwa die Antihistaminika. Ein paar Patienten bekommen diese zentralnervösen Reaktionen schon nach Einnahme der harmlosesten Schlafmittel. Selten erlebt ein Patient diese Beschwerden spontan ohne jede Behandlung. Wahrscheinlich gibt es einen Zusammenhang bei der *Parkinson*schen Krankheit, der einen Menschen für diese zentralnervösen Störungen anfällig macht.

Eine andere Wirkung der Anticholinergika, die je nach den Umständen gut oder schlecht sein kann, ist die Neigung zu verminderter Schweißsekretion. Übermäßiges Schwitzen, das mitunter unregelmäßig als Schweißausbruch vorkommt, ist ein gelegentliches Symptom der *Parkinson*schen Krankheit. Anticholinergika können diese extreme Schweißabsonderung herabsetzen, manchmal nicht im erwünschten Umfang und manchmal zu sehr. Wir brauchen die Schweißsekretion, um den Körper bei warmer Witterung abzukühlen. Das Gehirn kontrolliert die Menge an produziertem Schweiß und reguliert entsprechend die Körpertemperatur. Anticholinergika können diese Regulation hemmen, so daß bei heißer Witterung Fieber und sogar ein Koma auftreten kann. Heute ist das ein seltenes Ereignis, aber vor Jahren war es häufig ein Problem, als allgemein hohe Atropindosen bei der Behandlung des *Parkinson*ismus verwendet wurden.

Unverträglichkeitserscheinungen

Unverträglichkeitserscheinungen sind bei Anticholinergika sehr selten. Ich selbst habe noch keine beobachtet, doch es gibt in medizinischen Fachzeitschriften Berichte über einzelne Fälle von Hautreaktionen, Leberentzündung und eine ganz seltene toxische Wirkung auf das Knochenmark, in deren Folge es zu einem Mangel an weißen Blutkörperchen kommt. Dieser Zustand ist sehr gefährlich und kann tödlich enden. Die meisten der geschilderten Fälle ereigneten sich mit dem Medikament Diethazin (Diparcol®, USA), das inzwischen aus dem Handel gezogen wurde.

Amantadin

Eine *Parkinson*patientin des verstorbenen Dr. *Schwab* berichtete, daß sie sich besser gefühlt habe, als sie zum Schutz gegen eine Grippeinfektion Amantadin einnahm. Diese Substanz war als Mittel gegen Viruskrankheiten entwickelt worden und schützt gegen Grippevirus. Dr. *Schwab* bestätigte diese Beobachtung und behandelte daraufhin andere *Parkinson*patienten mit Amantadin, wobei er feststellte, daß viele Patienten während der Medikation besser aussahen und sich besser fühlten. Andere Ärzte versuchten Amantadin ebenfalls bei ihren *Parkinson*kranken und erhärteten den Bericht von Dr. *Schwab*.

Amantadin besitzt in der Tat eine gewisse Fähigkeit, die Symptome der *Parkinson*schen Krankheit teilweise zu lindern. Die Nebenwirkungen – verschwommenes Sehen, Verstopfung, Verwirrtheit, Mundtrockenheit – deuten darauf hin, daß Amantadin wie ein Anticholinergikum wirkt. Allerdings ist es bisher nicht gelungen, eine Azetylcholin-hemmende Wirkung nachzuweisen. Einige Wissenschaftler haben berichtet, daß Amantadin die Funktion der Dopamin-Nervenzellen verbessert. Allerdings wurde diese Wirkung nur in vitro und mit weitaus höheren Dosen des Medikaments nachgewiesen, als beim Menschen angewandt werden können. Darum bin ich nicht damit einverstanden, Amantadin als »dopaminerge« Substanz einzuordnen, wenngleich dies häufig geschieht.

Amantadinhydrochlorid (Amantadin-ratiopharm®, Symmetrel®) gibt es als dunkelrote Kapsel zu 100 mg (Amantadinsulfat: Contenton®, PK-Merz®). Die normale Dosierung beträgt zwei- bis dreimal täglich eine Kapsel, obwohl manche Patienten bis zu 4 Kapseln brauchen. Da Amantadin die Nebenwirkungen von Anticholinergika wie z. B. Trihexyphenidyl vergrößern kann, bemüht man sich meistens, die Dosen langsam zu ändern, wenn man die beiden Präparate gleichzeitig verabreicht.

Eine einzigartige und ungewöhnliche Nebenwirkung von Amantadin ist das Auftreten einer merkwürdigen purpurfarbenen Marmorierung an der Haut der Beine und manchmal auch der Arme infolge Blutansammlung in den feinen Hautvenen. Sie tritt gewöhnlich erst nach mehreren Monaten in Erscheinung und braucht nach Absetzen des Präparates ein bis zwei Monate, um sich zurückzubilden. Diese ungewöhnliche Nebenwirkung ist offenkundig harmlos. Man bezeichnet sie als *Livedo reticularis*. Sie ist etwa der Marmorierung der Haut (Cutis marmorata) nach Kälteeinwirkung vergleichbar (Abb. 8). Wenn ich einen neuen Patienten bekomme, kann ich mit einiger Sicherheit voraussagen, ob der Betreffende Amantadin genommen hat. Manchmal ist die purpurne Marmorierung von Schwellungen der Füße und Knöchel durch Wasseransammlung in den weichen Geweben begleitet. Der medizinische Fachausdruck für diese Wasseransammlung lautet *Ödem*. Zwar mag es unansehnlich und störend wirken, aber auch das Ödem scheint harmlos zu sein und verschwindet nach Absetzen des Amantadins.

Eine weitere merkwürdige Eigenschaft des Amantadins ist die, daß es nach einigen Monaten seine Wirksamkeit einbüßen kann. Wenn der Patient aber eine Zeitlang das Medikament absetzt und dann erneut einnimmt, ist es meistens wieder wirksam. Obwohl dieses Phänomen nur bei wenigen Patienten auftritt, lohnt es sich allemal herauszufinden, ob Amantadin noch wirksam ist, wenn ein Patient es längere Zeit eingenommen hat. In diesem Fall rate ich meinen Patienten oft, das Mittel ungefähr eine Woche lang abzusetzen. Wenn

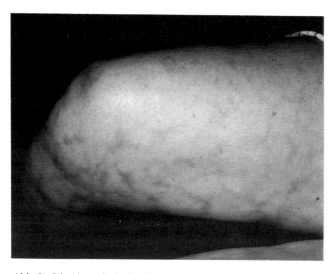

Abb. 8 Livedo reticularis, die purpurfarbene Marmorierung der Beinhaut bei einem mit Amantadin behandelten Patienten.

keine Änderung eintritt und der Patient sich nicht schlechter fühlt, scheint kein Anlaß gegeben, es wieder einzunehmen. Es kann dann gänzlich abgesetzt werden, und man versucht es nach einem oder zwei Monaten wieder. Geht es dem Patienten aber nach dem Absetzen des Amantadins definitiv schlechter, soll die Behandlung sofort wieder beginnen, da klar ist, daß das Medikament benötigt wird.

7.

L-Dopa

L-Dopa ist die wirksamste Substanz, die zur Zeit für die Behandlung der *Parkinson*schen Krankheit erhältlich ist. Der vollständige chemische Name ist L-3,4-dihydroxyphenylalanin. Diesen umständlichen Namen haben die Chemiker längst zu dem einfacheren *Dopa* oder *L-Dopa* abgekürzt. Manchmal befürchten Leute, denen die Sprache der Chemie nicht geläufig ist, daß die Bezeichnung Dopa eine geheimnisvollere Bedeutung habe. Oft erkundigen sich Patienten, ob das Medikament L-Dopa »Doping«-Mittel enthalte. Viele fragen, ob es ein spanisches Arzneimittel ist, weil sie L-Dopa als *El Dopa* verstehen. Andere wollen die Bestandteile von L-Dopa wissen.

In Wirklichkeit ist L-Dopa bloß eine einfache chemische Substanz, die bei tierischen wie bei pflanzlichen Lebewesen natürlich vorkommt. Es ist keine Mixtur aus verschiedenen Bestandteilen, sondern ein einzelnes, eher einfaches Molekül, das zu einer Gruppe von Substanzen gehört, die den Chemikern als *Aminosäuren* geläufig sind und aus Kohlenstoff, Wasserstoff, Sauerstoff und Stickstoff bestehen. Die Anordnung der genannten Atome im Dopa-Molekül ist in Abb. 9 dargestellt. Die räumliche Konfiguration ist so beschaffen, daß das Dopa-Molekül in zwei Formen vorkommt, die einander spiegelbildlich entsprechen, genauso wie die rechte Hand das Spiegelbild der linken ist. Knochen und Bänder beider Hände sind in genau gleicher Art untereinander verbunden, und doch sind die beiden Hände im dreidimensionalen Raum nicht genau gleich; sie passen nicht in denselben Handschuh. Man bezeichnet die beiden Formen des Dopa-Moleküls als Levo-Form (aus dem lateinischen *laevus* = links) und Dextro-Form (aus dem lateinischen *dexter* = rechts) oder einfacher: L- und D-Formen.

Viele Moleküle kommen in zwei spiegelbildlichen Formen vor, beispielsweise L-Glukose und D-Glukose, L-Amphetamin und D-Amphetamin, L-Tryptophan und D-Tryptophan usw. Ebenso wie Ihre rechte Hand nicht genau in einen linken Handschuh paßt, können die L-Formen dieser Moleküle nicht dieselben räumlichen Stellen wie die D-Formen besetzen. Infolgedessen haben die beiden Formen dieser Moleküle oft unterschiedliche physikalische Eigenschaften, sie bilden unterschiedlich geformte Kristalle und verhalten sich biologisch anders. Es ist eine bemerkenswerte Tatsache, daß pflanzliche und tierische Lebewesen nur von den L-Formen Gebrauch machen! Nur die

92 L-Dopa

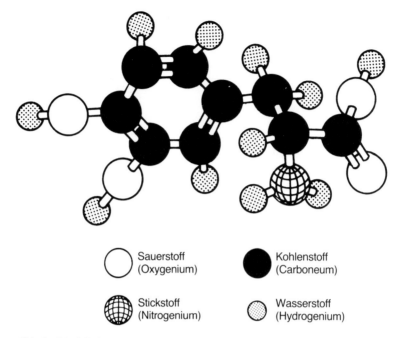

Abb. 9 Modell des Dopa-Moleküls. Der Stickstoff bildet mit den daran hängenden Wasserstoffatomen eine *Amino*gruppe, die dem Molekül alkalische Eigenschaften verleiht. Die Gruppe am äußeren rechten Ende des Moleküls – sie besteht aus einem Kohlenstoffatom, das durch Doppelbindung mit einem Sauerstoffatom und durch Einfachbindung mit einem Hydroxyl (= OH) verbunden ist – heißt *Carboxyl*gruppe; sie verleiht dem Molekül die Eigenschaften einer Säure. Dopa ist also eine *Aminosäure*. Durch Abspaltung der Carboxylgruppe – diesen Schritt nennt man *Decarboxylierung*, er wird durch das Enzym mit dem passenden Namen *Decarboxylase* gesteuert – wird das Dopa-Molekül in ein Dopamin-Molekül umgewandelt.

L-Form von Dopa kommt in der Natur vor, und nur die L-Form ist bei der Behandlung der *Parkinson*schen Krankheit wirksam. Die D-Form ist biochemisch neutral!

L-Dopa wurde 1968 in der Ackerbohne, *Vicia faba* (Saubohne, Pferdebohne oder Puffbohne), entdeckt, die unter anderem in der Küche der Mittelmeerländer eine Rolle spielt. Es kommt ebenfalls vor in der Juckbohne, *Mucuna pruriens*, und im Narrenkraut (giftiges Erbsengewächs, das bei Herdenvieh »Psychosen« bewirkt) sowie in einigen anderen verwandten Leguminosen. Nach Auffassung der Botaniker dient L-Dopa dem Schutz der Pflanzen gegen Insektenschädlingsbefall.

L-Dopa kommt auch im Tierreich vor, wo es eine wichtige Rolle als Zwischenglied im Stoffwechsel des Adrenalins spielt, einem Hormon, das von dem Mark der Nebennieren in die Blutbahn ausgeschüttet wird, um den Körper auf »Kampf oder Flucht« in Notfallsituationen einzustellen. Die Nebennieren bilden Adrenalin in einer Reihe von chemischen Reaktionen, an deren Beginn die Aminosäure *Tyrosin* steht, ein Bestandteil unserer Nahrung. Tyrosin findet sich hauptsächlich in den Proteinen, die wir täglich essen. Ein gewöhnlicher amerikanischer »*Hamburger*« z. B. enthält 1 bis 2 g Tyrosin. Wenn wir einen »Hamburger« oder anderes Fleisch essen, werden die Proteinmoleküle während des Verdauungsvorgangs in einfachere Peptidmoleküle aufgespalten. Diese wiederum werden weiter in die Aminosäuren zerlegt, aus denen sie bestehen und die dann durch den Darmtrakt resorbiert und mit dem Blut erst in die Leber und dann in andere Organe im ganzen Körper befördert werden. Der größte Teil des täglich mit der Nahrung aufgenommenen Tyrosins wird gebraucht, um neues Protein zu bilden. Einen sehr kleinen Anteil entnehmen die Zellen der Nebennieren aus dem Blutkreislauf und wandeln ihn sofort durch eine einzige molekulare Umgruppierung zu der Aminosäure L-Dopa um. L-Dopa wiederum wird über eine weitere chemische Reaktion sogleich zu Dopamin abgebaut. Dopamin wird weiter zu Noradrenalin (= Norepinephrin) umgewandelt, und auf der letzten Stufe dieser Stoffwechselkette wird Noradrenalin zu Adrenalin. Von den Zellen der Nebennieren wird Adrenalin dann in kleinen Päckchen gespeichert, die man im Elektronenmikroskop erkennen kann, bis zu einem Zeitpunkt, zu dem die Nebennieren über den Blutstrom aus dem zentralen Nervensystem ein Signal bekommen, das Adrenalin wieder in den Kreislauf einzuschießen.

Diese chemische Kettenreaktion läuft auf genau gleiche Weise auch in der *Substantia nigra* des Gehirns ab. Allerdings endet hier der Prozeß mit der Bildung von Dopamin. Das Dopamin wird dann in diesen Zellen und ihren Ausläufern, die durch den Streifenkörper verlaufen, gespeichert, bis es freigesetzt wird, um als chemischer Überträgerstoff in anderen Nervenzellen zu wirken. In anderen Bereichen des Nervensystems (z. B. in den sympathischen Nerven) endet der Prozeß mit der Bildung von Noradrenalin.

Der Schritt von Tyrosin zu *Dopa* in den Nebennieren und im Gehirn wird sehr genau gesteuert und ist als mengenbegrenzender Schritt zu verstehen. Wenn man große Mengen Tyrosin mit der Nahrung zu sich nimmt, führt das nicht zur Bildung größerer Mengen Dopamin, Noradrenalin oder Adrenalin. Das überrascht nicht. Wenn es anders wäre, würde unser Organismus immer, wenn wir eine proteinreiche Mahlzeit essen, mit zuviel Adrenalin überschwemmt. Der Schritt von L-Dopa zu Dopamin unterliegt jedoch keiner derartigen Kontrolle, und daher ist es möglich, die im Gehirn gebildete Dopaminmenge zu erhöhen, indem man große Mengen L-Dopa verabreicht. Somit ist Tyrosin bei der Behandlung des *Parkinson*ismus unwirksam, während L-Dopa sehr wirksam ist. Im wesentlichen mildert L-Dopa die Symptome des

*Parkinson*ismus, indem es das Dopamin im Gehirn zumindest teilweise auf ein normales Niveau anhebt. L-Dopa selbst ist biochemisch indifferent. Alle seine Wirkungen beruhen auf dem Dopamin, das in den verschiedenen Organen des Körpers aus ihm gebildet wird.

Die Behandlung mit Levodopa

Die Bezeichnung L-Dopa benutzen die Chemiker, um diese interessante Substanz zu beschreiben. Das als Medikament verwendete L-Dopa jedoch heißt offiziell Levodopa. Dies ist die internationale Kurzbezeichnung für die pharmakologische Form von L-Dopa. Es wird natürlich von verschiedenen Firmen unter verschiedenen Warenzeichen angeboten. In den Vereinigten Staaten sind im Handel Larodopa® von Hoffmann La Roche, Dopar® von Eaton Laboratories und Bendopa von ICI Pharmaceuticals. In der Bundesrepublik Deutschland gibt es L-Dopa-ratiopharm. Im weiteren Text des Buches wird meist die internationale Kurzbezeichnung Levodopa benutzt.

Oral verabreichtes Levodopa gelangt durch den Magen in den Zwölffingerdarm (Duodenum) und von da an in den oberen Abschnitt des Dünndarms, wo es resorbiert wird. Der Resorptionsvorgang dauert mehrere Stunden. Wir können diesen Prozeß analysieren, indem wir (mit Hilfe biochemischer Nachweise) zu verschiedenen Zeitpunkten nach Einnahme einer Dosis die Levodopa-Menge im Blut bestimmen. Die Meßergebnisse von verschiedenen Patienten oder vom gleichen Patienten an verschiedenen Tagen weichen leicht voneinander ab, aber im allgemeinen steigt der Blutspiegel von Levodopa (normal = Null) nach oraler Einnahme einer Dosis innerhalb von ca. $\frac{1}{2}$ bis 2 Stunden allmählich bis zu einem Gipfel und fällt dann innerhalb von 4 bis 6 Stunden langsam wieder auf Null. Die Ergebnisse einer solchen Untersuchung sind in Abb. 10 graphisch dargestellt.

Aufgrund solcher Untersuchungen wurden eine Reihe Faktoren erkannt, die die Resorption von Levodopa beeinflussen. Zu den wichtigsten gehören Menge und Art der in den Magen gelangten Nahrungsmittel. Feste Nahrung, vor allem proteinhaltige, verzögert die Resorption von Levodopa und kann die in den Kreislauf aufgenommene Menge verringern. Vielen Patienten fällt diese Wirkung der Ernährung auf. Sie haben beobachtet, daß die Linderung ihrer Symptome stärker und schneller eintritt, wenn sie eine Dosis Levodopa auf nüchternen Magen statt nach dem Essen einnehmen. Viele haben auch festgestellt, daß ihre gewohnte Dosis schlechter oder überhaupt nicht wirkt, wenn sie dieselbe nach einer herzhaften Fleischmahlzeit einnehmen. Patienten, die sich proteinarm ernähren, benötigen weniger Levodopa, um das glei-

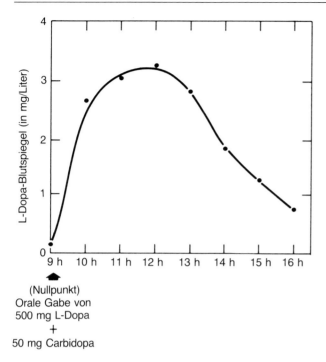

(Nullpunkt)
Orale Gabe von
500 mg L-Dopa
+
50 mg Carbidopa

Abb. 10 Die graphische Darstellung zeigt den zeitlichen Verlauf des Levodopa-Blutspiegels bei einem Patienten nach Verabreichung einer Einzeldosis morgens um 9 Uhr. Bis um 16 Uhr wurde stündlich eine Blutprobe aus der Armvene entnommen. Die höchste Levodopa-Konzentration wurde in der Probe von 12 Uhr mittags gemessen.

che Ergebnis zu erzielen, das sie mit höheren Dosen bei normaler Kost beobachten.

Wenn der Magen stark sauer reagiert, entleert er sich langsamer in das Duodenum und verzögert folglich die Resorption von Levodopa. In derartigen Fällen wird die Resorption verbessert, wenn Levodopa zusammen mit etwas Milch oder einem Antazidum eingenommen wird. Manche Patienten haben bemerkt, daß ihre Symptome schneller beeinflußt werden, wenn sie die Levodopa-Tabletten kauen, statt sie einfach zu schlucken. Sie wenden diesen Trick als »Wirkungsverstärker« meist mit der nachmittäglichen Zwischendosis an.

Sobald Levodopa in die Blutbahn gelangt ist, wird es durch den ganzen Körper transportiert. Ein großer Teil der oral genommenen Dosis landet in Muskeln, Fettdepots, Leber, Haut, Nieren und anderen Organen. Das meiste wird in den Blutgefäßen in den verschiedenen Organen, vor allem den Nieren, rasch zu Dopamin umgewandelt und mit dem Harn in Form verschiedener indifferenter Substanzen ausgeschieden.

Nur ein kleiner Prozentsatz der oralen Levodopa-Dosis, wahrscheinlich weniger als 1 %, gelangt schließlich ins Gehirn. Dort wird Levodopa selektiv von den Dopamin-Nervenzellen der *Substantia nigra* und möglicherweise auch von anderen Zellen aufgenommen und dann zu Dopamin umgewandelt. Auf diese Weise werden die Dopaminspeicher im Gehirn wenigstens teilweise wieder aufgefüllt.

Natürlich braucht Levodopa eine gewisse Zeit, um den Kreislauf zu verlassen, die Wände der Blutgefäße zu durchdringen, ins Gehirn zu gelangen und die Dopaminzellen zu erreichen, wo es dann zu Dopamin umgewandelt werden kann. Tierversuche weisen darauf hin, daß diese Verzögerung in der Größenordnung von 15 bis 30 Minuten liegt. Wenn also eine Stunde nach der oralen Einnahme der maximale Blutspiegel von Levodopa erreicht ist, muß die maximale Konzentration im Gehirn ungefähr 1 Std. 15 Min. oder 1 Std. 30 Min. nach der Einnahme erreicht werden. Natürlich kann man einen gewissen Wirkungseintritt 20 bis 30 Minuten nach oraler Einnahme von Levodopa spüren, aber die volle Wirkung setzt frühestens nach 1 $^1/_2$ Stunden ein. Das neu gebildete Dopamin im Gehirn gesellt sich zu dem auf die gerade beschriebene normale Weise aus Tyrosin gebildeten Dopamin. Auf diese Art werden die Dopaminspeicher des Gehirns wieder aufgefüllt und die Symptome des *Parkinson*ismus dementsprechend gemindert.

Die Levodopa-Therapie bewirkt jedoch keine Heilung. Soweit uns bekannt ist, greift sie nicht in den zugrundeliegenden Krankheitsprozeß ein – was immer dies sei –, der für die Fehlfunktion der Dopaminzellen im Gehirn verantwortlich ist; auch kann sie die eventuell zerstörten Zellen nicht wieder neu bilden. Levodopa verhilft bloß den Dopaminzellen dazu, leichter Dopamin zu bilden. Offenbar trägt es dazu bei, daß diese Zellen trotz ihrer Erkrankung besser funktionieren. Die Levodopa-Therapie ist also eine *symptomatische* Behandlung. Das bedeutet, eine Behandlung, welche die Symptome zu lindern vermag, ohne daß sie die eigentliche oder primäre Ursache beseitigt. Man kann auch von einer Substitutionstherapie sprechen, das meint eine Behandlung, mit der eine fehlende, aber für den Stoffwechsel des Körpers unerläßliche Substanz ersetzt wird. Das gleiche läßt sich auch von anderen Therapieformen der modernen Medizin sagen: z. B. Schilddrüsenhormonbehandlung bei Unterfunktion der Schilddrüse (Hypothyreoidismus) oder Insulinbehandlung bei Diabetes. Beim Diabetes mellitus (Zuckerkrankheit) besteht ein Mangel an Insulin, dem Hormon, das den Zuckerstoffwechsel des Organismus reguliert. Einem zuckerkranken Menschen (Diabetiker) kann man Insulin spritzen, um den Körper mit dem benötigten Insulin zu versorgen, das er selbst nicht in ausreichenden Mengen bilden kann. Auf diese Weise kann die

Störung des Zuckerstoffwechsels korrigiert werden, die an so vielen Problemen der Diabetiker schuld ist. Insulin heilt jedoch den Diabetes nicht. Es beseitigt nicht das Grundleiden – was es auch immer sei – und stellt auch nicht die Fähigkeit der Bauchspeicheldrüse wieder her, die richtigen Insulinmengen zu produzieren.

Zu Beginn der Behandlung mit Levodopa fühlt der Patient eine allmähliche Besserung innerhalb mehrerer Tage. Eine ausreichende Besserung wird gewöhnlich nach drei bis fünf Tagen erreicht, aber eine noch weitergehende Besserung stellt sich erst nach und nach in den folgenden Wochen ein. Die volle therapeutische Wirkung setzt oft erst nach einer kontinuierlichen zwei- bis dreimonatigen Behandlung ein. Die meisten Patienten werden sich der Wirkung der jeweiligen Einzeldosis nicht bewußt. Sie bemerken auch keine durchgreifende Veränderung, wenn sie eine Dosis auslassen. Falls eine Einnahme versehentlich vergessen wird, besteht kein Anlaß, die fehlende Dosis bei der nächsten Einnahme ergänzen zu wollen, indem man mehr Tabletten schluckt.

Wenn die Behandlung aus irgendeinem Grund unterbrochen wird, treten die *Parkinson*symptome innerhalb einiger Tage allmählich wieder auf. Am ersten Tag bemerkt man allenfalls eine geringe Veränderung. Deutliche Veränderungen beobachtet man zwei Tage nach dem Absetzen des Medikaments und noch stärkere am dritten und vierten Tag. Am stärksten ist die Wirkungseinbuße am vierten und fünften Tag nach dem Absetzen von Levodopa, aber es kann eine bis zwei Wochen dauern, bis die Wirkung von Levodopa ganz erloschen ist. Die verzögerte Reaktion bei Behandlungsbeginn und die verlängerte Wirksamkeit nach dem Absetzen der Medikamente deuten darauf hin, daß das Gehirn bei den meisten Patienten Dopamin für eine gewisse Zeit zu speichern vermag und daß zur Auffüllung der Dopaminspeicher eine mehrmonatige Dauertherapie erforderlich ist. Es ist, als würde man ein großes Gefäß durch eine kleine Öffnung mit einem kleinen Eimerchen füllen. Um das Reservoir gänzlich zu füllen, werden viele Eimer voll und viel Zeit benötigt.

On-off-Phänomen

Eine kleine Zahl von Patienten spürt nach einigen Jahren der Behandlung die Wirkung jeder Einzelgabe Levodopa. Die Betroffenen können genau angeben, wann eine genommene Dosis zu wirken beginnt und die Symptome nachlassen. Ebenso können sie sagen, wann die Wirkung einer eingenommenen Dosis nachläßt. Solche Patienten empfinden oft auch in der Frühe vor der ersten Tagesdosis eine geringfügige Wiederkehr ihrer *Parkinson*symptome. Bei ihnen scheint der »Schlafgewinn«, den die meisten Patienten haben, verlorengegangen zu sein. Offenbar verflüchtigt sich die Levodopa-Wirkung über Nacht – vermutlich, weil die Dopaminreserven sich in der langen Pause zwischen der letzten Dosis am Vorabend und der ersten Dosis am nächsten Morgen erschöpft haben. Anders ausgedrückt, diese Patienten haben keine ausreichende Langzeitreaktion auf Levodopa, um über längere Zeit die vollständige Unterdrückung ihrer Symptome aufrechtzuerhalten. Man sagt auch, sie haben eine primäre Kurzzeitreaktion. Man vermutet, daß die fehlende Langzeitreaktion auf eine verminderte Fähigkeit zur Speicherung von Dopamin hinweist. Das Reservoir ist leck oder kleiner geworden.

Bei einem sehr kleinen Prozentsatz von Patienten scheint die Reaktion auf Levodopa hauptsächlich nach dem Kurzzeittyp zu erfolgen. Diese Patienten schwanken mehrmals am Tage deutlich zwischen ausgeprägten Parkinsonsymptomen und normaler Beweglichkeit hin und her. Der Wechsel zwischen beiden Zuständen kann sehr schnell vor sich gehen. Einige Patienten haben erzählt, sie fühlten sich wie ein Lichtschalter, der an- und ausgeknipst wird. Deshalb hat man dieses Phänomen auch als *on-off-effect* bezeichnet. Die Schwankungen können bis zu einem gewissen Grad ausgeglichen werden, indem man das Dosierungsschema der individuellen Reaktionsdauer des Patienten anpaßt. Statt Levodopa wie üblich nur drei- oder viermal täglich einzunehmen, wird also ein solcher Patient das Medikament tagsüber alle drei oder sogar alle zwei Stunden schlucken. Der genaue Zeitplan kann sehr wichtig sein und muß bei jedem Patienten sorgfältig durch »Versuch und Irrtum« ausgearbeitet werden. Im allgemeinen sind die Ergebnisse am besten, wenn der Patient einen strengen Zeitplan auf die Minute genau befolgt und eng mit dem Arzt zusammenarbeitet, um das günstigste Einnahmeschema zu entwickkeln. Es bringt nichts, Levodopa häufiger als alle zwei Stunden einzunehmen. Manche Patienten, die von dem *on-off*-Problem betroffen sind, können früh genug beurteilen, daß eine *off*-Phase heraufzieht, und nehmen ihre Levodopa-Dosis, wenn sie es für nötig halten. Nach meiner Erfahrung sind aber die meisten Patienten, die ihr Dosierungsschema nach ihrem subjektiven Empfinden richten, schlecht beraten. Sie neigen dazu, das Medikament zu hoch zu dosieren, und geraten mit der Dosis und der Einnahmezeit durcheinander. Häufig können sie nicht sagen, ob ihre Symptome jeweils auf Überdosierung oder Unterdosierung beruhen, und sie können die *Parkinson*symptome nicht von den Nebenwirkungen der Levodopa-Therapie unterscheiden.

Übelkeit und Erbrechen

Das Dopamin, das aus dem vom Patienten eingenommenen Levodopa gebildet wird, akkumuliert nicht nur im Streifenkörper, sondern auch in anderen

Gehirnregionen. Das mag ganz in Ordnung sein, kann aber auch zu Unverträglichkeiten oder »Nebenwirkungen« führen. Als die Levodopa-Therapie noch in den Kinderschuhen steckte, gehörten Übelkeit und Erbrechen zu den häufigsten Nebenwirkungen. Seither haben wir gelernt, mit den Nebenwirkungen fertigzuwerden, so daß sie ziemlich unproblematisch geworden sind. Außerdem wird Levodopa heute meist in Kombination mit Enzymhemmern, etwa mit Carbidopa oder mit Benserazid verabreicht, die den Abbau von Levodopa zu Dopamin im gesamten Körper *außer* im Gehirn verhindern. Ein Hauptvorteil dieser kombinierten Behandlung ist eine deutliche Abnahme der Häufigkeit und Schwere von Übelkeit und Erbrechen. Da aber Übelkeit und Erbrechen auch bei Kombinationsbehandlung noch gelegentlich auftreten, sollten wir uns den Mechanismus dieser unangenehmen Nebenwirkung etwas genauer ansehen, bevor wir die Enzyminhibitoren besprechen.

Im Hirnstamm (siehe schematische Abb. 2) befindet sich etwa an der Grenze zwischen Gehirn und Rückenmark ein spezialisiertes Gebiet, die sogenannte *Area postrema*. Dort liegt das Brechzentrum. Die darin enthaltenen Nervenzellen haben die Aufgabe, Toxine oder Gifte in der Blutbahn zu entdecken und eine weitere Resorption derartiger Substanzen zu verhindern, indem sie Erbrechen auslösen, um den Magen zu leeren und die gefährlichen Stoffe herauszubefördern.

Das Brechzentrum ist empfindlich gegen Levodopa, Adrenalin und viele andere Substanzen. Offenbar hält es Levodopa, dessen Anwesenheit in der Blutbahn ungewöhnlich ist, für einen schädlichen Stoff, der eliminiert werden muß. Ist der Levodopa-Blutspiegel ungefähr dreißig Minuten nach der Einnahme angestiegen, kann das Brechzentrum gereizt werden. Es kann auch durch direkte intravenöse Injektion in den Blutkreislauf aktiviert werden. Die Reizung des Brechzentrums durch Levodopa beruht nicht auf einer Reizung des Magens selbst, wenn auch dieser Unterschied für den betroffenen Patienten praktisch belanglos ist. Zuerst entstehen allgemeines Unwohlsein, Schwächegefühl und Appetitlosigkeit. Bei deutlicherer Aktivierung treten ein metallischer Geschmack im Mund, Übelkeit und Dösigkeit auf. Diese Symptome können nach etwa einer halben Stunde verschwinden, vor allem, wenn der Patient sich hinlegt. Bei ausreichender Aktivierung kommt es selbst bei leerem Magen zum Erbrechen. Das Erbrechen tritt meistens ganz plötzlich auf, ist sehr schnell vorüber, und bald danach fühlt sich der Patient wohler.

Leider ist die Levodopa-Dosis, die für eine Verringerung der *Parkinson*symptome benötigt wird, mehr als ausreichend, um bei den meisten Kranken das Brechzentrum zu reizen. Natürlich gibt es Ausnahmen. Ich habe Patienten erlebt, die vom ersten Behandlungstag an die gesamte Tagesdosis Levodopa auf einmal einnahmen und nie unter Übelkeit litten. Sie sind Ausnahmen. Das andere Extrem sind Patienten, die niemals die Gesamtdosis Levodopa vertragen und sogar nach vielen Monaten keine Verträglichkeit entwickeln. In den Anfängen der Versuche mit Levodopa bildete dieser Tatbestand ein großes Hindernis für den wirksamen Einsatz von Levodopa zur Behandlung des *Parkinson*ismus. Doch zwei Tatsachen über die Brechreaktion ermöglichen, dem Problem bei den meisten Patienten zu begegnen.

Die erste ist, daß sich das Brechzentrum nach wiederholter Exposition allmählich an die Anwesenheit von Levodopa gewöhnt und nicht mehr darauf reagiert. Die zweite ist, daß das Brechzentrum wahrscheinlich stärker reagiert, wenn der Dopa-Blutspiegel rasch ansteigt, das heißt, wenn das oral eingenommene Levodopa besonders schnell resorbiert wird. Man kann also das Brechzentrum »zähmen«, indem man die Behandlung mit niedrigen Dosen beginnt und außerdem Levodopa nur nach den Mahlzeiten einnimmt, um die Resorption zu verlangsamen.

In der Praxis bestand das größte Problem beim Frühstück. Viele Menschen nehmen als Frühstück nur wenig zu sich – ein Glas Orangensaft, eine Tasse Kaffee, eine Scheibe Toast –, was nicht genügt, um die Resorption von Levodopa zu verlangsamen. Tatsächlich kann das im Kaffee enthaltene Koffein in Verbindung mit Levodopa das Erbrechen zusätzlich aktivieren.

Patienten, die ihre erste Dosis Levodopa nach einem so dürftigen oder, wenn man so will, gar keinem Frühstück einnehmen, sind besonders empfindlich, zumindest leichte Übelkeit oder Appetitlosigkeit zu spüren. Wenn ein paar Stunden später Mittagessenszeit ist, haben sie vielleicht immer noch keine Lust zu essen und begnügen sich mit einer Tasse Kaffee zum Lunch. Dieses Mal kann das Brechzentrum, das noch von der morgendlichen Levodopa-Dosis beeinträchtigt ist, heftiger reagieren, und es kommt zum Erbrechen. Die Lösung dieses Problems ist eine dreifache:
1. Sorgen Sie dafür, daß beim Frühstück feste, vorzugsweise proteinhaltige Nahrung gegessen wird.
2. Trinken Sie koffeinfreien Kaffee oder Tee.
3. Setzen Sie notfalls die zum Frühstück fällige Levodopa-Dosis herab.

Wenn der Patient, nachdem diese Maßnahmen versucht wurden, immer noch mit Übelkeit und Erbrechen reagiert, kann der Arzt ein Antiemetikum, ein Mittel gegen Erbrechen, verordnen. Leider schwächen die besten Antiemetika die Wirkung von Levodopa. Sie blockieren nicht nur die Aktivierung des Brechzentrums durch Levodopa, sondern verhindern auch die Beseitigung der *Parkinson*symptome. Der Arzt muß dann auf leichtere Antiemetika zurückgreifen, die den gewünschten Zweck oft erfüllen. Zu diesen Präparaten gehören Diphenidol (Vontrol®) und Trimethobenzamid (Tigan®). Die klassischen *Parkinson*mittel wie Trihexyphenidyl (Artane®) und selbst das gebräuchliche Antihistaminikum Diphenhydramin (Dabylen®) bewirken ebenfalls einen gewissen Schutz gegen die Aktivierung des Brechzentrums. Bei

Beginn der Behandlung mit Levodopa ist es also wahrscheinlich besser für einen Patienten, der bereits Trihexyphenidyl (Artane®), Procyclidin (Osnervan®), Benzatropinmesylat (Cogentinol®) oder ein Präparat dieser Klasse nimmt, das jeweilige Mittel während der Levodopa-Einstellungsphase weiter einzunehmen. Das tägliche Einnahmeschema muß so ausbalanciert werden, daß beide Medikamente zusammen eingenommen werden können. Der Schutz gegen eine Brechwirkung ist wirksamer, wenn das schützende Medikament *mit* Levodopa und *vor* dem Beginn von Übelkeit und Erbrechen eingenommen wird. Wenn sich das Gefühl der Übelkeit erst entwickelt hat, ist es zu spät, um von dem vorbeugenden Mittel große Hilfe zu erwarten.

Je langsamer die Levodopa-Dosis erhöht wird desto unwahrscheinlicher ist es, daß Übelkeit und Erbrechen auftreten. Normalerweise scheint es drei bis sechs Monate zu dauern, bis sich eine vollkommene Toleranz des Brechzentrums gegen Levodopa entwickelt hat. Der Patient sollte sich also nicht zu früh auf eine maximale Wirkung von Levodopa freuen. Patient und Arzt müssen die Bereitschaft haben, einige Monate zu warten, bis das optimale Dosierschema erreicht ist. Natürlich gibt es erhebliche Schwankungen der individuellen Verträglichkeit. Bei manchen Patienten tritt niemals Übelkeit auf, während andere sogar nach mehreren Jahren keine ausreichende Toleranz entwickeln und keine therapeutisch wirksamen Levodopa-Dosen erreichen.

Unwillkürliche Bewegungen

Die häufigste Nebenwirkung von Levodopa besteht in der Erzeugung verschiedener unwillkürlicher Bewegungen. Dazu gehören Zuckungen, Verkrampfungen, Nicken, Gestikulieren, drehende und schraubende Bewegungen oder einfach Unruhe. Die neurologische Bezeichnung dieser Bewegungen lautet Dyskinesie. Die Bewegungen können so winzig sein, daß man sie kaum wahrnimmt. Wenn sie etwas deutlicher, aber immer noch sehr mild sind, erscheinen sie allenfalls als Unruhe oder Zappeligkeit. Die Patienten bemerken sie meist erst, wenn sie etwas ausgeprägter geworden sind. Die meisten Patienten nehmen nicht einmal relativ starke Bewegungen wahr. Wenn diese sehr stark in Erscheinung treten, wirken sie ermüdend und führen zu Ungeschicklichkeit und Unbeholfenheit.

Die schnellen tänzerischen Bewegungen bezeichnet man als *Chorea*. Langsame Verrenkungen, langes Verharren in Körperhaltungen und Muskelkrämpfe nennt man *Dystonie*. Meist treten die Bewegungsstörungen bei höheren Dosen und dann nur für kurze Zeit auf – eine bis zwei Stunden nach der letzten Tagesdosis Levodopa –, wenn also der Dopaminspiegel im Gehirn am höchsten ist. Deswegen spricht man auch von einer Maximalspiegel-Dyskinesie.

Die ungewollten Bewegungen können durch Medikamente verhindert werden, die die Wirkung von Dopamin blockieren (z. B. Neuroleptika). Diese Präparate blockieren aber auch die erwünschten Levodopa-Wirkungen und sind daher nur in Notfällen angebracht, um eine Überdosierung von Levodopa zu behandeln. Viele Behandlungsverfahren wurden ausprobiert in der Hoffnung, die Bewegungen zu verhindern, ohne gleichzeitig die Beseitigung der *Parkinson*symptome zu blockieren. Bisher hat man noch kein wirksames Mittel gefunden. Die einzige Methode, dem Problem zu begegnen, besteht darin, die Dosierung von Levodopa zu senken. Leider kehrt dann bei vielen Patienten der *Parkinson*ismus bis zu einem gewissen Grad zurück. Die meisten Patienten bevorzugen einen Kompromiß, bei dem sie leichte unwillkürliche Bewegungen haben und eine stärkere Eindämmung der *Parkinson*symptome erzielen. Nach meiner Erfahrung ist dieses Dilemma der größte Nachteil der Levodopa-Therapie.

In vielen Beziehungen sind Chorea und *Parkinson*ismus einander »entgegengesetzt«. Bei Chorea gibt es zu viele, bei *Parkinson*ismus hingegen zu wenige Körperbewegungen. Bei Chorea sind die Muskeln locker und schlaff; bei *Parkinson*ismus sind sie steif und rigide. Medikamente, die *Parkinson*ismus verursachen, sind gut für die Behandlung der Chorea. Umgekehrt ist das Medikament Levodopa, das Chorea verursachen kann, zur Behandlung des *Parkinson*ismus nützlich.

Die Entwicklung choreatischer Bewegungen bei einem Parkinsonpatienten spiegelt also eine Überkorrektur des *Parkinson*ismus und eine exzessive Dopaminmenge im Gehirn genau in dem Augenblick, da die Bewegungen vorhanden sind. Wenn eine halbe Stunde später die Bewegungen aufgehört haben, ist anzunehmen, daß der Dopaminspiegel im Gehirn auf ein wünschenswertes Niveau gesunken ist.

Offen gesagt sind die unwillkürlichen Bewegungen eine normale, wenn auch unerwünschte Wirkung von Levodopa bei *Parkinson*patienten, die bloß die Dosierung des Medikaments spiegelt. Merkwürdigerweise führt Levodopa nicht so leicht zu diesen ungewollten Bewegungen bei Patienten mit anderen Erkrankungen oder bei gesunden Versuchspersonen. *Parkinson*patienten sind für die Chorea-induzierende Wirkung von Levodopa anfälliger als andere Menschen. Andere bei *Parkinson*ismus wirksame Medikamente können ebenfalls unwillkürliche Bewegungen hervorrufen, allerdings in geringerem Umfang. Natürlich sind diese Präparate gegen *Parkinson*symptome auch weniger wirksam. Anscheinend sind die unwillkürlichen Bewegungen demnach nicht nur medikamentös bedingt, sondern auch durch irgendeinen Faktor im Gehirn des Parkinsonkranken. Nur was für ein Faktor das sein könnte, wissen wir nicht. Allerdings leuchtet die Vermutung ein, daß bestimmte Veränderungen, die im Gehirn stattfinden, um die chronische Verarmung an Dopamin zu kompensieren, verantwortlich sein könnten.

Irgendwie kann das Gehirn einen großen Dopaminverlust über sehr lange Zeit kompensieren. Wie geschieht das? Eine Möglichkeit scheint darin zu bestehen, die Dopaminbildungsquote zu steigern, um eventuell die verminderte Speicherkapazität zu korrigieren. Eine weitere Kompensationsmöglichkeit scheint zu sein, daß das Gehirn auf die Wirkungen von Dopamin empfindlicher reagiert, so daß eine kleinere Menge die gleiche Reaktion hervorruft. Die Gehirnzellen, die normalerweise auf Dopamin ansprechen und reagieren, können also überempfindlich werden und sich dadurch der verminderten Menge ihres chemischen Überträgerstoffes anpassen. Wenn dann Dopamin wieder in normalen Mengen angeboten wird (sobald der Patient mit der Einnahme von Levodopa beginnt), reagieren diese Zellen zu heftig. Wahrscheinlich können auch andere Nervenzellen, die Levodopa normalerweise nicht verarbeiten, diese Funktion übernehmen. Zwar können sie Levodopa zu Dopamin abbauen, aber sie setzen es in falschen Mengen zur falschen Zeit als Reaktion auf die falschen Signale frei und liefern es an die falschen Stellen. Offenbar sind diese Anpassungen nicht mehr rückgängig zu machen, wenn die Therapie mit Levodopa beginnt. Die unwillkürlichen Bewegungen werden mit der Zeit unter kontinuierlicher Behandlung nicht geringer. Es scheint sich keine Toleranz gegen diese Nebenwirkungen zu entwickeln.

Psychische Wirkungen von Levodopa

Viele Patienten beschreiben ganz zu Beginn der Levodopa-Therapie ein Gefühl größerer Munterkeit. Sie wirken aufmerksamer und in ihrer Aktivität spontaner. Sie werden gesprächiger und scheinen mehr Initiative zu entwickeln. Anscheinend nehmen sie stärkeren Anteil an ihrer Umgebung. Manche klagen auch über ein Gefühl der Nervosität, der inneren Unruhe oder sogar »Zappeligkeit«. Sie können auch unter nächtlichen Schlafstörungen leiden. Diese Angaben erinnern ein bißchen an die Wirkung von Amphetamin und verwandten Präparaten, die gegen Dösigkeit verordnet werden. Das überrascht nicht, denn Amphetamin wirkt im Gehirn durch Aktivierung der normalen Dopaminzellen. Im wesentlichen bewirkt Amphetamin, daß diese Zellen mehr Dopamin freisetzen, als sie normalerweise im Laufe ihrer üblichen Zusammenarbeit mit anderen Nervenzellen tun würden. Die Amphetaminwirkungen können durch Präparate blockiert werden, die die Dopaminwirkung hemmen. Nervosität, Unruhe und Schlaflosigkeit verschwinden im allgemeinen nach wenigen Wochen kontinuierlicher Behandlung. Falls notwendig, kann man diese Symptome mit leichten Tranquilizern beseitigen.

Eine weitere, ähnliche aktivierende Wirkung, von der Patienten gelegentlich berichten, besteht in lebhaften Träumen. Oft haben die Patienten jahrelang nicht geträumt, erfreuen sich aber nach Beginn der Levodopa-Therapie wieder einer regen Traumtätigkeit. Die Träume sind meistens angenehm, doch können äußerst lebhafte Träume auch unerquicklich sein. Manchmal wachsen sie sich zu Alpträumen aus. Am leichtesten wird man mit diesem Problem fertig, wenn man die Einnahme von Levodopa vor dem Schlafengehen vermeidet oder die letzte Tagesdosis etwas herabsetzt. Dieser Effekt pflegt im weiteren Behandlungsverlauf geringer zu werden.

Oft ist schwer zu sagen, ob eine Verhaltensänderung nach Beginn der Levodopa-Therapie eine Besserung oder eine Nebenwirkung darstellt. Der Patient, der bemerkt, daß er mehr Energie hat und daß ihm viele Dinge im häuslichen Bereich gelingen, die er bisher anderen überlassen mußte, ist gebessert. Ehepartner und Angehörige mögen sich jedoch beklagen, daß der Patient zu »herrisch«, »eigensinnig« oder »anspruchsvoll« ist. Ich habe manchmal den Eindruck, die Familie nimmt übel, daß der Patient eine frühere Überlegenheit wieder geltend macht, während in anderen Fällen klar ist, daß tatsächlich eine Persönlichkeitsveränderung stattgefunden hat.

Verstärkte sexuelle Interessen und Aktivitäten wurden als Nebenwirkungen beschrieben. Das erhöhte Interesse ist bei einer Reihe von Patienten offenkundig. Bei den meisten handelt es sich um eine teilweise Rückkehr zum Normalzustand, wenngleich die stärkere sexuelle Aktivität in manchen Fällen extrem und unangemessen erscheint. Die meisten Patienten erfahren jedoch keine Änderung der Libido. Vor einigen Jahren wurde die angeblich günstige Wirkung von Levodopa auf das Sexualleben in der Presse hochgespielt. Viele meiner Patienten, die diese Zeitungsberichte gelesen hatten, fragten mich scherzhaft, was ich bei ihren Pillen weggelassen hätte!

Selten scheint Levodopa ein überaktives Verhalten zu bewirken, bei dem der betroffene Patient agitiert oder »nervös« wird, zu viele Pläne in Angriff nimmt, zahlreiche Briefe schreibt, alle möglichen Leute anruft und ehrgeizige Vorhaben faßt. Dieses Verhalten kann sporadisch vorkommen.

Ebenfalls selten kann Levodopa Episoden verwirrten, irrationalen Verhaltens herbeiführen. Dazu können optische Halluzinationen gehören, wie Anticholinergika sie erzeugen können. Allerdings ruft Levodopa in geringerem Maß als jedes andere *Parkinson*mittel solche Wirkungen hervor. Patienten, die gegen die halluzinogene Wirkung dieser Präparate besonders empfindlich sind, sollten mit Ausnahme von Levodopa auf alle Medikamente einschließlich Schlafmittel, Antihistaminika, Hustensedativa usw. verzichten. Und selbst dann muß die Dosierung von Levodopa sehr sorgfältig eingestellt werden.

Einen »Nervenzusammenbruch« kann Levodopa schließlich bei entsprechend anfälligen Personen bewirken, in erster Linie bei solchen, die bereits in der Vergangenheit von diesem Ereignis heimgesucht wurden, oder bei Patienten mit einer latenten oder schlummernden Schizophrenie. Levodopa kann eine latente Schizophrenie zu einer akuten Psychose aktivieren. Es kann auch eine bestehende Schizophrenie verschlimmern. Das ist gar nicht überraschend, wenn wir uns vergegenwärtigen, daß die in der Schizophrenie-Behandlung so nützlichen Neuroleptika das Dopamin im Gehirn blockieren. Manche Fachleute glauben freilich, daß die Schizophrenie eine Störung des Gehirndopamins ist, die auf einer Überproduktion von Dopamin oder auf einer abnormen Dopaminempfindlichkeit bestimmter Hirnregionen beruht.

Bei Patienten unter Langzeitbehandlung kann eine Dosissteigerung mit dem Ziel, die Symptome besser unter Kontrolle zu bekommen, eine Kette psychischer Nebenerscheinungen auslösen. Lebhafte Träume und Alpträume führen zu hartnäckiger Schlaflosigkeit, die durch Schlafmittel kaum zu beeinflussen ist. Bei Tage treten motorische Unruhe und Verwirrtheit auf. Visuelle Halluzinationen von oft traumartiger Qualität kommen hinzu. Dieser Zustand wird sehr treffend als »Dopa-Psychose« bezeichnet. Um sie zu beseitigen, muß die Levodopa-Dosis herabgesetzt werden. In schweren Fällen kann die Einweisung in eine Klinik für eine Behandlungspause erforderlich sein.

Depression oder Schwermütigkeit ist bei *Parkinson*kranken nicht selten. Ein paar Ärzte haben berichtet, daß Levodopa eine Depression hervorrufen oder verschlimmern kann. Andere vertraten die Auffassung, Levodopa könnte eine Depression lindern helfen; die meisten glauben, es habe gar keine derartige Wirkung. Nach meiner Erfahrung sind jedoch beide Wirkungen möglich. Eine Depression kann durch die Symptome des *Parkinson*ismus maskiert werden, so daß bei diesen Patienten die Depression sichtbar wird, sobald die Levodopa-Therapie greift. Deshalb sollte man die Möglichkeit einer Depression im Auge behalten. Eine wirksame Behandlung der Depression ist heute möglich und kann in Kombination mit der Levodopa-Therapie durchgeführt werden. Normalerweise braucht Levodopa nicht abgesetzt zu werden. Beide Krankheitsbilder können meistens gleichzeitig behandelt werden. Die zur Behandlung der Depression gebräuchlichen Medikamente – die *trizyklischen Antidepressiva* wie Imipramin (Tofranil®) und Amitriptylin (Laroxyl®) – können unbesorgt gleichzeitig mit Levodopa angewandt werden und wirken unter Umständen in dieser Kombination besser als allein.

Es gibt jedoch eine Gruppe von Arzneimitteln zur Depressionsbehandlung, die *niemals* und auf keinen Fall einem Patienten unter Levodopa-Therapie gegeben werden darf. Das ist die Gruppe der *Monoaminoxydasehemmer*. Diese Präparate blockieren die Wirkung des Enzyms *Monoaminoxydase* und schalten dadurch den normalen Mechanismus des Körpers aus, eine übermäßige Anhäufung von Dopamin, Adrenalin und Noradrenalin zu verhindern. Levodopa kann stoffwechselmäßig in jede dieser drei Substanzen umgewandelt werden, und sie kumulieren sehr schnell in abnormen Mengen im Körper, wenn Levodopa zusammen mit einem *Monoaminoxydasehemmer* eingenommen wird. Die Folgen gleichen der Wirkung einer Überdosis Adrenalin. Das Herz hämmert rasend, der Blutdruck schießt nach oben, und es kann zu Zittern, Atemnot, Übelkeit, Erbrechen, schweren Kopfschmerzen, Agitiertheit, Krämpfen und Koma kommen. Es besteht die große Gefahr, daß ein Herzinfarkt oder eine Gehirnblutung provoziert wird. Ähnliche Reaktionen können auftreten, wenn ein MAO-Hemmer mit verschiedenen anderen Medikamenten kombiniert wird, z. B. mit Amphetamin, oder sogar mit bestimmten Speisen, vor allem manche »reife« Käsesorten und einige Weine. Da diese Reaktion erstmalig bei Patienten beobachtet wurde, die während der Behandlung mit einem MAO-Hemmer Käse aßen, wurde sie tatsächlich als »Käsereaktion« bezeichnet. Derzeit gebräuchliche *Monoaminoxydasehemmer* sind u. a. Pargylin, Phenelzin (Nardil®) und Tranylcypromin (Parnate®).

Niedriger Blutdruck

Levodopa kumuliert auch in anderen Teilen des Nervensystems. Man nimmt an, daß es in die sympathischen Nerven gelangt, die das Herz und sämtliche Blutgefäße des Körpers regulieren. In diesen Nerven wird Levodopa einfach auf dem normalen Stoffwechselweg zu Adrenalin und Noradrenalin abgebaut. Da es jedoch in unnatürlich großen Mengen vorliegt, kann es die normale Funktion des sympathischen Nervensystems stören. Als Folge kann eine episodische Herzrhythmusbeschleunigung (erhöhte Pulsfrequenz) auftreten, die als Herzjagen bemerkt wird. Es kann auch eine Zunahme oder eine Abnahme des Blutdrucks vorkommen. Allerdings wird Dopamin heute als eigenständiges Mittel zur Behandlung des niedrigen Blutdrucks verwendet; es wird in der Notfalltherapie intravenös injiziert, um bei Patienten mit sehr niedrigem Blutdruck nach schweren Verletzungen oder großen Operationen, also im »Schockzustand«, den Blutdruck anzuheben. Bei Patienten, die mit Levodopa behandelt werden, pflegt jedoch der Blutdruck meist abzunehmen. Bei manchen Patienten kann er sogar so weit absinken, daß Symptome wie Schwäche, Schwindelgefühl und Leere im Kopf auftreten können. Ganz selten verursacht oral eingenommenes Levodopa kurze Perioden von Bluthochdruck. Die bei weitem häufigste Nebenwirkung am Kreislaufsystem ist die Abnahme des Blutdruckes. Dabei fällt vor allem auf, daß der Blutdruck normal sein kann, wenn er am liegenden oder am sitzenden Patienten gemessen wird, und erst absinkt, wenn der Patient aufsteht. Das geschieht, weil das Blut in den Beinen versackt. Normalerweise wirkt das sympathische Nervensystem auf die Blutgefäße, um die Folgen der Schwerkraft zu kompensieren und einen stetigen

Blutstrom zum Kopf aufrechtzuerhalten. Dies wird durch eine Konstriktion der Blutgefäße der Beine bewerkstelligt, die eine Ansammlung von Blut in der Beinmuskulatur verhindert. Bei manchen *Parkinson*kranken ist das sympathische Nervensystem leicht gehemmt. Die Wirkung von Levodopa auf diese Nerven kann deren Funktion weiter beschränken, so daß sie, wenn der Patient sich erhebt, das Versacken von Blut in den Beinen eventuell nicht verhindern können.

Dieser Nebenwirkung von Levodopa läßt sich mit verschiedenen Maßnahmen begegnen. Ein einfaches, oft wirksames Mittel ist die Gabe von Salztabletten. Einige Tabletten (zu 0,25 oder 0,50 g Kochsalz) täglich genügen bei den meisten Patienten, die an dieser Nebenwirkung leiden. Eine andere Maßnahme ist das Tragen von Stützstrümpfen, um dem Versacken von Blut in den Venen vorzubeugen. Dies ist besonders nützlich bei Patienten mit Krampfadern, in denen sich eine beträchtliche Menge Blut ansammeln kann. Es gibt verschiedenartige Stützstrümpfe, z. B. konfektionierte, auch Stützstrumpfhosen für Frauen, sowie nach Maß angefertigte. Die letzteren sind teurer, aber auch wirkungsvoller und haltbarer. Die Stützstrümpfe müssen morgens *vor* dem Aufstehen noch im Bett angezogen werden.

Wenn diese Gegenmaßnahmen nicht genügen, wird der Arzt vielleicht das Präparat Fluorhydrocortison (z.B. Scherofluron®, Astonin·H®) versuchen wollen. Wie der Name besagt, ist dieses Mittel ein Abkömmling des Kortisons, eines Hormons der Nebennierenrinde. Fluorhydrocortison ist ein synthetisches Hormon, das den Stoffwechsel von Natriumchlorid (= Kochsalz) reguliert. Es bewirkt, daß die Nieren mehr Kochsalz als normal zurückhalten – und weniger im Harn ausscheiden. Es handelt sich um ein sehr stark wirkendes Medikament, das bei den seltenen Patienten mit sehr niedrigem Blutdruck, der den *Parkinson*ismus kompliziert, nützlich ist.

Wirkungen auf Harnblase und Darm

Da die Funktion der Harnblase dem Einfluß der sympathischen Nerven unterliegt, gibt es gelegentlich Patienten, bei denen es ganz zu Beginn der Levodopa-Therapie zu einer Schwächung der Blasenfunktion kommt. Diese Nebenwirkung ist relativ geringfügig, jedenfalls viel geringer als die ähnliche Wirkung der Anticholinergika. Sie kommt verhältnismäßig selten vor und scheint nur bei Männern aufzutreten. Selten berichten Patienten, daß sie während der Behandlung mit Levodopa häufiger unter Verstopfung leiden, aber ich bin nicht überzeugt, daß dies tatsächlich eine echte Wirkung des Medikaments ist.

Verfärbung von Urin und Schweiß

Ein größerer Teil des vom Darm resorbierten Levodopa wird durch die Nieren aus der Blutbahn entfernt. Die Nieren wandeln es rasch zu Dopamin um und dann zu einer Reihe inaktiver Substanzen. Einige davon sind Pigmente, sogenannte Melanine. Ihr Farbspektrum reicht von Orange über Rot und Braun schließlich zu Schwarz. Die Wahrscheinlichkeit der Pigmentbildung ist größer, wenn der Urin alkalisch ist. Urintröpfchen, die mit alkalischen Substanzen reagieren, z. B. Stärke in Unterwäsche oder Bettlaken, können rötliche oder bräunliche Flecken verursachen. Viele Patienten ängstigen sich über solche Flecken, da sie diese fälschlich für Blut halten. Gelegentlich bemerken Patienten nach dem Wasserlassen, daß sich das Wasser in der Toilettenschüssel rot färbt. Das ist vor allem dann wahrscheinlich, wenn die Toilette kurz vorher mit einer Desinfektionslösung gereinigt wurde. In Zweifelsfällen fragt man natürlich am besten den Arzt. Der Urin läßt sich sehr schnell untersuchen, um sicherzugehen, daß keine Blutung aus den Harnwegen vorliegt.

Ein kleiner Anteil Levodopa kann auch durch die Schweißdrüsen ausgeschieden werden. In seltenen Fällen gibt es dann dunkle Schweißflecken und verfärbte Unterwäsche.

Interaktionen mit anderen Medikamenten

Oft machen sich Patienten Gedanken, ob ein Medikament, das ein anderer Arzt wegen einer akuten Erkrankung verordnet hat, mit ihrem Levodopa interferieren könnte. Vielleicht wurde ihnen z. B. ein Antibiotikum gegen Grippe oder eine andere Infektion gegeben. Oder der Arzt hat eventuell ein Antihistaminikum gegen Heuschnupfen verschrieben, oder der Zahnarzt will vor dem Bohren Novocain, ein örtliches Betäubungsmittel, spritzen. Viele weitere Beispiele kommen einem in den Sinn. Bei fast allen derartigen Situationen gibt es keine Probleme. Levodopa ist ein besonders tolerantes Mittel und kann mit nahezu allen Medikamenten gegeben werden. Man hat nur wenige wichtige Wechselwirkungen herausgefunden.

An allererster Stelle steht das Verbot, einen Monoaminoxydasehemmer mit Levodopa zu kombinieren (vgl. S. 105). Ich habe bereits die potentiell gefährlichen Wechselwirkungen erklärt, die auftreten können, wenn Levodopa und ein MAO-Hemmer zusammen eingenommen werden. Unter keinen Umständen dürfen diese Wirkstoffe kombiniert werden.

Vor der Einführung von Levodopa wurde versucht, den *Parkinson*ismus mit Monoaminoxydasehemmern zu behandeln, die sich aber bald als unwirksam herausstellten und aufgegeben wurden. In der ersten Zeit der Erprobung von Levodopa griff man erneut auf MAO-Hemmer zurück, da man glaubte, durch die Kombination die Wirkung von Levodopa intensivieren und verlängern zu können. Zwar verstärkten diese Mittel die Wirkung einer gegebenen Levodopa-Dosis, aber sie verlängerten nicht die Wirkungsdauer, und leider erzeugten sie Krisen von hohem Blutdruck und stark beschleunigter Pulsfrequenz. Meine Erfahrung mit diesen Präparaten überzeugte mich, daß sie sogar in geringen Dosen gefährlich und unberechenbar sind.

Außer dieser einen bedenklichen Interaktion ist wenig zu befürchten. Es kann allenfalls passieren, daß die Wirkung von Levodopa verringert wird. Die Neuroleptika, die durch Blockade des Dopamins im Nervensystem wirken, schwächen die Wirkungen von Levodopa. Deshalb sollen sie von Patienten unter Levodopa-Therapie nicht genommen werden. Auch das Medikament Metoclopramid (Paspertin®), das zur Behandlung von Magenfunktionsstörungen eingesetzt wird, blockiert die Wirkung von Dopamin und sollte deshalb, wenn überhaupt, mit Vorsicht angewandt werden. Außerdem müssen die Patienten darauf achten, daß sie keine Vitaminpräparate einnehmen, die große Mengen Vitamin B_6 (Pyridoxin) enthalten, weil dieses Vitamin die Wirkung von Levodopa aufheben kann. Der Mechanismus dieser etwas überraschenden Wechselwirkung wird im 11. Kapitel erläutert. Es gibt auch Hinweise, daß Papaverin, das älteren Menschen oft in der Erwartung einer verbesserten Hirndurchblutung verschrieben wird, der Wirkung von Levodopa entgegengesetzt sein kann. Da dieses Mittel ohnehin unwirksam ist, gibt es keinen Grund, warum ein mit Levodopa behandelter *Parkinson*patient es nehmen sollte.

Es ist unproblematisch, einem *Parkinson*kranken unter Levodopa-Therapie Antibiotika, Analgetika, Antihistaminika, Vakzine, Grippe-Impfungen oder Novocain zu verabreichen.

Enzymhemmende Medikamente

Carbidopa und Benserazid
Im Körper wird Levodopa zu Dopamin umgewandelt. Diese chemische Reaktion (s. S. 93ff.) wird von einem spezifischen Enzym gesteuert, das den eindrucksvollen Namen aromatische L-Aminosäuredecarboxylase trägt. Beim Levodopa-Stoffwechsel nennen wir dieses Enzym im allgemeinen bei seiner Kurzbezeichnung Dopa-Decarboxylase. Viele Arzneimittel hemmen dieses Enzym. Daher kennt sie der Pharmakologe als Dopa-Decarboxylasehemmer oder -inhibitoren. Mehrere dieser Inhibitoren verstärken beim Parkinsonpatienten deutlich die Wirkung einer Levodopa-Gabe. Zwei von ihnen werden heute allgemein mit Levodopa kombiniert: Carbidopa und Benserazid. Die

Kombination von Carbidopa mit Levodopa ist als Tablette unter dem Warenzeichen Nacom® bzw. Sinemet® im Handel. Eine ähnliche Kombination, die Levodopa und Benserazid enthält, gibt es unter dem Warenzeichen Madopar®, sie ist aber in den Vereinigten Staaten nicht erhältlich. Wie im Anhang dieses Buchs gezeigt, sind beide Präparate in verschiedenen Stärken erhältlich. Nach meiner Erfahrung sind die beiden Medikamente annähernd wirkungsgleich.

Diese Präparate verändern den Stoffwechsel von Levodopa im Körper, indem sie das Enzym Dopa-Decarboxylase hemmen und dadurch den Abbau von L-Dopa zu Dopamin verhindern. Ihr Wert für die Behandlung des *Parkinson*ismus beruht darauf, daß sie nicht in das Gehirn eindringen können. Das Gehirn unterscheidet sich von allen anderen Organen dadurch, daß es die Fähigkeit besitzt, die Aufnahme von Substanzen zu regulieren, die über den Kreislauf in den ganzen Körper befördert werden. Das Gehirn besitzt also eine hochselektive Barriere. Wir bezeichnen sie als Bluthirnschranke. Sie ist durchlässig für Levodopa, nicht aber für Dopamin. In ähnlicher Weise läßt sie auch Carbidopa und Benserazid nicht passieren. Als Folge dieses merkwürdigen Umstandes hemmen Carbidopa und Benserazid die Umwandlung von Levodopa in Dopamin im gesamten Körper *außer* im Gehirn. Folglich erhöhen sie den Anteil von oral eingenommenem Levodopa, der schließlich ins Gehirn gelangt und in Dopamin umgewandelt wird. Die Wirkung besteht also darin, daß sie Levodopa schützen, bis es ins Gehirn gelangen kann. Die Schutzwirkung ist nicht vollständig, aber doch beachtlich. In der Praxis muß bei der Kombinationsbehandlung annähernd 80 % weniger Levodopa geschluckt werden, als wenn Levodopa allein verabreicht würde. Das bedeutet, daß ein Patient, der 5 g Levodopa benötigt, um seine Symptome zu beherrschen, jetzt nur noch 1 g braucht. Anstelle von zehn Tabletten zu 0,5 g Levodopa täglich braucht er nur vier Tabletten Nacom® oder Madopar® zu je 0,25 g Levodopa. Es bedeutet eine große Annehmlichkeit, statt 10 großer nur 4 kleine Tabletten zu schlucken. Der Hauptvorteil der Kombination von Levodopa mit einem Decarboxylasehemmer besteht aber darin, daß die Wirkung von Levodopa auf das Brechzentrum weitgehend ausgeschaltet wird. Das beruht darauf, daß dieses Zentrum nicht jenseits der Bluthirnschranke liegt. Um richtig zu funktionieren, muß das Brechzentrum die verschiedenen, im Kreislauf beförderten Substanzen identifizieren können. Benserazid und Carbidopa gelangen also in das Brechzentrum und verhindern dort die Bildung von Dopamin. Die praktischen Folgen sind erheblich: Zunächst muß ein Patient, der gerade mit der Levodopa-Therapie beginnt, nicht mit ganz niedrigen Dosen anfangen und über einen Zeitraum von Monaten langsam die Gesamtdosis aufbauen, während er darauf wartet, daß sich eine Toleranz des Brechzentrums gegen Levodopa entwickelt. Statt dessen kann der Patient innerhalb weniger Tage die Gesamtdosis erreichen. Zweitens können die vorhin erläuterten Maßnahmen zur Minderung von Übelkeit und Erbrechen durch Levodopa jetzt gewöhnlich außer acht gelassen werden. Somit kann ein Einnahmeplan aufgestellt werden, der keine Essenszeiten berücksichtigen muß, sondern sich rein an den Bedürfnissen des Patienten orientiert. Der Patient, der Levodopa morgens sofort beim Aufstehen benötigt, braucht nicht bis nach dem Frühstück zu warten, sondern kann die Kombinationstablette schon vor dem Aufstehen einnehmen. Der Kranke, der Levodopa alle 2 oder 3 Stunden benötigt, um über den ganzen Tag eine gleichmäßige Wirkung aufrechtzuerhalten, muß nicht erst bis zu der nächsten Mahlzeit warten, sondern kann die Kombinationstablette auf leeren Magen schlucken. Aus diesen Gründen ist die Behandlung mit Sinemet® oder Madopar® für den Patienten wie auch den Arzt wesentlich bequemer und angenehmer. Heute wird Levodopa nur noch selten allein gegeben.

Natürlich ist einzuräumen, daß auch in der vollkommensten aller möglichen Welten nicht alles vollkommen ist. Es gibt einige wenige Patienten, die trotz kombinierter Behandlung mit Levodopa und Carbidopa oder Benserazid noch etwas unter Übelkeit leiden. Diese wenigen Patienten müssen die Vorsichtsmaßnahmen befolgen, die oben diskutiert wurden und die man aus den Anfängen der Levodopa-Therapie kennt. Wenn es dem Inhibitor nicht gelingt, wirklich jeden Patienten ganz gegen die Aktivierung des Brechzentrums zu schützen, beruht das u. a. darauf, daß die Carbidopa-Dosis in der kleineren 10/100er Tablette – die 10 mg Carbidopa und 100 mg Levodopa enthält – manchmal nicht ausreicht, um die Bildung einer geringen Dopaminmenge im Brechzentrum zu verhindern. Die einleuchtende Lösung hierfür ist, separat eine zusätzliche Dosis Carbidopa zu nehmen. Dies ermöglicht die 25/100-Tablette, die 25 mg Carbidopa enthält. Diese Tabletten sind teilbar, so daß der Patient eine halbe Tablette, d. h. 12,5/50 mg einnehmen kann; dabei reicht die Carbidopa-Dosis immer noch aus, um Übelkeit zu verhüten. Seit der Einführung der 25/100-Tablette ist Nausea ein seltenes Ereignis geworden. Den wenigen Patienten, die doch noch unter Übelkeit leiden, kann durch Gabe von Diphenidol oder Trimethobenzamid geholfen werden.

Selegilin
Ich habe bereits auf die Gefahren hingewiesen, die Sie heraufbeschwören, wenn Sie mit Levodopa Arzneimittel schlucken, die das Enzym Monoaminoxydase hemmen, und insbesondere auf das Risiko einer Bluthochdruckkrise durch den sogenannten Tyramineffekt. Allerdings gibt es eine sehr wichtige Ausnahme von dieser beherzigenswerten Regel, und das ist der Wirkstoff Selegilin (Handelsnamen in Deutschland Movergan®, in Österreich Jumex®, in der Schweiz Jumexal®). Das hat damit zu tun, daß es zwei Formen des En-

zyms Monoaminoxydase gibt: den Typ A, der in Nebennieren, Herz, Leber und weiteren Organen vorkommt, und den Typ B, der sich im Gehirn findet. Das Dopamin im Gehirn wird hauptsächlich durch die MAO vom Typ B metabolisiert. Selegilin hemmt die MAO Typ B, nicht aber die des Typs A, und kann deswegen gefahrlos mit Levodopa eingenommen werden.

In der Kombination mit Nacom® bzw. Sinemet® oder mit Madopar® steigert Selegilin die erwünschten Wirkungen wie auch die Nebenwirkungen von Levodopa. Die Standarddosierung beträgt zweimal täglich eine Tablette à 5 mg, und zwar eine morgens und eine mittags. Da beim Abbau von Selegilin im Körper Amphetamin entsteht und der Wirkstoff auch eine leichte Amphetamin-Wirkung hat, die zu Schlaflosigkeit führen kann, werden die Patienten meist angewiesen, das Präparat nicht später am Tage einzunehmen. Ich muß allerdings einräumen, daß einige meiner Patienten Selegilin nach dem Abendessen und sogar vor dem Schlafengehen nahmen, ohne daß dies ihren Schlaf beeinträchtigte. Manchen Kranken genügt bereits eine Tablette täglich, bei anderen mag der therapeutische Effekt erst eintreten, wenn sie die Tagesdosis auf drei oder sogar vier Tabletten erhöhen. Höhere Dosen sind nicht ratsam, da bei Tagesdosen über 20 mg die Selektivität für die Typ-B-MAO eingebüßt werden und eine Hemmung der Typ-A-MAO einsetzen kann, mit der das Risiko eines kritischen Bluthochdrucks einhergehen kann.

Praktisch hat die ergänzende Gabe von Selegilin zu der Behandlung mit Sinemet® oder Madopar® die gleiche Wirkung wie eine Erhöhung der Levodopa-Dosis um 20 bis 25 Prozent. Dyskinesien können sich deutlicher ausprägen. Unter Umständen muß dann die Levodopa-Dosis um diesen Anteil gesenkt werden. Da Selegilin den Abbau des Dopamins durch Typ-B-MAO hemmt, verlängert es ein wenig die Wirkdauer einer jeden Dosis Levodopa. Deswegen ist die Substanz gut für Patienten mit On-off-Phänomen, bei denen die Wirkung der Einzeldosis Levodopa sehr rasch abklingt. Unter Selegilin ist eine Milderung dieser Reaktion zu erwarten. Nach meiner Erfahrung bessert es die Qualität der Reaktion auf die Behandlung mit Levodopa insgesamt.

Selegilin selbst scheint nebenwirkungsfrei zu sein. Auftretende Nebenwirkungen sind Levodopa zuzuschreiben. Vielleicht die häufigste Nebenwirkung, die ich bei meinen Patienten beobachtete, wenn ich die Sinemet-Behandlung mit Selegilin kombinierte, war Übelkeit. Sie trat gewöhnlich bei Patienten auf, die auch schon vorher auf Sinemet allein mit Übelkeit reagierten. Dies war leicht in den Griff zu bekommen, wenn die Dosis einige Wochen lang auf eine halbe Tablette täglich reduziert und dann langsam wieder auf die Standardtagesdosis von 2 Tabletten aufgebaut wurde. Auch hier mußten gelegentlich Mittel gegen Übelkeit wie Diphenidol? oder Trimethobenzamid gegeben werden, aber im allgemeinen entwickelte sich die Toleranz ziemlich schnell, und die Übelkeit hörte nach ein bis zwei Monaten auf. Neben der Verstärkung der

Levodopa-Wirkungen scheint Selegilin den normalen Verlauf der *Parkinson*-Krankheit zu verzögern. Bei Patienten mit frisch diagnostiziertem leichtem *Parkinson*ismus, dessen Symptomatik noch nicht gezielt behandelt werden muß, kann Selegilin die Notwendigkeit der Levodopa-Therapie um Monate oder länger als ein Jahr hinausschieben. Entsprechend wird es oft zur anfänglichen Behandlung einer frisch diagnostizierten *Parkinson*-Krankheit empfohlen. Sinemet® oder Madopar® wird dann zusätzlich in der üblichen Weise gegeben, wenn es benötigt wird.

8.

Dopamin-Imitatoren

Wer sich erinnert, was *Parkinson*ismus bedeutete, bevor es Levodopa gab, kann nicht daran zweifeln, daß es gegenüber den zuvor verfügbaren Arzneimitteln ein ganz enormer Fortschritt war. Trotzdem war aber Levodopa eindeutig nicht die endgültige Lösung. Schon in den ersten Anfängen der Therapie mit Levodopa wünschten sich die Ärzte ein noch wirksameres Medikament. Sie begründeten manche Unzulänglichkeiten der neuen Behandlung mit der Tatsache, daß die Substanz selbst keine Wirkung hat, sondern erst in Dopamin umgewandelt werden muß. Aus einer Reihe theoretischer Überlegungen erscheint es wünschenswert, eine Substanz zu finden, die nicht in den aktiven Wirkstoff umgewandelt werden muß, sondern genau wie Dopamin wirkt. Auf diese Weise hofft man, einige Nebenwirkungen von Levodopa zu umgehen.

Viele Medikamente, die unmittelbar die Wirkung von Dopamin imitieren, wurden an *Parkinson*kranken geprüft. Von diesen werden mittlerweile zwei, nämlich Bromocriptin (Pravidel®, Parlodel®) und Lisurid (Dopergin®) routinemäßig in der *Parkinson*therapie verwendet. Diese Dopamin-»Imitatoren« heißen in der Sprache der Pharmakologen korrekt *Dopamin-Rezeptoragonisten* oder dopaminerge Agonisten. Um diesen Begriff zu verstehen, müssen wir wissen, wie Dopamin auf das Nervensystem wirkt.

Ich habe Dopamin als chemischen Boten beschrieben, der für die normale Funktion des Gehirns unentbehrlich ist. Dopamin ist der Vermittler, durch den die Nervenzellen der *Substantia nigra* mit dem *Corpus striatum* in Verbindung stehen. Diese Nervenzellen bilden und speichern Dopamin. Sie schütten es in das *Corpus striatum* aus. Die Nervenzellen des Streifenkörpers empfangen diese Botschaft an besonderen Rezeptorstellen auf ihrer Oberfläche, die Dopamin erkennen und darauf reagieren, nicht aber auf andere natürlich vorkommende chemische Boten. Die Dopaminrezeptoren werden beispielsweise nicht auf Adrenalin, Noradrenalin, Serotonin oder andere chemische Boten reagieren, die normalerweise ebenfalls im Streifenkörper vorhanden sind. Sie sind hochspezifisch für Dopamin, und daher bezeichnen wir sie als *Dopaminrezeptoren*.

Obwohl die Dopaminrezeptoren hinsichtlich der chemischen Boten, die sie erkennen, sehr selektiv sind, kann man sie überlisten. Es sind inzwischen viele

Substanzen bekannt, die ganz ähnlich wie Dopamin auf die Dopaminrezeptoren einwirken. Alle Substanzen, die einen Rezeptor aktivieren können, gelten als *Agonisten* dieses Rezeptors im Gegensatz zu den Substanzen, die den Rezeptor blockieren können und daher *Antagonisten* heißen.

Der erste Dopamin-Rezeptoragonist, der bei *Parkinson*kranken geprüft wurde, war das Apomorphin. Diese Substanz hat sich in der praktischen Medizin als Brechmittel bewährt. Sie aktiviert die Dopaminrezeptoren im Brechzentrum und wird verwendet, um Erbrechen herbeizuführen. Der verstorbene Dr. *George Cotzias* stellte die Hypothese auf, daß Apomorphin auch auf die Dopaminrezeptoren im Streifenkörper einwirken und dadurch die Symptome der *Parkinson*schen Krankheit beseitigen könnte. Tatsächlich hatte Dr. *Albert Schwab* in Boston bereits in den 50er Jahren berichtet, daß eine Apomorphin-Injektion den Tremor bei *Parkinson*scher Krankheit vorübergehend mildert. Dr. *Cotzias* ließ eine kleine Zahl von Patienten, weitgehend nach dem Einnahmeschema für Levodopa, Apomorphin schlucken. Das heißt, er leitete die Behandlung mit niedrigen Dosen ein, die er allmählich steigerte, damit die Patienten eine Toleranz gegen die Brechwirkung des Apomorphins entwickeln konnten. Durch Sorgfalt und Beharrlichkeit gelang es ihm, beachtliche Dosen zu erreichen, die in der Tat eine auffallende Besserung der *Parkinson*symptome brachten. Er nahm an, daß Apomorphin 40 bis 50 Prozent der Wirksamkeit von Levodopa erreicht. Jedoch zeigten die Blutanalysen, die er von seinen Patienten vornahm, daß Apomorphin eine toxische Wirkung auf die Nieren besitzt. *Cotzias* und seine Mitarbeiter suchten nach anderen Substanzen, welche die gleichen Eigenschaften haben sollten. Sie prüften eine dem Apomorphin ähnliche synthetische Substanz, das N-Methylapomorphin. Die Ergebnisse waren die gleichen: Wieder fanden sich Hinweise auf eine nierentoxische Wirkung.

Wenn bei diesen Arbeiten auch keine neue Therapie herauskam, zeigten sie doch, daß ein Dopamin-Rezeptoragonist eine starke Wirkung auf die *Parkinson*symptomatik haben könnte, und gaben den Anstoß für die Fahndung nach besseren und weniger toxischen dopaminergen Agonisten. Etwas unerwartet stellt sich heraus, daß auch ein völlig anderes Medikament, Piribedil (Trivastal®), ein solcher Agonist ist. Er wurde ebenfalls an *Parkinson*kranken getestet, aber als relativ unwirksam wieder aufgegeben. Als hoch wirksamer Dopamin-Rezeptoragonist erwies sich aber ein synthetisches Analogon des Ergotamins – dieses Alkaloid wird zur Migränebehandlung eingesetzt. Die neue Substanz, Bromocriptin (Pravidel®), schien im Tierversuch gegenüber Levodopa einige Vorteile zu bieten. Ihre Wirkung hielt z. B. fünf bis sechs Stunden an, während Levodopa bei denselben Tieren nur zwei bis drei Stunden wirkte. Zudem schien Bromocriptin im Tierversuch viel potenter und in geringer Dosis mit einer hohen Dosis Levodopa wirkungsgleich zu sein.

Versuchsweise wurde Bromocriptin bei *Parkinson*kranken erstmalig von Dr. *Donald Calne* und Mitarbeitern 1973 in London angewandt. Mit verhältnismäßig niedrigen Dosen wurden eindeutige Wirkungen erzielt. Bald bestätigten andere Untersucher diese Ergebnisse. Nach einem Jahrzehnt sorgfältiger klinischer Erprobung in unterschiedlichen Dosierungen, als Einzelgabe und kombiniert mit anderen Medikamenten, ist die Bedeutung des Bromocriptins für die Behandlung der *Parkinson*schen Krankheit gesichert.

Bei der Besserung der *Parkinson*symptome entfaltet Bromocriptin etwa 50 Prozent der Wirksamkeit von Levodopa. Obwohl es bei manchen Patienten über einen gewissen Zeitraum allein verabreicht werden kann, wirkt es am besten in der Kombination mit Levodopa. Leider kann es Levodopa nicht vollständig ersetzen. Die wichtigste Eigenschaft dieser Substanz ist wahrscheinlich ihre längere Wirkungsdauer. Deshalb ist sie besonders geeignet für Patienten mit On-off-Phänomen, bei denen jede Dosis Levodopa ja nur kurze Zeit wirksam ist, selbst wenn sie alle zwei bis drei Stunden eingenommen wird. Bromocriptin kann die Schwankungen nivellieren, indem es die On-Phasen verlängert und die Off-Phasen verkürzt und mildert. Ich habe es bei Patienten, die während der Off-Phasen an schmerzhaften Muskelkrämpfen leiden, ganz besonders nützlich gefunden.

Die Nebenwirkungen sind die gleichen wie bei Levodopa. Appetitmangel, Übelkeit, Erbrechen, Blutdrucksenkung, unwillkürliche Bewegungen, motorische Unruhe, lebhafte Träume, Alpträume, Verwirrtheit und Halluzinationen wurden beobachtet. Eine Toleranz gegen Übelkeit und Erbrechen stellt sich rasch ein. Gewöhnlich wird nur leichte Übelkeit registriert, die innerhalb weniger Tage nachläßt. Auch die Appetitlosigkeit verschwindet bald, und etwas später kann eine Zunahme der Eßlust eintreten. Ein paar meiner Patienten klagten über eine Gewichtszunahme, doch war diese minimal. Der Blutdruck nahm nur selten so stark ab, daß es zu Benommenheit, Schwindel- oder Schwächegefühl kam. Ebenfalls selten scheint Bromocriptin ein latentes peptisches Magen- oder Darmulkus zu aktivieren.

Die häufigsten und lästigsten Nebenwirkungen sind psychischer Art. Im günstigsten Fall zeigt der Patient ein ungewöhnliches Mißtrauen gegenüber seinen Angehörigen und Freunden. Angst, Schlaflosigkeit und lebhafte Träume können hinzukommen. Wenn das Medikament weiter eingenommen wird, entwickeln sich Verwirrtheitszustände und visuelle Halluzinationen. Schlimmstenfalls reagiert der Patient agitiert und irrational. Das Potential des Bromocriptins, derartige toxische psychische Wirkungen auszulösen, ist viel größer als bei Levodopa oder bei den Anticholinergika. Diese unerwünschten Nebenerscheinungen verschwinden natürlich rasch, wenn das Medikament abgesetzt wird.

Bromocriptin stellt trotz seiner Nebenwirkungen und Schwächen eine nützliche Ergänzung der Arzneimittelpalette dar, die uns heute für die Behandlung des *Parkinson*ismus zur Verfügung steht. Es eignet sich nicht für jeden Patienten und dient hauptsächlich als Ergänzung zu Levodopa. Wenn man es wohlüberlegt bei speziellen Zuständen anwendet, kann es überaus nützlich sein. Von Pravidel® gibt es Tabletten zu 2,5 mg sowie Kapseln zu 5 mg und zu 10 mg Bromocriptin. Das Molekül ist sehr kompliziert gebaut und sehr schwer zu synthetisieren. Folglich ist das Präparat sehr teuer. Obwohl auch mit sehr niedrigen Dosen von dreimal täglich 2,5 bis 5 mg eine gewisse günstige Wirkung erzielt werden kann, sind für eine deutliche Besserung wesentlich höhere Dosen von dreimal täglich 10 bis 20 mg oder noch mehr erforderlich. Um eine Unempfindlichkeit gegenüber möglichen Nebenwirkungen zu erreichen, erhält der Patient zunächst zwei Wochen lang niedrige Dosen, nämlich eine halbe 2,5-mg-Tablette vor dem Zubettgehen. Die Dosis wird dann auf dreimal täglich eine halbe, später auf dreimal täglich zwei ganze Tabletten gesteigert. Man hat festgestellt, daß die Ergänzung von Levodopa durch kleine Dosen Bromocriptin bei Patienten mit leichter *Parkinson*symptomatik und ohne On-off-Phänomen ein besseres Ansprechen auf die Therapie bewirkt. Professor *Rinne* von der Universität Turku in Finnland behandelte eine Gruppe von *Parkinson*patienten von Anfang an mit Bromocriptin und Levodopa. Seine fünf Jahre dauernde Studie ergab, daß es den kombiniert behandelten Patienten besser ging als jenen, die nur Levodopa bekommen hatten. Während ich dies niederschreibe, beginnen viele Neurologen die Behandlung mit Bromocriptin schon zu einem frühen Zeitpunkt des Krankheitsverlaufs, nämlich wenn bei der Reaktion auf Levodopa die ersten Anzeichen von Krämpfen oder On-off-Phänomen auftreten.

Mehrere andere Dopamin-Rezeptoragonisten, vor allem Lergotril, Lisurid, Mesulergid und Pergolid, wurden an *Parkinson*kranken geprüft. Lergotril und Mesulergid wurden aufgegeben, weil sie toxische Wirkungen haben. Lisurid ist in europäischen Ländern unter dem Namen Dopergin® erhältlich. Pergolid wurde seit 1980 in vielen amerikanischen Klinikzentren gründlich geprüft und schließlich 1989 als Medikament zugelassen. In den USA ist es unter dem Warenzeichen Permax® im Handel. Es wirkt stärker als Bromocriptin und wird daher niedriger dosiert. Beide Präparate haben sehr ähnliche Wirkungen und Nebenwirkungen. Im Tierversuch hält die Wirkung von Pergolid jedoch viel länger an als die von Bromocriptin. Demnach könnte man erwarten, daß es für Patienten mit On-off-Phänomen besser geeignet ist, aber in der klinischen Anwendung gibt es anscheinend keinen Unterschied zwischen beiden Mitteln. Wenn der Patient Pergolid absetzt, läßt die Wirkung nach drei bis vier Tagen nach. Dann kann es notwendig werden, die Levodopa-Dosis zu erhöhen, um den nunmehr fehlenden Pergolid-Effekt auszugleichen. Pergolid wird in Dosen von dreimal täglich 0,1 bis 2,0 mg angewandt. Am nützlichsten scheint es bei Patienten mit leicht bis mäßig ausgeprägtem On-off-Phänomen zu sein, wenn es in niedrigerer Dosierung mit Levodopa kombiniert angewandt wird.

Von den Dopamin-Rezeptoragonisten, die derzeit verfügbar sind oder klinisch geprüft werden, ist keiner ausreichend wirksam, um als initiale oder einzige Behandlung des *Parkinson*ismus in Frage zu kommen. Keine der Substanzen kann sich in der Wirkung mit Levodopa messen. Der Grund für diesen Unterschied ist noch nicht erkannt. Versuche an Tiermodellen des *Parkinson*ismus weisen darauf hin, daß neben der Wiederauffüllung der Dopaminspeicher im Gehirn womöglich eine andere Wirkung von Levodopa eine Rolle spielt. Auf den Dopaminmangel bei *Parkinson*ismus habe ich bereits im ersten Kapitel hingewiesen. Allerdings sind außerdem die Noradrenalinspeicher leer. Die Levodopa-Therapie könnte zumindest teilweise auch den Mangel an Noradrenalin korrigieren. Die Dopamin-Rezeptoragonisten aktivieren nicht die Noradrenalinrezeptoren im Gehirn.

Eine andere Erklärung für die begrenzte Wirksamkeit der bislang untersuchten Dopamin-Rezeptoragonisten könnte sich aus der neuen Erkenntnis ergeben, daß es mindestens zwei Hauptarten von Dopaminrezeptoren gibt. Diese werden auf Grund ganz typischer chemischer Eigenschaften als D_1- und D_2-Rezeptoren bezeichnet. Dopamin aktiviert beide Rezeptoren. Bromocriptin aktiviert nur den D_2-Rezeptor. In der Tat ist es ein *Antagonist* des D_1-Rezeptors! Pergolid ist ein schwacher D_1- und ein starker D_2-Agonist. Derzeit sind mehrere selektive D_1-Agonisten bekannt. Aus den Tierversuchen, die *Gershanik*, *Heikkila* und ich mit D_1-Agonisten durchgeführt haben, geht hervor, daß für die normalen Körperbewegungen beide Rezeptorarten aktiviert werden müssen. Erste Untersuchungen an wenigen Patienten ergaben jedoch keinen therapeutischen Nutzen der alleinigen Gabe oder der Kombination mit Levodopa. Noch bleibt die Frage offen, ob die Wirkung am D_1-Rezeptor dem *Parkinson*kranken nützt.

9.
Spezielle Arzneimittel gegen spezielle Symptome

In den vorigen Kapiteln beschrieb ich die wichtigsten *Parkinson*mittel: Anticholinergika, Levodopa, Dopamin-Rezeptoragonisten und Amantadin. Diese Medikamente wirken auf das *Parkinson*sche Zustandsbild insgesamt und richten sich nicht spezifisch gegen ein besonderes Symptom. Im allgemeinen lindern sie alle oder doch die meisten Symptome, die mit der *Parkinson*schen Trias – Tremor, Rigor und Akinese – verbunden sind. Es bleibt eine gemischte Gruppe von Medikamenten, deren Bekanntschaft viele Patienten früher oder später machen werden. Sie wirken nicht spezifisch gegen *Parkinson*symptome, sondern werden vielmehr zur Behandlung sehr häufiger Symptome verwendet, z. B. Schlaflosigkeit, Angst, Verstopfung usw. Eine Besprechung dieser Arzneimittel erscheint angebracht, weil *Parkinson*kranke auf diese sehr gebräuchlichen Präparate unterschiedlich reagieren können und weil manche dieser Mittel mit den wichtigsten *Parkinson*mitteln in eine nachteilige Wechselwirkung treten können.

Propranolol

Das Medikament Propranolol (Dociton®, Inderal®) wird hauptsächlich verwendet, um Unregelmäßigkeiten des Pulsschlags zu behandeln, und seltener, um den Bluthochdruck in den Griff zu bekommen. Es eignet sich für diese Zwecke bei *Parkinson*patienten mit Herzleiden, unregelmäßiger Pulsfrequenz oder hohem Blutdruck. Ferner kann es prophylaktisch verabreicht werden für den Fall, daß Levodopa bei entsprechend disponierten Patienten Herzklopfen oder Herzrhythmusstörungen erzeugt.

Gelegentlich wurde Propranolol aber auch angewandt, weil es zumindest bei einigen Patienten den Tremor günstig zu beeinflussen scheint. Da das Medikament eine starke Wirkung auf das Herz hat, muß es mit Vorsicht angewandt werden. Bei Asthmatikern oder bei Patienten mit einer Herzinsuffizienz ist es nicht angebracht, da es diese Leiden verschlimmern kann.

Ganz selten geschieht es, daß ein Patient trotz guter Beeinflussung anderer Symptome der *Parkinson*schen Krankheit einen lästigen Tremor behält und dann gut auf Propranolol anspricht. Leider hat die Substanz keinen Einfluß auf andere Symptome.

Propranolol wird heute häufig eingesetzt, um den sogenannten »*benignen essentiellen Tremor*« oder den »*familiären Tremor*« symptomatisch zu behandeln. Dieser wird wegen seiner oft oberflächlichen Ähnlichkeit manchmal mit dem Tremor bei *Parkinson*ismus verwechselt. Menschen mit essentiellem oder familiärem Tremor bekommen aber auch nach 40 oder 50 Jahren keinerlei andere Symptome der *Parkinson*schen Krankheit. Bei näherer Untersuchung unterscheidet sich ihr Tremor in vielen Punkten von dem der *Parkinson*schen Krankheit. Einer dieser Unterschiede besteht darin, daß der Tremor im allgemeinen Kopf und Stimme befällt; und das kommt bei *Parkinson*scher Krankheit – wenn überhaupt – nur selten vor. Eine weitere Eigentümlichkeit ist, daß der essentielle Tremor gewöhnlich familiär gehäuft auftritt. In fast allen Fällen leidet ein Elternteil an diesem Symptom. Schließlich spricht der essentielle Tremor unterschiedlich auf verschiedene Medikamente an. Vor allem kann er durch Alkoholgenuß für einige Stunden unterdrückt werden. Der Tremor der *Parkinson*schen Krankheit wird durch Alkohol nicht gemildert, während der essentielle nach einem Whisky-Soda oder einem Glas Sherry für einige Stunden dramatisch gemindert wird. In ähnlicher Weise wie Alkohol können auch verschiedene Tranquilizer den essentiellen Tremor wirksam dämpfen. Levodopa hat bei essentiellem Tremor keine Wirkung, kann aber, wie bereits festgestellt, den Tremor bei *Parkinson*scher Krankheit stark reduzieren oder beseitigen.

In letzter Zeit wurden mehrere neue Medikamente eingeführt, die dem Propranolol nahe verwandt sind. Eines davon, Metoprolol (Beloc®, Lopresor®), wird in erster Linie zur Behandlung des Bluthochdrucks verwendet. Es ist gegen den Tremor nicht so wirksam wie Propranolol, führt aber wesentlich seltener zu einer Verschlimmerung von Asthma.

Tranquilizer und Hypnotika

Leichtere Beruhigungsmittel (Tranquilizer) werden manchmal Patienten verordnet, deren Tremor trotz Behandlung mit den üblichen *Parkinson*mitteln bestehen bleibt, ferner um das Gefühl innerer Unruhe und Nervosität zu dämpfen, das als Symptom der *Parkinson*schen Krankheit oder als Nebenwirkung der *Parkinson*mittel auftreten kann. Die gebräuchlichsten Mittel dieser Art sind Chlordiazepoxid (Librium®), Diazepam (Valium®), Oxazepam (Adumbran®, Praxiten®) und Meprobamat (Aneural®, Meprosa®, Miltaun®). Diese Arzneimittel nennt man (minor) Tranquilizer im Unterschied zu den (major) Tranquilizern oder Neuroleptika wie z.B. Chlorpromazin (Megaphen®), Trifluoperazin (Jatroneural®) und Haloperidol (Haldol®), die in der Psychiatrie vorrangig zur Behandlung schwerer psychischer Erkrankungen verwendet werden. Wie bereits festgestellt, blockieren Neuroleptika die Wirkung des Dopamins im Gehirn und können folglich zu *Parkinson*ismus führen. Deshalb sollten sie *Parkinson*kranken normalerweise nicht verabreicht werden. Die leichteren Tranquilizer haben ein ganz anderes Wirkungsprofil und erzeugen keinen *Parkinson*ismus. Sie können in der Tat recht nützlich sein, sollten aber nur sparsam bei wirklicher Anzeige verordnet werden.

Tranquilizer können Schläfrigkeit, Koordinationsstörungen, Dösigkeit und Verwirrtheit bewirken, und gelegentlich scheinen sie die Akinese oder Langsamkeit der Bewegungen bei *Parkinson*scher Krankheit zu verstärken. Außerdem können manche Patienten eine Gewöhnung an diese Mittel oder eine psychische Abhängigkeit entwickeln. Wenn ein Patient solche Medikamente eine Zeitlang regelmäßig einnimmt und dann plötzlich absetzt, kann er Entzugserscheinungen bekommen mit Nervosität, Erregungszuständen und sogar (selten) Krämpfen. Ich habe aber noch nie einen *Parkinson*patienten gehabt, der eine Sucht nach diesen Mitteln bekam, was vielleicht daran liegt, daß ich sie sehr zurückhaltend verordne.

Was sonst kann denn der *Parkinson*patient tun um einzuschlafen, wenn er an Schlaflosigkeit leidet? Am besten natürlich gar nichts. Falls Levodopa (allein oder kombiniert als Nacom®) für die Schlaflosigkeit verantwortlich zu sein scheint, sollte auf die abendliche Dosis verzichtet werden. Wenn die Einnahme aber abends notwendig ist, darf sie um die Hälfte reduziert werden. Einige alte Hausmittel können als Einschlafhilfe recht nützlich sein, u. a. ein warmes Getränk (z. B. heiße Milch) oder sogar ein Cognac vor dem Zubettgehen. Wenn das immer noch nicht hilft, darf ein leichtes Sedativum wie Chloralhydrat (Chloraldurat®) genommen werden. Das ist ein sehr altes und leichtes kurzwirkendes Sedativum, das keinen Kater hinterläßt und von allen erhältlichen Schlafmitteln am seltensten zu Verwirrtheit führt. Chloralhydrat wird in Form von Kapseln zu 250 mg und 500 mg hergestellt. Der Arzt kann Sie anweisen, eine Kapsel vor dem Zubettgehen und, falls nötig, eine Stunde später noch eine Kapsel einzunehmen. Sofern eine Kapsel nicht genügt, können vor dem Schlafengehen auch zwei Kapseln eingenommen werden. Auch ein milder Tranquilizer wie Lorazepam (Tavor®, Temesta®), 1 mg vor dem Schlafengehen, kann hilfreich sein.

In der Regel haben *Parkinson*patienten aber keine Probleme mit dem Einschlafen. Eher kommt es vor, daß sie nach mehrstündigem Schlaf aufwachen und nicht mehr einschlafen können. Wenn dann auch die *Parkinson*symptome wiederkehren – Steifigkeit, Krämpfe oder auch nur Langsamkeit – und der Patient keine bequeme Lage finden kann, dann hilft oft eine zusätzliche Dosis Sinemet® oder Madopar®.

Die Präparate Flurazepam (Dalmadorm®) und Temazepam (Planum®, Levanxol®, Normison®) sind häufig verordnete Hypnotika. Sie sind mit Diazepam (Valium®) eng verwandt und können die Akinese bei *Parkinson*ismus verstärken. Deswegen vermeide ich tunlichst, meinen Patienten diese Mittel zu verschreiben.

Rezeptfreie Beruhigungsmittel

*Parkinson*patienten sollten alle rezeptfreien Beruhigungsmittel meiden! Viele dieser Medikamente enthalten in den USA als aktiven Bestandteil Hyoszin in Mengen, wie sie früher bei der Behandlung des *Parkinson*ismus verwendet wurden (vgl. die Ausführungen über Alkaloide aus Nachtschattengewächsen im 6. Kapitel). In der Bundesrepublik Deutschland sind diese Kombinationen nicht gebräuchlich. Sie enthalten überdies ein rezeptfreies Antihistaminikum, Methapyrilenhydrochlorid, das wie andere Antihistaminika auch eine gewisse anticholinergische Wirkung besitzt. Der Zusatz dieser Wirkstoffe zur jeweiligen Arzneimittelbehandlung eines *Parkinson*kranken, der vielleicht schon Anticholinergika bekommt, kann zur Folge haben, daß bei dem Patienten die Toxizitätsschwelle für Anticholinergika überschritten wird. Die Nebenwirkungen, die diese Mittel normalerweise erzeugen, werden daher von *Parkinson*kranken noch schlechter vertragen. Andererseits können die anticholinergischen Eigenschaften dieser Präparate einen günstigen Einfluß auf die *Parkinson*symptome haben. Um die Möglichkeit einer unerwünschten Interaktion mit der spezifischen *Parkinson*behandlung auszuschließen, sollten die Patienten jedoch ihren Arzt um Rat fragen, bevor sie zu solchen Mitteln greifen.

Diuretika

Das Anschwellen der Unterschenkel infolge Wasseransammlung (Ödem) in den Geweben der Beine und Füße ist eine häufige Begleiterscheinung des *Parkinson*ismus. Oft ist das Ödem einseitig ausgeprägt, und zwar fast immer in dem Bein der Seite, auf der die ersten Symptome auftraten. Die Ursachen dieser Schwellung sind noch nicht ganz geklärt. Ein Grund könnte sein, daß in der betreffenden Gliedmaße infolge der *Parkinson*schen Akinesie eine geringere Muskelaktivität besteht. In jedem Fall kann die Schwellung durch Diuretika (das sind Medikamente, die die tägliche Harnproduktion vergrößern) verringert werden. Zu den häufig verwendeten leichten Diuretika gehören Chlorothiazid (Chlotride®) und sein Derivat Hydrochlorothiazid (Esidrix®), die diese Schwellungen wirksam bekämpfen. Im allgemeinen ist die Einnahme ein- bis zweimal wöchentlich notwendig. Das Mittel darf nur auf ärztliche Verordnung hin genommen werden.

Ist das Ödem infolge Amantadin-Gabe entstanden, verschwindet es in der Regel, nachdem dieses Mittel abgesetzt wurde. Bis zum Abklingen des Ödems können allerdings einige Wochen vergehen. Bei Krampfadern können Stützstrümpfe oder Stützstrumpfhosen nützlich sein. Die weitere Behandlung wird der Arzt veranlassen.

Laxanzien

Die chronische Verstopfung ist ein häufiges Begleitsymptom der *Parkinson*schen Krankheit. Sie beruht auf einer allgemeinen Verlangsamung der Muskeltätigkeit im Darmtrakt oder anderen inneren Organen. Wie bereits erwähnt, wird auch eine bestehende Darmträgheit durch die *Parkinson*mittel oft verschlimmert. Die Gewohnheit der Parkinsonpatienten, wenig Flüssigkeit zu trinken, ist ein weiterer erschwerender Faktor. Folglich müssen viele Patienten Abführmittel nehmen.

Ich dränge meine Patienten, natürliche Mittel zu versuchen, um normalen Stuhlgang zu haben. Das bedeutet eine zusätzliche Anstrengung, mehr Flüssigkeit zu trinken, geeignete verdauungsfördernde ballaststoffreiche Nahrung zu sich zu nehmen und regelmäßig Pflaumen, Pflaumensaft oder Feigen zu genießen. Erst wenn das alles nicht hilft, darf man zu Abführmitteln greifen. Mehrere Arten von Laxanzien kommen in Betracht.

Zunächst gibt es die quellenden Laxanzien, die durch Wasserretention im Darminhalt wirken. Patienten, die wenigen harten – also praktisch entwässerten – Stuhlgang haben, können bereits von dieser Maßnahme profitieren. Gebräuchliche Abführmittel dieser Gruppe sind die frei verkäuflichen Kleiepräparate. Oft genügt es, täglich einen Teelöffel voll in ein Glas Wasser oder einen Becher Joghurt eingerührt zu nehmen.

Ein anderes nützliches Präparat ist das koterweichende Dioctylnatriumsulfosuccinat. Diese Substanz ist unter vielen Warenzeichen im Handel (z. B. Florisan®). Man darf ein- bis dreimal täglich eine Kapsel nehmen. *Parkinson*kranke pflegen diese Mittel zur Dauertherapie zu benutzen.

Sind diese Maßnahmen unzulänglich, muß man unter Umständen zu drastischeren Mitteln greifen, die den Darm direkt stimulieren. Die leichteren Mittel dieser Gruppe sind vorzuziehen, z. B. Bisacodyl (Dulcolax®). Einige dieser Präparate sind mit den obengenannten koterweichenden Substanzen kombiniert. Der Apotheker kann ein geeignetes Mittel empfehlen, oder der Patient kann auf der Verpackung lesen, ob ein Präparat die beiden Substanzen Dioctylnatriumsulfosuccinat und Bisacodyl enthält.

Viele Patienten schließlich waren bereits an Abführmittel gewöhnt, lange bevor die *Parkinson*sche Krankheit auftrat. Sie nehmen vielleicht lieber die

Mittel, die ihnen schon früher geholfen haben. Als äußerste Maßnahme können Klistiere oder Einläufe erforderlich sein, um eine gründliche Entleerung des Darms herbeizuführen.

Künstliche Tränenflüssigkeit

Die verminderte spontane Lidschlagfrequenz, die bei *Parkinson*ismus häufig vorkommt, kann zu Rötungen und Trockenheit der Augen und der Augenlider führen. Manchmal sind die Augenlider verkrustet. Die Patienten spüren eine Reizung, ein trockenes, brennendes Gefühl in den Augen. Gewöhnlich können die stark wirkenden Medikamente gegen *Parkinson*ismus die Häufigkeit des Lidschlags einigermaßen normalisieren. Mit der Verbesserung der normalen »Scheibenwischerfunktion« der Augenlider werden diese Symptome gelindert. Wenn aber immer noch Augenbeschwerden vorhanden sind, hilft die Spülung der Augen mit künstlicher Tränenflüssigkeit. Es gibt mehrere geeignete rezeptfreie Präparate. Sie stellen die Salzkonzentration der natürlichen Tränen wieder her. Wenn diese einfache Maßnahme keine Linderung bringt, suchen Sie den Arzt auf.

Behandlung der Seborrhö

Die erhöhte Aktivität der Talgdrüsen der Haut bei *Parkinson*ismus bewirkt oft ein leicht fettig glänzendes Aussehen von Gesicht und Stirn (Seborrhö) und gelegentlich eine leichte Reizung und Entzündung der Haut (seborrhoische Dermatitis). Seborrhö und sekundäre Dermatitis werden vor allem durch die Behandlung des Patienten mit Levodopa vermindert und sind selten wirklich problematisch. Die Seborrhö bekommt man durch tägliche Waschungen mit milder oder neutraler Seife unter Kontrolle. Allgemein eignen sich die in Apotheken und Drogerien erhältlichen Seifen gegen Akne. Die Dermatitis spricht auf eine Reihe Lotionen an, die geringe Mengen Hydrokortison oder verwandte Substanzen enthalten und deshalb rezeptpflichtig sind.

Es gibt eine Unmenge frei verkäuflicher Haarwässer, die übermäßiger Kopfschuppenbildung entgegenwirken. Eines der wirksameren Präparate enthält Selen und ist unter der Bezeichnung Selsun® im Handel. Auf Rezept bekommt man auch eine stärker konzentrierte Lösung von Selen. Viele Fachleute raten, mit selenhaltigen Präparaten sparsam umzugehen, da sie bei übertriebener Anwendung Haarausfall verursachen können. Es ist besser, sie als äußerstes Mittel und auch dann nur gelegentlich zu gebrauchen.

Medikamente gegen Beinkrämpfe

Die Krämpfe in den Füßen und Beinen beruhen meist darauf, daß sich die Wirkung von Levodopa abschwächt. Typischerweise treten sie in den frühen Morgenstunden auf. Verbunden mit Spasmen der Waden- und Fußsohlenmuskulatur, Einwärtsdrehung des Fußes und Verkrallen der Zehen, zeigt diese Dystonie das Ende der Wirkung an. Im allgemeinen lassen sich diese Krämpfe durch die bei On-off-Phänomen wirksamen Maßnahmen lindern oder verhüten. Hierzu zählen zusätzliche Dosen von Sinemet® oder Madopar®, Selegilin oder einem Dopamin-Rezeptoragonisten (Bromocriptin, Pergolid). Wenn das nicht hilft, ist ein Versuch mit Lioresal (Baclofen®) ratsam. Die empfohlene Dosis beträgt dreimal täglich 10 mg. Mitunter muß allerdings die Dosis verdoppelt werden, damit echte Linderung eintritt. Manche Patienten vertragen jedoch Lioresal nicht in dieser Dosierung, weil sie bei ihnen Übelkeit, Schwindelgefühl und Schläfrigkeit auslöst. Manche Kollegen empfehlen, den nächtlichen Krämpfen durch Einnahme von Vitamin E (alpha-Tocopherol) vorzubeugen. Bei meinen Patienten hat dies nicht geholfen.

10.

Chirurgische Behandlung des Parkinsonismus

Seit der Einführung von Levodopa in die Therapie des *Parkinson*ismus wurden chirurgische Eingriffe weitgehend aufgegeben. Manche Ärzte vertreten die Auffassung, daß die operative Behandlung nach wie vor bei manchen Patienten sinnvoll sein kann. Es wären dies die wenigen Kranken, die Levodopa nicht vertragen oder die trotz optimaler medikamentöser Therapie unter schwerem Tremor leiden, sich ansonsten aber bei guter Gesundheit befinden. Seit ich anfing, Levodopa therapeutisch einzusetzen – das war im Jahr 1967 –, habe ich nur selten einen hirnchirurgischen Eingriff bei *Parkinson*patienten befürwortet. Verglichen mit den Wirkungen, die mit den seinerzeit besten Medikamenten erzielt wurden, ist die Wirkung der modernen Levodopa-Therapie so eindrucksvoll, daß eine Operation am Gehirn einfach nur noch ganz selten notwendig wird. Nur bei Patienten, die schlecht auf Levodopa ansprechen oder das Medikament aus irgendeinem Grund nicht vertragen, kann man eventuell eine stereotaktische Operation in Erwägung ziehen.

Und warum soll dann überhaupt die chirurgische Behandlung des *Parkinson*ismus diskutiert werden? Mitunter wird von der Möglichkeit der Hirnchirurgie noch Gebrauch gemacht. Sie war einmal eine wichtige Behandlung, die vor ungefähr 20 Jahren einige Publizität gewann und relativ häufig durchgeführt wurde. Viele Patienten haben sich diesem Eingriff unterzogen und wollen sich vielleicht über den derzeitigen Stand dieser Methode informieren. Überdies ist die Geschichte der verschiedenen chirurgischen Verfahren recht aufschlußreich. Immerhin erscheint es noch bemerkenswert, daß Symptome einer Gehirnkrankheit vermindert werden können, indem man absichtlich zusätzliche Schäden setzt.

Die ersten chirurgischen Bemühungen, bei *Parkinson*ismus eine Besserung zu erzielen, gehen bis in die dreißiger Jahre zurück. Bei verschiedenen destruktiven Eingriffen wurden bestimmte Regionen der Hirnrinde entfernt oder Nervenbahnen tief im Gehirn durchtrennt. Die etwas grob formulierte Vorstellung war schlicht, die motorischen Bahnen im Gehirn soweit zu beschädigen, daß Tremor und Rigor gemindert, aber keine wahrnehmbaren Lähmungen erzeugt würden. Die Ergebnisse waren dürftig und nicht vorhersagbar, und die Operationen waren relativ gefährlich. Allmählich wurden bessere Techniken entwickelt, überwiegend aus wohlüberlegtem Versuch und

Irrtum sowie der peinlich genauen Beobachtung schlechter Operationsergebnisse. Die Neurochirurg Dr. *Russell Myers*, der seinerzeit im Long Island College Hospital in New York arbeitete, machte 1939 eine interessante Entdeckung, als er einen *Parkinson*patienten operierte, der an einem Hirntumor litt. Als er einen Teil des *Corpus striatum* durchtrennte, wurden Tremor und Rigor der entgegengesetzten Körperseite plötzlich geringer. Dr. *Myers* nutzte diese zufällige Beobachtung und wiederholte das Verfahren an einigen weiteren *Parkinson*patienten. Nachdem er eine Reihe Modifikationen auf Grund der damaligen Kenntnisse der Gehirnanatomie versucht hatte, stellte er fest, daß die beste Wirkung erzielt werden konnte, wenn man ein sehr feines Bündel von Nervenfasern, die sogenannte *Ansa lenticularis* tief im Gehirn durchtrennte. Dieses Bündel ließ sich durchtrennen, ohne offensichtlich pathologische Wirkungen zu erzeugen, und das Ergebnis war eine beachtliche Minderung des Tremors und Rigors in einigen Fällen. Freilich war es äußerst schwierig, mit einem Skalpell ein kleines Faserbündel tief im Gehirn zu erreichen, ohne andere Gehirnstrukturen zu verletzen. Die Komplikationen waren schwer und häufig, und tatsächlich wurden nur wenige Operationen durchgeführt.

Viele Chirurgen versuchten weltweit, das Problem zu lösen, wie dieses dünne Faserbündel treffsicher und wirksam durchtrennt werden könnte. Als erfolgreichstes Verfahren erwies sich die Methode der sogenannten stereotaktischen Chirurgie. Die Methode war lange Zeit in der experimentellen Gehirnchirurgie an Tieren angewandt worden. Die Ärzte *Henry T. Wycis* und *Ernest Spiegel*, die am Temple University Hospital in Philadelphia arbeiteten, sowie Dr. *Hiro Narabayashi* in Tokio verfeinerten diese Methode 1948 für die Anwendung beim Menschen. Bei diesem Verfahren wird durch ein Bohrloch in der Schädeldecke eine lange Nadel ins Gehirn gesenkt. Richtung und Tiefe der Nadel werden sorgfältig aus Bezugspunkten berechnet, die auf Röntgenaufnahmen vom Kopf des Patienten lokalisiert wurden. Die Plazierung der stereotaktischen Nadel an der gewünschten Stelle war ein einfaches Problem der räumlichen oder dreidimensionalen Geometrie und konnte mit bemerkenswerter Genauigkeit vorgenommen werden. Wenn die Nadel in der richtigen Position war, konnte in ihre Spitze eine alkoholische Lösung injiziert oder ein elektrischer Strom geleitet werden, wobei ein geringfügiger Teil Hirngewebe zerstört und das Nervenfaserbündel durchtrennt wurde. *Wycis* und *Spiegel* nannten ihre Operation *Ansotomie*.

Es wurden verschiedene Techniken der stereotaktischen Chirurgie entwickelt. Am bekanntesten ist vielleicht die Kryochirurgie, die Dr. *Irving Cooper* seinerzeit am St. Barnabas Hospital in New York entwickelte. Dr. *Cooper* verwendete eine Nadel mit einem feinen Röhrensystem, durch das eine vereisende Lösung flüssigen Stickstoffs gepumpt werden konnte. Tatsächlich bestand die Wirkung buchstäblich in einer Vereisung einer kleinen Gehirnregion. Renommierte Vertreter der stereotaktischen Chirurgie wie *Mundinger* in Deutschland, *Leksell* in Schweden, *Siegfried* in der Schweiz und *Gillingham* in Schottland verwendeten Hochfrequenzströme. Mit Hilfe derartiger technischer Verfeinerungen vermochten die Spezialisten für stereotaktische Operationen den Schaden auf ein sehr kleines Volumen Hirngewebe, etwa in der Größenordnung von einigen Kubikmillimetern, zu begrenzen. Die einzelnen Chirurgen wählten verschiedene Zielpunkte, aber alle operierten am gleichen Nervenfaserbündel. Manche Chirurgen durchtrennten es am Ursprung, andere mehr in der Mitte und andere an seinem Ende. Als wahrscheinlich bestes Ziel stellte sich der Endpunkt des dünnen Faserbündels heraus, das *Myers* 1939 identifiziert hatte. Dieser Punkt befindet sich im Bereich eines tiefliegenden Gehirnkerns, des *Thalamus* oder Sehhügels. Die stereotaktische Operation, bei der dieser Teil des Thalamus zerstört wird, bezeichnet man daher als *Thalamotomie*.

Viele Tausende von Patienten wurden weltweit in Spezialkliniken nach dieser Methode operiert. Obgleich die Operationen in den meisten Fällen den Tremor und den Rigor einseitig wirkungsvoll verminderten, lösten sie nichtsdestoweniger scharfe Kontroversen aus. Niemand konnte befriedigend erklären, warum die Operationen halfen. Viele nachdenkliche Ärzte störte die Vorstellung, eine Krankheit, deren Symptome eine kaum begriffene Fehlfunktion des Gehirns anzeigten, zu behandeln, indem sie das Gehirn verletzten und eine weitere Funktionsänderung verursachten, die ebenfalls kaum begriffen war. Die Gehirnchirurgie konnte das weitere Voranschreiten der *Parkinson*schen Krankheit weder verhindern noch verlangsamen und besserte nicht einmal alle Symptome; in der Hauptsache wurden Tremor und Rigor unterdrückt. Überdies mußte die Operation zweimal durchgeführt werden, einmal für jede Körperseite, wenn die Symptome beidseitig gebessert werden sollten. Und wenn beide Seiten operiert wurden, waren Komplikationen häufiger.

Das größte Risiko der stereotaktischen Gehirnchirurgie war die Möglichkeit, daß die blind durch das Gehirngewebe auf den gewünschten Zielpunkt geführte Nadel ein Blutgefäß verletzen und dadurch eine Hirnblutung oder einen Gehirninfarkt erzeugen könnte. Die Folge wäre nämlich ein »Schlaganfall«. Es gab auch einige Schwierigkeiten, weil die Standardvermessungen nicht für alle Individuen zutrafen und folglich die Nadel wenige Millimeter neben den Zielpunkt plaziert werden konnte. Das hatte gelegentlich eine Schwäche des Armes oder Beins zur Folge, und bei manchen Patienten brachte die Operation keine merkliche oder bleibende Besserung des Tremors.

In den Händen erfahrener Neurochirurgen waren die Ergebnisse im allgemeinen recht gut und die Risiken relativ gering. Das Risiko, an den Folgen der Operation zu sterben, betrug weniger als 1 %. Das Risiko einer bleibenden einseitigen Schwäche der Hand oder des Beins lag bei 2 bis 3 %. Tremor und Rigor wurden in 70 bis 80 % der Fälle deutlich gebessert. Weniger gut waren die Ergebnisse, wenn die zweite Körperseite operiert wurde. Besonders störend war die Entwicklung von verwaschener Sprache und von Schluckschwierigkeiten nach der zweiten Operation. Diese Folgen zeigten sich bei 15 bis 20 % der Patienten, die zweimal operiert wurden.

Um die Gefahren zu verkleinern, waren die Chirurgen sehr vorsichtig bei der Auswahl der Patienten, die operiert werden sollten. Es überrascht nicht, daß die besten Ergebnisse bei jungen Patienten erzielt wurden, deren Symptome sich überwiegend auf eine Seite beschränkten und die in gutem Allgemeinzustand waren. Komplikationen traten häufiger bei Älteren und speziell bei Patienten auf, die hohen Blutdruck, Diabetes, Arteriosklerose, Herzleiden oder andere Störungen hatten, die das allgemeine Befinden beeinträchtigen. Außerdem wurde festgestellt, daß Patienten mit schwerer Akinese nicht so oft von der Operation profitierten wie solche, die nur unter Tremor und Rigor litten. Gleichgewichtsstörungen beim Gehen wurden nicht gebessert, sondern manchmal verschlimmert. Die Sprachbehinderung wurde durch die Operation nicht gebessert. Bei Patienten mit schwerem Verlauf der *Parkinson*schen Krankheit war die Wahrscheinlichkeit einer Besserung gering.

Mit zunehmender Erfahrung engten die Neurochirurgen, die sich auf diese Operationsmethode spezialisiert hatten, die Kriterien der Auswahl ihrer Patienten für die Operation ein. Schließlich wurden die Kriterien so streng, daß sogar die operationsfreudigsten und begeistertsten Chirurgen nur etwa 10 % *Parkinson*patienten fanden, für die eine Operation in Frage kam. Bei den übrigen 90 % hielt man die Gefahren der Operation für zu groß und die Chancen einer wirklichen Besserung für zu gering. Für viele Patienten und ihre Ärzte war also die stereotaktische Chirurgie trotz ihrer großen Publizität ziemlich enttäuschend.

Die stereotaktische Chirurgie hat unstrittig vielen Patienten geholfen, und mitunter waren ihre Ergebnisse spektakulär. Die Eingriffe wurden unter örtlicher Betäubung vorgenommen, so daß der Patient während der ganzen Prozedur wach war. Viele Patienten beschrieben mit Staunen und Ehrfurcht, wie sie sich fühlten, als der Tremor während des chirurgischen Eingriffs plötzlich aufhörte. Einen ausgezeichneten subjektiven Bericht gab die berühmte Photojournalistin *Margaret Bourke White*. Sie schrieb Zeitschriftenartikel und später ein Buch über ihre Erfahrungen mit der *Parkinson*schen Krankheit und über ihre Operation.

Die Publizität dieser Operationen infolge solcher persönlicher Berichte war häufige Ursache von Enttäuschungen bei den vielen Patienten, die für eine Operation ungeeignet waren. Bei ihnen waren durch unkritische Berichte, die häufig in der Laienpresse und in Fernsehdokumentationen erschienen, Hoffnungen auf eine Wunderheilung geweckt worden. Manchmal konnten sie nicht verstehen, warum ihnen nicht zu helfen war. Viele Patienten, die operiert worden waren und bei denen sich Tremor und Rigor sehr gebessert hatten, waren ebenfalls enttäuscht, als ähnliche Symptome ein paar Jahre später in den Gliedmaßen der Gegenseite auftraten. Sie hatten geglaubt, daß die Operation die Krankheit heilen oder zumindest ihr Fortschreiten aufhalten würde. In Wirklichkeit war aber die stereotaktische Chirurgie nichts weiter als eine symptomatische Behandlung des Tremors und des Rigors. Sie war nicht spezifisch für die *Parkinson*sche Krankheit und konnte diese Symptome auch bei anderen Krankheitsbildern mildern.

Was wir als chirurgische Ära in der Behandlung des *Parkinson*ismus bezeichnen könnten, ging zu Ende, als zwischen 1967 und 1970 die Therapie mit Levodopa eingeführt wurde. Viele Spezialisten für stereotaktische Eingriffe gaben die Operation ganz auf. Einige blieben dabei, hauptsächlich, weil sie das Verfahren bei anderen Erkrankungen anwenden. In einigen neurochirurgischen Klinikzentren kann es vorkommen, daß man Patienten, die trotz Behandlung mit Levodopa noch einen Tremor haben, zur Operation rät. Die Zahl der Patienten, denen die Operation empfohlen wird und die bereit sind, sich ihr zu unterziehen, ist verschwindend gering.

Es gibt noch ein paar Ausnahmefälle, in denen die Operation gerechtfertigt scheint. Ein Beispiel dafür ist Frau S., eine meiner langjährigen Patientinnen. Diese liebenswerte Dame, die inzwischen Mitte 70 ist, konsultierte mich zum ersten Mal im Alter von 55 Jahren wegen eines leichten Tremors in der linken Hand und im linken Fuß. Dieser störte sie weder im Privatleben noch in ihrem Beruf als Kassiererin, und sie lehnte eine Gehirnoperation ab, obwohl die damals verfügbaren Medikamente den Tremor nicht merklich verminderten. Als dann Levodopa in den Handel kam, behandelte ich sie damit. Der Tremor verschwand, aber an seine Stelle traten ständige unwillkürliche Zuckungen der linken Hand und des linken Fußes, was Frau S. genau so widerwärtig fand wie den Tremor. Nachdem wir verschiedene Dosierungs- und Einnahmeschemata ausprobiert hatten, gab Frau S. schließlich die Levodopa-Behandlung auf und kehrte zu ihren früheren Medikamenten zurück. Die unwillkürlichen Bewegungen hörten auf, und der Tremor stellte sich wieder ein wie vor dem Versuch mit Levodopa. Nachdem nun 20 Jahre seit dem ersten Auftreten des Tremors vergangen sind, hat sie immer noch keine anderen Symptome als den Tremor in Hand und Fuß der linken Körperseite. Mit den Jahren hat sich der Zustand etwas verschlechtert, und manchmal ist auch das Kinn betroffen, aber Frau S. hat keinen rechtsseitigen Tremor und kein anderes Symptom der *Parkinson*schen Krankheit. Mit 70 Jahren zog sie sich aus dem Berufsleben zurück, und seitdem führt sie ein glückliches und erfülltes Leben und tut viele

Dinge, von denen sie in den Jahren ihrer Berufstätigkeit immer geträumt hatte. Sie lehnt weiterhin eine Gehirnoperation ab, obwohl bei ihr sehr gute Chancen bestehen, daß ihr Tremor operativ beseitigt werden könnte.

Frau S. veranschaulicht eine wichtige Grenze der stereotaktischen Chirurgie zur Behandlung der *Parkinson*schen Krankheit. Das eine Symptom, das unabhängig von seiner Ursache durch die Operation gebessert werden kann, ist der Tremor, aber Patienten, die nur einen Tremor und keine anderen Symptome haben, legen selten Wert darauf, sich am Gehirn operieren zu lassen. Erst im späteren Verlauf der *Parkinson*schen Krankheit, wenn die Bewegungen verlangsamt sind, das Gleichgewicht gestört ist, das Gehen schwerfällt und andere, lästigere Symptome auftreten, sind die Patienten bereit, sich einer Hirnoperation zu unterziehen. Diese schwereren Symptome werden aber leider durch die stereotaktische Operation nicht merklich gebessert und können sogar schlimmer werden. Wenn also die Patienten wirklich Hilfe brauchen, ist die Operation nicht wirksam. Obwohl ich glaube, daß die Operation Frau S. geholfen hätte, wenn sie bald nach ihrer ersten Konsultation bei mir durchgeführt worden wäre, kann ich nicht mit ihr über ihre Entscheidung streiten. Das war ihre Angelegenheit, und sie ist heute noch überzeugt, daß sie sich richtig entschieden hat.

Transplantation Dopamin-bildender Zellen

Die vergangenen zehn Jahre haben bei der chirurgischen Behandlung der Parkinson-Krankheit insoweit eine Wende gebracht, als man versuchte, Dopamin-bildende Nervenzellen in den Streifenkörper zu transplantieren. Es hatte sich herausgestellt, daß man Nervenzellen, die Dopamin, Adrenalin und Noradrenalin bilden, von einem Versuchstier auf ein anderes oder von der Nebenniere auf das Gehirn des gleichen Tieres übertragen kann. Die transplantierten Zellen scheinen darüber hinaus imstande zu sein, langdauernde Wirkungen hervorzubringen, unter anderen die, einen experimentell erzeugten *Parkinson*ismus bei Ratten und bei verschiedenen Affenarten zu beseitigen. Zur Transplantation wird das Nervengewebe in den Hirnventrikel am Streifenkörper eingebracht oder direkt in diesen injiziert. Am wirksamsten sind Transplantate aus embryonalem Hirngewebe.

Theoretisch müßte eine derartige Gewebeübertragung auch beim Menschen möglich sein. Tatsächlich haben zwischen 1981 und 1984 Wissenschaftler am Karolinska Institut in Stockholm, Schweden, bei vier Patienten versucht, Nebennierengewebe ins Gehirn zu transplantieren. Die nach mehreren Monaten beobachtete Wirkung auf die *Parkinson*symptomatik war minimal. Daraus schlossen die Wissenschaftler, daß dieser therapeutische Weg nicht das brachte, was man erhofft hatte, und gaben die Transplantation von Nebennierengewebe wieder auf. Daraufhin befaßten sie sich mit der Möglichkeit, fetale menschliche Gehirnzellen zu übertragen, und erforschten während einiger Jahre die Probleme der Transplantation fetaler Zellen in Tierversuchen.

In der Zwischenzeit berichtete aus Mexiko der Neurochirurg Dr. *Ignacio Madrazzo* über dramatische Besserungen bei einer kleinen Anzahl von Patienten, denen er Nebennierengewebe transplantiert hatte. Ein Jahr danach versuchten einige amerikanische Chirurgen, ebenfalls nach *Madrazzos* Methode zu operieren. Sie vermuteten, daß die besseren Ergebnisse des mexikanischen Kollegen auf kleinen Unterschieden der Operationstechnik beruhten, doch innerhalb eines Jahres etwa zeigte sich, daß die erzielte Besserung minimal war. Außerdem gab es eine erhebliche Zahl ernster Komplikationen, einige mit Todesfolge. Bei der Obduktion mehrerer dieser Fälle stellte sich heraus, daß die Nebennierentransplantate nicht angegangen waren. Die Pathologen fanden am Ort der Implantation eine Masse abgestorbener und absterbender Nebennierenzellen, die von entzündlichen Zellen umgeben waren.

Sowohl die anfänglichen Erfolgsmeldungen als auch die anschließende Enttäuschung fanden große Beachtung in den Medien. Es überrascht nicht, daß die Operationen aufhörten. Die Amerikanische Akademie für Neurologie und andere Standesorganisationen forderten, so lange keine Transplantationen durchzuführen, bis die Ergebnisse sicher abgeschätzt werden könnten. Tatsächlich scheinen einige Patienten von diesen Eingriffen profitiert zu haben, obwohl die Transplantate nicht überlebt hatten. Über die Gründe dafür ist viel spekuliert worden.

Es war schon seit langem bekannt, daß geschädigtes Gehirngewebe und bestimmte entzündliche Zellen chemische Faktoren freisetzten, die das Wachstum von Nervenzellfasern stimulieren. Man hat die Hypothese aufgestellt, daß vielleicht ein derartiger »trophischer« Faktor das Aussprossen von Dopaminfasern bei den operierten *Parkinson*patienten stimuliert haben könnte. Welche Faktoren verantwortlich sein könnten, muß noch geklärt werden. Ob dies zu einer neuen Form der Behandlung führen könnte, bleibt derzeit Gegenstand der Spekulation und Aufgabe künftiger Forschung.

Transplantation von fetalem Gewebe

Die schwedischen Forscher nahmen ihre Transplantationsversuche am Menschen schließlich gründlich und methodisch wieder auf, indem sie Hirnzellen von menschlichen Feten verwendeten. 1987 operierten sie einen Patienten, 1988 einen weiteren. Einen ausführlichen Bericht über ihre Ergebnisse bei diesen beiden ersten mit fetalen Transplantaten versorgten Patienten publizierten sie 1989. Fünf bis sechs Monate nach dem Eingriff wurden minimale Besserungen registriert. Einen dritten Patienten operierte das schwedische Team 1989 und berichtete Anfang 1990 in der Zeitschrift *Science* über die Ergebnisse. Bei diesem dritten Patienten war der Operationserfolg nach etwa fünf Monaten schon deutlicher. Dieses bessere Ergebnis führten die Chirurgen auf eine schonendere Operationstechnik zurück, so verwendeten sie zum Beispiel eine kleiner kalibrierte Nadel, um die Transplantatzellen in den Streifenkörper zu injizieren.

Mehrere andere Chirurgenteams haben ebenfalls versucht, fetales Hirngewebe zu transplantieren, über die Ergebnisse aber noch nicht ausführlich in wissenschaftlichen oder medizinischen Zeitschriften berichtet. Derzeit bleiben solche Gehirntransplantate eine experimentelle Behandlung in einem frühen Entwicklungsstadium. Noch hat das Verfahren beim Menschen kein befriedigendes Resultat erbracht, aber die weitere Erprobung könnte zu zusätzlichen Verbesserungen führen. Somit ist es durchaus denkbar, daß das Verfahren eines Tages hinreichend zuverlässig und wirksam sein könnte, um bei bestimmten Patienten zur anerkannten Therapie zu werden.

Allerdings sind damit auch schwierige ethische Fragen verbunden, unter anderem irritierende sittliche Bedenken im Zusammenhang mit der Verwendung von lebendem fetalem Gewebe. Verschiedene wissenschaftliche und Standesorganisationen haben Richtlinien zur Beschaffung, Handhabung und Verwendung menschlichen Fetalgewebes formuliert. Dabei orientierten sie sich an den Richtlinien, die im Laufe von Jahren für menschliche Organtransplantationen entwickelt wurden, allerdings kann man die Verwendung frischen Fetalgewebes streng genommen nicht mit Organentnahmen aus Hirntoten oder Leichen vergleichen. Es besteht die begründete Befürchtung, daß Schwangerschaften eigens für diesen Zweck herbeigeführt würden und eine Industrie entstehen könnte, die den Bedarf an Fetalgewebe decken würde. Da Fetalgewebe von abgetriebenen Feten gewonnen wird, werden viele den Ansatz überhaupt moralisch untragbar finden. Weitere sittliche Bedenken betreffen die Möglichkeit, daß Persönlichkeit und Charakter des Empfängers durch ein Transplantat verändert werden könnten. Wird der Patient er selbst bleiben? Denkt man an die Erfahrungen mit der relativ undifferenzierten Psychochirurgie vor etwa fünfzig Jahren zurück, dann muß man sich fragen, ob es moralisch zu rechtfertigen ist, eine derartige menschliche Chimäre zu erzeugen.

Einige der ethischen und moralischen Fragen zur Verwendung fetaler Zellen werden sich vielleicht eines Tages umgehen lassen, wenn es gelingt, entsprechende Zellen in vitro zu züchten, aber davon sind wir sicherlich meilenweit entfernt. Und in der Zwischenzeit müssen noch viele technische Aspekte des Transplantationsverfahrens weiter erforscht werden. Die schwedischen Chirurgen kombinierten Gewebe aus vier verschiedenen Feten, um für den jeweiligen Patienten über genügend Zellen zur Transplantation verfügen zu können. Die größere Zahl von Spendern für einen Empfänger würde jedoch, so glaubte man, das Abstoßungsrisiko von seiten des Immunsystems des Patienten erhöhen. Um dieses Risiko zu verringern, wurden die Patienten genauso wie die Empfänger von Herz- oder Nierentransplantaten mit Immunsuppressiva behandelt. Noch kann niemand sagen, wie lange und in welchem Umfang die Immunsuppression erfolgen muß. Im übrigen sind die Risiken einer Langzeitimmunsuppression bei diesen Patienten noch nicht gänzlich geklärt.

Bei Patienten, denen eine Niere oder ein Herz transplantiert wurde, können Abstoßungsreaktionen entdeckt und behandelt werden, aber bei Hirnzellentransplantierten tappt der Chirurg im dunkeln, ob das Transplantat überlebt und anwächst oder ob es abstirbt und abgestoßen wird. Tatsächlich bleibt ungewiß, während ich dies schreibe, ob die verzögert eintretende Besserung selbst beim dritten der mit Fetalzellentransplantaten behandelten schwedischen Patienten tatsächlich das Überleben der Dopamin-bildenden Fetalzellen spiegelt oder aber die Freisetzung der trophischen Faktoren wie bei den Patienten mit Nebennierentransplantaten.

Herz- und Nierentransplantationen sind lebensrettende Eingriffe bei Patienten, die andernfalls in absehbarer Zeit sterben müßten. Auch wenn viele Patienten Komplikationen erleiden oder letztendlich gar an Komplikationen der Immunsuppression sterben, stellt eine durchschnittliche Lebensverlängerung um vier bis fünf Jahre doch eine sehr beachtliche Leistung dar. Dagegen befindet sich der *Parkinson*kranke nicht in einer lebensbedrohlichen Situation, und es ist nicht erwiesen, daß eine Transplantation von Gehirnzellen sein Leben verlängern wird. Ganz klar ist, daß die bisherigen Transplantationen keine Verbesserung der Lebensqualität erbrachten, die das damit verbundene hohe Risiko rechtfertigen würde. Selbst wenn mit künftigen Verbesserungen die Transplantate die Lebensqualität wesentlich steigern könnten, wird es schwierig bleiben, eine informierte Entscheidung darüber zu treffen, ob die in einem gegebenen Fall erwartete Besserung die Risiken aufwiegen kann.

Auch in der ferneren Zukunft wird die Transplantation von Gehirnzellen eine experimentelle Therapie der Parkinson-Krankheit bleiben. Selbst wenn Gesellschaft und biologisch-medizinische Wissenschaft sämtliche oben erläuterten Probleme in den nächsten ein oder zwei Dekaden lösen könnten, werden wahrscheinlich nur wenige ausgewählte Patienten für eine Transplantation von Gehirnzellen in Frage kommen. Die enormen Kosten des riesigen technologischen und wissenschaftlichen Aufwandes, der nötig ist, um ein Transplantationsprogramm zu realisieren, wird die Hirngewebetransplantation auf wenige Klinikzentren konzentrieren. Regierungsvertreter und Krankenversicherungen werden fragen, ob mit derartigen Verfahren ein sinnvoller Gebrauch von ihren Geldern gemacht wird.

Ich halte es für sehr wahrscheinlich, daß es eines Tages neue Erkenntnisse und neue Behandlungen geben wird, deren Ergebnisse die durch Transplantate erreichbaren Besserungen übertreffen werden. So war es auch bei der in den fünfziger und sechziger Jahren praktizierten Thalamotomie: Nachdem das Verfahren über das experimentelle Stadium hinaus entwickelt war, erwies sich, daß es nur für eine geringe Zahl von Patienten in Frage kam, und bald wurde es durch eine auf Grund neuer Erkenntnisse entwickelte medikamentöse Therapie ersetzt.

11.
Überlegungen zur Ernährung

Fehlernährung kann zu – sogar schwerwiegenden – Störungen im Nervensystem führen. Hierzu zählen verschiedene Lähmungen, Sensibilitätsverlust, Koordinationsstörungen, Krämpfe und geistige Verwirrtheit. Niemals aber hat falsche Ernährung einen *Parkinson*ismus verursacht. Es ist kein Nährstoffmangel bekannt, der für *Parkinson*ismus verantwortlich oder charakteristisch wäre. Ebenso wenig sind, abgesehen von Levodopa, Nahrungsmittel oder besondere Nährstoffe, Vitamine oder Mineralien bekannt, die eine therapeutische Wirkung hätten. Folglich gibt es keine diätetische Behandlung. Im Gegensatz zu dem, was man vielleicht in Zeitschriftenartikeln oder volkstümlichen Büchern über Ernährung liest, gibt es keine Diät oder Ernährung, die die Symptome der *Parkinson*schen Krankheit oder andere Parkinsonismusformen günstig beeinflußt.

Der beste diätetische Rat für Menschen mit *Parkinson*scher Krankheit ist, so normal wie möglich zu essen. Die Patienten sollen für ihr allgemeines Wohlbefinden sorgen und einen ausgewogenen Speiseplan mit Obst, Gemüse, ausreichend Eiweiß (Protein), Ballaststoffen und Getreideerzeugnissen befolgen.

Da *Parkinson*patienten allgemein zu Darmträgheit neigen, ist besonders darauf zu achten, daß genügend Ballaststoffe und natürliche Abführmittel zugeführt werden. Vielen Patienten hilft es, wenn sie regelmäßig Dörrpflaumen oder Feigen essen. Ballaststoffe und »faserreiche« Nahrungsmittel sind besonders nützlich, weil sie die Kotmenge vermehren. Patienten mit einer Neigung zu kleinen, harten, steinartigen Exkrementen sollten sich außerdem bemühen, mehr Flüssigkeit zu sich zu nehmen. Selbst wenn man nicht durstig ist, sollen regelmäßig vier bis acht Gläser Flüssigkeit täglich getrunken werden. Die Beachtung dieser einfachen bekannten und wirksamen Regeln kann den Bedarf an Laxanzien merklich verringern. Bedauerlicherweise scheinen viele Patienten lieber auf Abführmittel zurückzugreifen, als diese mehr natürlichen Methoden zu befolgen. Deshalb findet man die besten Ergebnisse bei Patienten, die einen engagierten Ehepartner haben, der sie ermutigt, dauernd erinnern und notfalls auch ausschimpfen kann.

Wir erwähnten bereits, daß eine eiweißreiche Mahlzeit, z. B. ein herzhaftes Steak, die Resorption von Levodopa vermindert. Nimmt man Levodopa nach einer solchen Mahlzeit ein, dann wird es schlecht resorbiert, und die therapeutische Wirkung kann verringert sein. Manche Diätfachleute empfehlen, daß die Patienten eine übermäßige Proteinzufuhr vermeiden und sich mit der diätetisch empfohlenen Tagesmenge von 56 g für Männer und 46 g für Frauen begnügen sollen. Das ist eine sehr geringe Proteinmenge – weniger noch als in einem (amerikanischen) Viertelpfund-Hamburger enthalten ist.

Die Eigenschaft von Protein, mit der Levodopa-Therapie in eine Wechselbeziehung zu treten, weist darauf hin, daß eine proteinarme Ernährung nützlich sein könnte. In der Tat wurden solche Diäten als mögliche Ergänzung zur Levodopa-Therapie untersucht, und die Ergebnisse besagen klar: Levodopa wird bei proteinarmer Ernährung wesentlich besser resorbiert, und zwar so gut, daß Überdosierungserscheinungen auftreten können, wenn die Dosis nicht herabgesetzt wird. Beim proteinarm ernährten Patienten ergibt eine niedrigere Dosis den gleichen Blutspiegel und die gleichen Wirkungen wie eine höhere Dosis beim Patienten, der normale Kost zu sich nimmt. Leider sind die Ergebnisse in anderer Beziehung ähnlich. Die proteinarme Ernährung scheint keine augenfälligen Vorzüge zu bieten. Vor einiger Zeit hat Dr. *Jonathan Pincus* von der Medizinischen Fakultät der Georgetown University in Washington DC für Patienten mit On-off-Phänomen eine Diät empfohlen, bei der die Eiweißzufuhr mit der Abendmahlzeit erfolgt. Die Diät mildert die »off«-Episoden tagsüber. Manche Patienten sind damit ganz zufrieden, aber nach meiner Erfahrung ist der Nutzen minimal, und die Patienten sind diese Ernährungsweise nach ein, zwei Monaten leid.

Am besten ist es, die Dosierung an der gewohnten Ernährungsweise des Patienten auszurichten, die aber dann beibehalten werden muß. Die Mahlzeiten sollen zu festen Zeiten eingenommen werden. Gastronomische Exzesse sind zu meiden.

Es besteht kein Anlaß, alkoholische Getränke in normalen Mengen zu verbieten. Wer gewohnt ist, zum Essen ein Glas Wein zu trinken, braucht diese Gewohnheit nicht aufzugeben. Patienten, die abends oder bei Geselligkeiten gern ein Glas Bier oder einen Cocktail trinken, müssen auf dieses Vergnügen nicht verzichten. Die Parole heißt hier Mäßigkeit und Vernunft. Exzesse sollten mit Bedacht gemieden werden.

Seltsamerweise scheint Alkoholismus bei *Parkinson*kranken sehr selten vorzukommen. Irgendetwas bei der *Parkinson*schen Krankheit scheint gegen dieses nur zu häufige Laster zu schützen. Der Grund dafür ist nicht bekannt.

Da in unserer Zeit Diäten, »Megavitamine«, »biologische« Lebensmittel, Naturkostläden und Reformhäuser sehr verbreitet sind, scheinen ein paar Worte über diese Ernährungsweisen bei *Parkinson*ismus angebracht. Ganz allgemein ist es unbedenklich, daß der *Parkinson*patient den heutigen beliebten Diätrummel mitmacht, wenn er oder sie das wünscht. Man sollte sich aber keine Hoffnungen machen, daß solche Nahrungsmittel oder Megavitamine die Krankheit beeinflussen könnten. Manche Diät mag »gut« sein, insofern sie nahrhaft und deshalb »gut« für jedermann ist, aber nicht speziell für *Parkinson*kranke.

Vitamine sind Substanzen, die der Körper in winzigen Mengen oder in »Spuren« braucht. Ein Mangel an den bekannten Vitaminen kann zu ernsthaften Störungen führen. Für jedes Vitamin sind spezifische Mangelerkrankungen bekannt: Skorbut entsteht durch Mangel an Vitamin C, Beriberi durch Mangel an Vitamin B_1, Rachitis durch Mangel an Vitamin D usw. Wenn der *Parkinson*kranke keinen Vitaminmangel hat und sich vernünftig ernährt, ist die zusätzliche Einnahme von Vitaminen sinnlos. Entgegen dem Volksglauben geben die Vitamine keinen »Schwung« oder Energie oder Kraft. Sie werden als eine Art Versicherung gegen eventuellen Vitaminmangel infolge schlechter Ernährungsgewohnheiten eingenommen. Wahrscheinlich ist es eine vernünftige Idee, daß ältere Menschen allgemein jeden Tag eine Multivitamintablette einnehmen sollen, zumal sie oft wenig essen. Bei *Parkinson*kranken gibt es nichts Spezifisches, was sie für einen Vitaminmangel anfällig macht. Freilich gibt es eine interessante Geschichte über das Vitamin B_6 (Pyridoxin) und *Parkinson*ismus, die hier doch kurz erwähnt werden soll.

Die Sache mit dem Pyridoxin

Kurz nach seiner Entdeckung um 1938 wurde das Vitamin B_6 zur Behandlung des *Parkinson*ismus empfohlen. Es erwies sich als unwirksam, und 1950 befragte der Pharmazeutische Rat des Amerikanischen Ärzteverbandes (American Medical Association) führende Experten zu diesem Thema und stellte fest, daß Pyridoxin zur Behandlung des *Parkinson*ismus ungeeignet war. Nun wird aber Pyridoxin bekanntlich für die optimale Funktion des Enzyms benötigt, das im Körper die chemische Umwandlung von Dopa zu Dopamin regelt. Aus diesem Grund erwachte das Interesse an Pyridoxin erneut, als sich herausstellte, daß bei *Parkinson*scher Krankheit ein Mangel an Gehirndopamin vorliegt. Nun wurde Pyridoxin versuchsweise in hohen Dosen zur Behandlung des *Parkinson*ismus verabreicht: so um 1000 mg als Tagesdosis, also ungefähr das Tausendfache der als Nahrungsbestandteil empfohlenen normalen Tagesmenge. Wieder war keine Wirkung zu beobachten. Nichtsdestoweniger vertreten einige Ernährungsfachleute immer noch die Auffassung, daß Pyridoxin für *Parkinson*kranke gut ist, und daher empfehlen sie, pyridoxinreiche Lebensmittel in den Speiseplan aufzunehmen. Hierzu gehören Weizenkeime, Kleie, Bierhefe, Tomaten, Leber und Sojabohnen. Bierhefe ist sehr reich an Vitamin B_6 und wurde *Parkinson*patienten empfohlen. Diese Lebensmittel kann jeder problemlos genießen, und *Parkinson*patienten dürfen sicher herzhaft zugreifen. Dennoch wurde bisher noch nie ein Beweis vorgelegt, daß es den Patienten, die solche Nahrungsmittel zu sich nehmen, besser ginge als anderen Patienten, die darauf verzichten. Da Pyridoxin sich sogar in weit höheren als den in Lebensmitteln enthaltenen Mengen bei der Behandlung des *Parkinson*ismus als unwirksam erwiesen hat, ist es wohl unwahrscheinlich, daß Lebensmittel mit einem hohen Gehalt an Vitamin B_6 hilfreich wären.

In der ersten Zeit verabreichten forschende Ärzte Levodopa zusammen mit Pyridoxin in der Hoffnung, dadurch den Abbau zu Dopamin zu beschleunigen. Dieses Vorgehen schien aber keinen Vorteil zu bringen, sondern erwies sich zur allgemeinen Überraschung sogar als nachteilig. Es wurde nämlich festgestellt, daß zusätzliche Pyridoxingaben alle Wirkungen von Levodopa aufhoben.

Bei Patienten, die auf Levodopa gut ansprachen und »therapeutisch« Vitamintabletten mit hohem Pyridoxinanteil nahmen, kehrten innerhalb von einer bis zwei Wochen allmählich die *Parkinson*symptome zurück, als würde Levodopa nicht mehr wirken. Wenn sie die Einnahme der Vitaminpillen abbrachen, wurde Levodopa nach und nach wieder wirksam.

Diese Wirkung des Pyridoxins auf die Levodopa-Behandlung beruht darauf, daß bei Anwesenheit anormaler Mengen des Vitamins das Enzym, das Levodopa in Dopamin umwandelt, viel schneller wirkt. Alles wird zu Dopamin abgebaut, bevor dieses in das Gehirn gelangen kann. Dopamin aber kann leider nicht ins Gehirn eindringen und die Dopaminzellen in der *Substantia nigra* erreichen.

Patienten, die mit Levodopa behandelt werden, sollten selbstverständlich vermeiden, Pyridoxin oder Multivitaminpräparate »therapeutisch« zu nehmen, die mehr als den täglichen Mindestbedarf an Pyridoxin enthalten. Der Bedarf an Vitamin B_6 ist nicht genau bekannt, man empfiehlt aber 0,5 bis 1,0 mg täglich. Diese Dosis hat keinen nachteiligen Einfluß auf die Levodopa-Therapie, wohl aber 10, 15 oder 20 mg täglich. Wenn ein Patient aus irgendwelchen Gründen »therapeutische« Vitamindosen einnehmen soll, kann der Arzt ihm die gewünschten Vitamine ohne Pyridoxin zusammenstellen. In den USA gibt es die Arzneispezialität Larobec®, die *mit Ausnahme von Pyridoxin* alle Vitamine in therapeutischen Dosen enthält. Dieses Präparat wurde eigens für Patienten entwickelt, die mit Levodopa behandelt werden.

Als die Umkehrung der Levodopa-Wirkung durch Pyridoxin bekannt wurde, empfahlen manche Ärzte, die Patienten sollten pyridoxinreiche Nahrungsmittel *meiden*. Diäten und Listen mit den zu meidenden Nahrungsmitteln wurden zusammengestellt und verbreitet. Vielleicht enthalten Weizenkeimkonzentrate genügend Pyridoxin, um zumindest teilweise dem günstigen Effekt von Levodopa entgegenzuwirken. Abgesehen von dieser Ausnahme besteht jedoch kein Grund, bestimmte Nahrungsmittel wegen ihres Pyridoxingehaltes zu meiden. Normale Kost enthält nicht genügend Pyridoxin, um den Stoffwechsel von Levodopa signifikant zu beeinträchtigen. Angesichts dieser Tatsache scheint es keinen zwingenden Grund zu geben, das ungewisse Risiko der Erzeugung eines Pyridoxinmangels einzugehen.

Das Medikament Carbidopa, das wir im 7. Kapitel besprachen, hat eine dem Pyridoxin entgegengesetzte Wirkung: Es hemmt das Enzym, das Levodopa zu Dopamin abbaut. Glücklicherweise gelangt es nicht ins Gehirn. Wenn das der Fall wäre, würde es nämlich die Bildung von Dopamin im Gehirn und damit die günstige Wirkung der Levodopa-Therapie verhindern.

Infolge seiner Wirkung müßte Carbidopa bei *Parkinson*ismus die Umkehrung der Levodopa-Wirkung durch Pyridoxin aufheben – und das ist tatsächlich der Fall. Daher können Patienten, die mit Carbidopa plus Levodopa (Nacom®) behandelt werden, alles essen, worauf sie Lust haben, und alle Vitamine schlucken, die sie möchten, ohne daß sie die Pyridoxin-Interaktion riskieren. Allerdings ist eine Mahnung zur Vorsicht angebracht: Der Schutz gegen die Pyridoxin-Interaktion ist nicht immer vollständig. Deshalb wird es also doch vernünftig sein, »therapeutische« Gaben oder »Megadosen« von Vitamin B_6 zu meiden, es sei denn, sie würden wirklich benötigt und vom Arzt verordnet. Zum Glück gibt es nur wenige Indikationen für eine Behandlung mit hohen Dosen Vitamin B_6.

Vitamin C

Seit Professor *Linus Pauling* feststellte, daß Ascorbinsäure (Vitamin C) sich für die Erkältungsprophylaxe eignet, erfreut sich das Vitamin eines guten Rufs als Mittel zur Vorbeugung und Behandlung von Erkältungskrankheiten. Sehr hohe Dosen (Megadosen) wurden angewandt: einmal oder mehrmals täglich Tabletten zu 0,5 oder 1,0 g. Ob Vitamin C zur Vorbeugung von Erkältungen wirksam ist, braucht uns hier nicht zu beschäftigen. Es gibt aber theoretische Gründe für die Vermutung, daß Vitamin C die Levodopa-Behandlung beeinträchtigen könnte. In der Praxis ist nur ein ganz geringfügiger Einfluß festzustellen, den man durch eine leichte Erhöhung der Levodopa-Dosierung überwinden kann. Es gibt anscheinend keinen Grund, warum *Parkinson*kranke kein Vitamin C in vernünftigen Dosen einnehmen sollten. Es kann z. B. benutzt werden, um bei Blaseninfektionen den Harn anzusäuern.

Vitamin E (alpha-Tocopherol)

Vitamin E wird allenthalben bei unendlich vielen Krankheitsbildern als nützlich gepriesen. Die große Zahl der angeblichen Indikationen weist darauf hin, daß es bei keiner wirksam ist. In den vergangenen Jahren wurde vor allem berichtet, daß es besonders die im Schlaf auftretenden schmerzhaften Beinkrämpfe (nächtliche Krämpfe) lindert. Ich habe vielen *Parkinson*patienten, die über Krämpfe in den Beinen klagten, Vitamin E verordnet und muß leider sagen, daß es in keinem Fall zu helfen schien. Manchmal glaubten die Patienten, es helfe ihnen, hörten aber nach einer gewissen Zeit mit der Einnahme auf. Manche Patienten klagten, es mache sie schwindlig und müde.

Soweit wir wissen, ist Vitamin E relativ harmlos. Es besteht offenbar kein Anlaß, es einem Patienten zu verbieten, wenn er glaubt, daß es ihm hilft. Die empfohlene Dosis ist 1 Tablette zu 400 IE (= internationale Einheiten) abends vor dem Zubettgehen. Höhere Dosen können die Resorption von Vitamin A beeinträchtigen. Vor einiger Zeit wurde nachgewiesen, daß Vitamin-E-Mangel die für Patienten mit chronischer Malabsorption typische Schädigung der peripheren Nerven verursacht. Zu den Symptomen gehören Schwäche in den Beinen und Gangunsicherheit, nicht aber Anzeichen von *Parkinson*ismus. Die Betroffenen haben sehr niedrige Vitamin-E-Blutspiegel.

Auf Grund theoretischer Überlegungen wurde behauptet, daß Vitamin E das Altern und das Fortschreiten der *Parkinson*- wie auch der *Alzheimer*-Krankheit verzögern könne. Schlüssige Beweise hierfür sind aber schwer zu gewinnen. Die nationale DATATOP-Studie prüft objektiv die Möglichkeit, ob Vitamin E den normalen Verlauf der Parkinson-Krankheit aufzuhalten vermag. Im Rahmen dieser Studie wird Vitamin E in der hohen Tagesdosis von 2000 IE verwendet. Bei Drucklegung dieser Auflage lagen die Ergebnisse der Studie noch nicht vor.

Vitamin B_{12}

Manchmal geben die Ärzte Vitamin-B_{12}-Injektionen als eine Art »Aufbaumittel«. Ich kenne Patienten, die behaupten, daß sie sich danach kräftiger fühlen. Ärzte verabreichen diese Spritzen manchmal in der Hoffnung, das Gefühl der Schwäche oder Müdigkeit zu beheben, über das so viele *Parkinson*kranke klagen. Es gibt jedoch keine einleuchtende Begründung oder einen klaren Beweis, daß Injektionen von Vitamin B_{12} tatsächlich zur Bekämpfung dieser Symptome nützlich sind.

Ein Mangel an Vitamin B_{12} hat eine besondere Form der Blutarmut zur Folge, die sogenannte perniziöse Anämie. Patienten mit dieser Störung können Vitamin B$_{12}$ nicht aus der Nahrung resorbieren. Bei Verdacht auf einen Mangel an Vitamin B$_{12}$ kann man durch bestimmte Untersuchungen feststellen, ob es sich wirklich um einen Mangel handelt. Die Menge im Blut läßt sich quantitativ bestimmen. Bei einem bestehenden Mangel sollte durch geeignete Untersuchungen die Ursache ermittelt und eine Behandlung mit Vitamin B$_{12}$ durchgeführt werden. Andernfalls gibt es keinen wirklichen Grund, bei *Parkinson*ismus Vitamin B$_{12}$ therapeutisch zu verabreichen.

Mineralstoffe

Da die Knochen normalerweise im Laufe der Jahre allmählich ihren Kalziumgehalt einbüßen, empfehlen viele Ärzte und Ernährungswissenschaftler bei Menschen im mittleren und höheren Alter zusätzliche Mineralgaben. Es gibt keinen Beweis, daß die Zufuhr von Kalzium wirklich den allmählichen altersbedingten Knochenabbau verzögert. Immerhin ist die Einnahme vernünftiger Mengen nicht schädlich. Ähnlich werden oft auch Eisenpräparate empfohlen, speziell bei menstruierenden Frauen, um den Eisenverlust durch das Menstruationsblut zu ergänzen. Eisenmangel führt zu Anämie, aber wenn kein Mangel besteht, ist die zusätzliche Gabe von Eisen sinnlos. Die Eisenmangelanämie muß mit hohen Dosen Eisen behandelt werden, viel größeren Mengen, als normalerweise in eisenhaltigen Vitaminpillen enthalten sind. Auf jeden Fall hat Eisen bei *Parkinson*ismus keine therapeutische Wirkung und auch keinen günstigen Einfluß auf das Gefühl der Müdigkeit oder Schwäche, es sei denn, es bestünde doch eine Eisenmangelanämie. Anhand eines Blutbildes kann der Arzt leicht feststellen, ob der Patient anämisch ist. Die Eisenmenge im Körper läßt sich bestimmen, indem man ein Teströhrchen mit Blut im Labor auf seinen Eisengehalt untersuchen läßt. Einen bestehenden Eisenmangel kann der Arzt entsprechend behandeln. Ansonsten besteht keine Notwendigkeit, Eisen oder eisenhaltige Vitaminpräparate zu nehmen. Übrigens führt Eisen zu vermehrter Darmträgheit.

Das Mineral Natriumchlorid, das man als gewöhnliches »Tafelsalz« über das Essen streut, kann den niedrigen Blutdruck bekämpfen helfen, den manche Patienten unter der Behandlung mit Levodopa bekommen. Der Arzt wird die erforderliche Menge verordnen. Im allgemeinen sind 1 bis 2 g täglich ausreichend. Das ist natürlich viel mehr, als man durch starkes Salzen der Speisen zuführen kann. Salztabletten zu 0,5 und 1,0 g sind vor allem im Sommer in Apotheken und Drogerien erhältlich. Es besteht allerdings eine gewisse Gefahr im Zusammenhang mit übermäßiger Salzzufuhr. Sie kann zu Bluthochdruck, chronischer Herzinsuffizienz u. a. führen. Daher sollten ältere Menschen ihren Arzt darüber entscheiden lassen, ob sie Salztabletten einnehmen müssen.

Zusätzliche Einnahme von Aminosäuren

Die Aminosäure L-Tryptophan wurde einige Jahre in der Behandlung der Depression geprüft. Inzwischen ist ziemlich klar bewiesen, daß L-Tryptophan in hohen Dosen (10 bis 15 g täglich) die endogene Depression und die Involutionsmelancholie in den mittleren Jahren bessern kann. Die erforderliche Dosis liegt beträchtlich höher als die Menge, die man im Rahmen einer bestimmten Diät zu sich nehmen könnte. Gereinigtes L-Tryptophan, das in Reformhäusern und Drogerien zeitweise als »natürliches« Sedativum oder als Tranquilizer angeboten wurde, hat nach meiner Erfahrung keine überzeugende Wirkung.

L-Tryptophan ist eine natürlich vorkommende Aminosäure und eine Vorstufe des chemischen Boten Serotonin, genauso wie Levodopa die Vorstufe des Dopamins ist. Dopamin wie auch Serotonin sind in beträchtlichen Mengen im Streifenkörper vorhanden. Die Beziehungen zwischen diesen beiden wichtigen chemischen Boten im Gehirn sind noch nicht ganz geklärt, aber es gibt deutliche Hinweise auf einen Antagonismus. Berichten zufolge sollen hohe Dosen L-Tryptophan den *Parkinson*ismus verschlimmern, vor allem, wenn sie mit Pyridoxin kombiniert werden. Außerdem wurde berichtet, daß L-Tryptophan die Symptomatik einer Chorea (Veitstanz) mildert, die in mancher Hinsicht das Gegenteil des *Parkinson*ismus ist. Einige Kliniker haben dafür plädiert, mit Levodopa behandelten Patienten L-Tryptophan zu verabreichen, um die Nebenwirkungen zu bekämpfen.

Ich habe *Parkinson*patienten, die mit Levodopa behandelt wurden, sehr hohe Dosen L-Tryptophan verabreicht und konnte weder bei den Symptomen des *Parkinson*ismus noch hinsichtlich der Nebenwirkungen von Levodopa einen Einfluß feststellen.

In der Laienpresse wurde verschiedentlich berichtet, daß L-Tryptophan bei Tremor günstig wirkt. Daraufhin kauften einige Patienten diese Aminosäure im nächsten Reformhaus und nahmen sie auf eigene Faust ein. Es ist wohl möglich, daß L-Tryptophan bei bestimmten Tremorformen helfen kann, und es hat sich auch zur Beseitigung des schweren Zitterns, das wir als Aktionsmyoklonus kennen, als wirksam erwiesen, aber es hilft nicht bei *Parkinson*ismus.

Im Zusammenhang mit L-Tryptophan berichtete das Center of Disease Control der Staatlichen amerikanischen Gesundheitsbehörde gegen Ende des Jahres 1989 über eine epidemisch auftretende rätselhafte Krankheit, die als »Eosinophilie-Myalgie-Syndrom« bezeichnet wurde. Die Hauptsymptome waren Muskelkater und Muskelschmerzen, Schwäche und Müdigkeit. Manche Patienten klagten auch über Husten, Atemnot, Hautausschläge und Knöchelödeme. Im Blutbild fand sich eine erhöhte Zahl eosinophiler Zellen, eine Sorte weißer Blutkörperchen, die bei allergischen Reaktionen vermehrt vorkommen. Dr. *John Vargas* und Mitarbeiter an der Thomas Jefferson Universität in Philadelphia wiesen bei den Erkrankten Hautveränderungen nach, die denen einer Sklerodermie glichen. Der Mechanismus dieser toxischen Reaktion wird noch erforscht. Bis er besser verstanden wird, sollte auf L-Tryptophan verzichtet werden. In der Bundesrepublik Deutschland wurde L-Tryptophan aus dem Handel gezogen.

Phenylalanin

Eine weitere Aminosäure, die manche Patienten in Reformhäusern kauften, ist Phenylalanin. Auf diese Idee kamen sie durch Berichte einer populärwissenschaftlichen Zeitschrift, denen zufolge ein Arzt in Buenos Aires die günstige Wirkung des Phenylalanins bei der Behandlung von *Parkinson*kranken festgestellt hatte. Zufällig hörte ich diesen Kollegen bei einem Ärztekongreß über seine Ergebnisse referieren. Er hatte mit der D-Form des Phenylalanins gearbeitet. Das war sehr interessant, weil Dr. *George Cotzias* einige Jahre früher nachgewiesen hatte, daß die Verabreichung von L-Phenylalanin bei *Parkinson*patienten das Leiden verschlimmerte. Der Arzt in Buenos Aires glaubte, daß D-Phenylalanin anders wirke und bei Versuchstieren sowie bei einigen Patienten einen günstigen Einfluß auf die Beherrschung des Tremors habe. Seither hat man nichts mehr von der Sache gehört, und die Substanz ist auch nicht im Handel.

Die Herausgeber der Zeitschrift, die die Geschichte veröffentlichten, hatten nicht darauf geachtet, welche Form des Phenylalanins angewandt worden war. In Reformhäusern gibt es kein D-Phenylalanin, sondern nur die L-Form. Die D-Form ist nur als extrem teure chemisch reine Substanz erhältlich. Da sie in der Natur nicht vorkommt, muß sie synthetisch hergestellt werden. Die Patienten, die an sich selbst herumdokterten, benutzten also die falsche Form der Aminosäure! Vielleicht ist diese genauso gut, denn man weiß wenig über Wirkungen und Toxizität des synthetisch hergestellten D-Phenylalanins beim Menschen, während die L-Form ein normaler Bestandteil der Nahrung ist. Interessanterweise wird sie im Körper zu der essentiellen Aminosäure Tyrosin abgebaut, die im 7. Kapitel ausführlicher besprochen wurde.

Cholin und Lezithin

Dopamin ist nicht der einzige chemische Bote, der durch die Zufuhr seiner Vorstufe beeinflußt wird. Die Menge an Azetylcholin z. B., die im Gehirn gebildet wird, kann durch Verabreichung der Vorstufe Cholin erhöht werden. Die diätetische Gabe hoher Dosen Cholinchlorid, nämlich 10 bis 15 g täglich, kann die unwillkürlichen Bewegungen bei manchen Formen der Chorea unterdrücken. Außerdem vermag Cholin zumindest teilweise die Verschlechterung des Kurzzeitgedächtnisses bei manchen Patienten mit Altersabbau oder *Alzheimer*scher Krankheit zu korrigieren.

Viele Menschen haben in Gesundheitsläden, Reformhäusern oder Drogerien Cholin in Form von Cholintartrat gekauft, weil sie damit ihre geistige Leistungsfähigkeit zu verbessern hofften. Es ist nicht bekannt, ob bei den gebräuchlichen Dosen tatsächlich eine Wirkung eintritt. Von meinen Patienten scheint jedenfalls keiner davon profitiert zu haben. Es gibt einen triftigen Grund, bei *Parkinson*kranken mit der Anwendung von Cholin vorsichtig zu sein. In Anbetracht der gegenseitigen Beeinflussung von Dopamin und Azetylcholin, die im fünften Kapitel besprochen ist, sollte man erwarten, daß eine Steigerung der Azetylcholinbildung im Gehirn den Zustand des *Parkinson*kranken verschlimmert. Und genau dies geschieht tatsächlich! Deshalb rate ich meinen Patienten, Cholin nicht einzunehmen.

12.
Vernünftige Übungsbehandlung

Körperliche Aktivitäten, die sich nach der individuellen Geschicklichkeit und Leistungsfähigkeit richten, können einen wichtigen Beitrag zu Gesundheit und Wohlbefinden leisten. Bewegung ist notwendig, um die Muskulatur des Körpers fit zu erhalten. Unbenutzte Muskeln atrophieren leicht; ähnlich müssen auch die Gelenke täglich in ihrem normalen Bewegungsumfang beansprucht werden. Ein nicht beanspruchtes Gelenk wird bald steif und erleidet schließlich einen dauerhaften Funktionsverlust. Die umgebenden Gewebe werden steif und fibrotisch. Im schlimmsten Fall kann das Gelenk in einer unveränderlichen Position fixiert werden. Dann spricht man von einer *Kontraktur* dieses Gelenks. Eine ständige Betätigung ist also wesentlich, um unseren Bewegungsapparat mit seinen Muskeln, Knochen und Gelenken funktionstüchtig zu erhalten. Das körperliche Training verbessert auch die Herz- und Kreislauffunktion. Die während körperlicher Aktivität vertiefte Atmung verbessert die Durchlüftung der Lungen. Die Harnwege – dazu gehören Nieren, Harnleiter und Harnblase – funktionieren besser bei aufrechter Haltung und profitieren natürlich, wenn man aufsteht und sich Bewegung verschafft. Es ist eine alltägliche Beobachtung, daß körperlich aktive Menschen weniger Probleme durch Verstopfung haben als Menschen mit sitzender Lebensweise. Schließlich hat körperliche Aktivität einen guten Einfluß auf die Stimmung. Sie lockert und beruhigt und bringt einen oft auf erfreuliche neue Gedanken. Nach der Anstrengung erlebt man meistens ein Gefühl der Zufriedenheit und des Wohlbefindens.

Diese Binsenweisheiten sollen hier ruhig wiederholt werden, weil nämlich *Parkinson*kranke leider dazu neigen, sich allmählich von ihren gewohnten Aktivitäten zurückzuziehen. Aus verschiedenen Gründen scheinen sie mit der Zeit immer weniger zu tun und sich schließlich auf ein Dasein im Sitzen einzurichten, falls keine bewußten Anstrengungen unternommen werden, gewohnte Aktivitäten fortzusetzen. Offenbar leiden sie an einer Trägheit, die wahrscheinlich Ausdruck der Akinese bei der *Parkinson*schen Krankheit ist (ausführlichere Beschreibung im 3. Kap.). Um diese Tendenz zu bekämpfen, ist es sinnvoll, sich täglich regelmäßig in einem vernünftigen Umfang körperlich zu betätigen. Welche Aktivität auch immer gewählt wird: Sie muß täglich, regelmäßig und maßvoll betrieben werden. Plötzliche Anfälle von hektischer Aktivität, denen lange Perioden der Untätigkeit folgen, sind beklagenswert. Eine regelmäßige und beständige Aktivität ist am besten. Wenn sie ohne große Überlegung erfolgen kann, wenn also eine regelmäßige und maßvolle körperliche Aktivität zum Lebensstil des Patienten gehört, ist das nur zu seinem Nutzen. Die besondere Art der Aktivität ist nicht wichtig. Ich meine hier nicht die körperliche Aktivität als Behandlung, sondern als Mittel, um körperlich möglichst »fit« zu bleiben. Keine noch so ausdauernde oder spezielle körperliche Aktivität kann den ursächlichen Krankheitsprozeß im Nervensystem verändern. Ein Patient, der körperlich trainiert bleibt, kann aber im Laufe der Jahre besser mit den Symptomen der *Parkinson*schen Krankheit zurechtkommen. Es ist eine alte Erfahrung, daß Patienten, die körperlich »fit« bleiben, sich auf lange Sicht besser fühlen als untrainierte Patienten.

Manche Patienten haben das Glück, einen Beruf auszuüben, der ihnen ein gewisses Maß körperlicher Bewegung abverlangt. Ich kenne einen Gärtner, der sich trotz *Parkinson*scher Krankheit erst im üblichen Rentenalter von 65 Jahren pensionieren ließ. Nach der Pensionierung konnte er in seinem Beruf aktiv bleiben, indem er als Berater wirkte, seinen eigenen großen Garten selbst bestellte und neue Rhododendron-Hybriden züchtete. Die mit seiner Arbeit verbundene körperliche Aktivität verschaffte ihm ein ausgezeichnetes Training. Dieser Mann hatte auch das große Glück, nach der Pensionierung weiterhin dem Beruf nachzugehen, den er erlernt und sein Leben lang geliebt hatte. Manche Patienten haben ein Steckenpferd oder eine Nebenbeschäftigung, die ihnen ein beträchtliches Maß an körperlicher Aktivität abverlangt: Fischen, Wandern, Steine sammeln usw. Sie sollen unter allen Umständen diese Tätigkeiten beibehalten! Leider sind Häufigkeit und Umfang ihres Tuns durch Wetter, Gelegenheit und die Saisongebundenheit einiger dieser Aktivitäten begrenzt. Einer meiner Patienten hatte gerade Segelfliegen gelernt, als bei ihm die ersten Symptome der *Parkinson*schen Krankheit auftraten. Etliche Jahre konnte er noch sein Hobby pflegen. Schließlich mußte er das Segelfliegen wegen fortgeschrittener Erkrankung aufgeben, aber in der Zwischenzeit hatte es ihm Befriedigung und Vergnügen und außerdem ein ausgezeichnetes körperliches Training gebracht. Viele Patienten erhalten ein völlig ausreichendes Training, indem sie weniger aufregende, aber genauso befriedigende Tätigkeiten ausüben, z. B. gärtnern, ein bißchen schreinern und mauern oder andere Arbeiten rund um das Haus verrichten.

Offensichtlich haben es diejenigen Patienten besonders gut getroffen, die sich für Dinge interessieren, welche Geist und Körper beweglich halten. Ich wünschte, daß mehr Patienten solche Interessen entwickeln könnten. Bei den vielen heutigen Möglichkeiten der Freizeitgestaltung ist es eine Tragödie, daß viele Patienten sie nicht nützen zu können scheinen. Leider müssen die meisten Patienten ein routinemäßiges Trainingsprogramm absolvieren. Es wäre viel besser, wenn sie es mit Freude tun würden; aber das Üben ist wichtig genug, daß die Patienten täglich gewissenhaft ein bestimmtes Pensum als selbstauferlegte Pflicht erledigen sollten, auch wenn sie es stumpfsinnig finden. Für viele Patienten ist es eine Hilfe, wenn ein anderer die Durchführung ihres täglichen Routineprogramms, was es auch sei, überwacht. Der Ehepartner, ein Verwandter oder ein Freund sollte dafür sorgen, daß es auch wirklich absolviert wird. Unter Umständen muß der Patient daran erinnert werden. Die kontrollierende Person muß sich darauf gefaßt machen, zu drängen, zu überreden oder gar darauf zu bestehen, daß trainiert wird. Ehefrauen kommen sich natürlich wie ein Feldwebel vor, aber es ist eine Tatsache, daß es den Patienten mit einer energischen Frau, die für die wirkliche Einhaltung eines bestimmten Tagespensums sorgt, wesentlich besser geht als denen, die man ein untätiges Dasein im Sessel führen läßt, bei dem sie tagtäglich vor einem Fernsehapparat sitzen.

Fitneßgeräte wie Standfahrräder, Trockenruder und ähnliche Geräte sind sehr beliebt. Viele Patienten benutzen sie gern und mit Gewinn. An dieser Art des Heimtrainings ist aber nichts Besonderes. Es ist nützlich, sofern man keine Übungen im Freien durchführen kann. Wirklich notwendig ist allein, sämtliche Muskeln und Gelenke mehrmals täglich in ihrem ganzen Bewegungsumfang durchzutrainieren. Die Übung braucht nicht intensiv zu sein oder lange zu dauern. Sie sollte nicht bis zur Erschöpfung oder bis zum Unbehagen wiederholt werden.

Spazierengehen ist ein ausgezeichnetes und maßvolles Training. Geschwindigkeit, Dauer und Gelände lassen sich so variieren, daß sie der Geschicklichkeit und den Kräften des Patienten angemessen sind. Es macht nicht müde. Viele Patienten finden Spazierengehen daher erfrischend und entspannend. Es ist eine angenehme Trainingsform, die sich gleich gut für die Stadt, die Vorstadt oder das Land eignet. Man kann sich für jeden Tag ein Ziel setzen und bei dem Spaziergang unterwegs etwas besorgen, z. B. jeden Tag bis zum Laden an der Ecke gehen, um die Zeitung zu holen. Heimwärts kann man einen Umweg machen und zur Abwechslung hin und wieder andere Wege gehen. Es ist eine vernünftige und meist zumutbare Leistung, täglich ungefähr zwei Kilometer zu Fuß zurückzulegen. Manchen Patienten ist ein solches Training zu leicht. Andere können im Zusammenhang mit einem Hobby beachtliche Entfernungen zurücklegen. Ich erinnere mich an einen Patienten, der jahrelang durch New York wanderte, um sein Interesse an historischen Gebäuden zu befriedigen. Ein anderer durchwanderte kreuz und quer die Felder und Wälder von New Jersey, um wilde Blumen zu sammeln und zu studieren. Er wurde eine Art Experte für die wild wachsende Flora dieses Staates. Einer meiner Patienten ist ein anerkannter Amateursportler, der jeden Morgen seinen Dauerlauf macht. Er hatte Dauerlauf trainiert, lange bevor er die *Parkinson*sche Krankheit bekam, und heute, mehr als fünfzehn Jahre später, läuft er immer noch jeden Morgen seine 2 km. Dieses Ausdauertraining hat ihm ohne Zweifel sehr viel genützt, aber ich würde das Laufen nicht routinemäßig allen Patienten empfehlen und älteren Menschen, die nicht daran gewöhnt sind, sogar davon abraten.

Schwimmen ist ebenfalls ein gutes Training. Patienten, die in früheren Jahren gute Schwimmer waren, werden im Schwimmen eine befriedigende Aktivität finden. Natürlich müssen sie immer ein geeignetes Bad in erreichbarer Nähe haben, das möglichst ganzjährig geöffnet ist. Ich rate keinem *Parkinson*patienten, schwimmen erstmalig zu erlernen. Das Schwimmtraining muß außerdem unter fachmännischer Aufsicht durchgeführt werden. Patienten, die immer wieder Anfälle von Akinese bekommen, können im Wasser ganz plötzlich in ernste Schwierigkeiten geraten, wenn sie auf einmal erstarren und aktionsunfähig werden. Patienten mit schweren Geh- und Gleichgewichtsstörungen sollten auf Wassersport verzichten. Sie werden mit großer Wahrscheinlichkeit Schwierigkeiten haben, im seichten Wasser zu waten, und können oft auch beim Schwimmen in tiefem Wasser den Körper nicht beherrschen. Unter Umständen müssen sie von einem Rettungsschwimmer herausgeholt werden. Es ist eine Grundregel der Sicherheit auf dem Wasser, daß man nicht allein schwimmen soll. Die besten Schwimmer halten sich an diese Regel, weil sie wissen, daß im Wasser niemand gegen einen Krampf im Bein oder gegen andere Zwischenfälle gefeit ist. Und *Parkinson*patienten dürfen diese Regel schon gar nicht ignorieren.

Sportbegeisterte Patienten, die bisher Tennis, Golf oder Squash gespielt haben, sollten diese Sportarten beibehalten. Natürlich kann man sie nur selten täglich betreiben, und deshalb dürfen sie nicht das einzige Training sein. Eine erlernte Fähigkeit zu üben ist jedoch eine ausgezeichnete Möglichkeit für ein gesundes Training. Wie bereits im 3. Kapitel besprochen, werden erlernte oder erworbene Fertigkeiten beim *Parkinson*ismus meist weniger beeinträchtigt als unwillkürliche, instinktive Aktivitäten wie z. B. das Gehen. Patienten, die eine entsprechende Sportart weiter betreiben können, die erhebliche körperliche Geschicklichkeit erfordert, dürfen sich daher einer Trainingsqualität erfreuen, die sie bei anderen Aktivitäten nur schwer oder überhaupt nicht erreichen würden. Wenn Sie schon ein erfahrener Bergsteiger, Wasserskiläufer, Turner oder was immer sind, dann bleiben Sie unbedingt bei diesem Sport – mit Vernunft und im Rahmen Ihrer Fähigkeiten und der Beschränkungen, die Ihnen der *Parkinson*ismus auferlegt.

Gymnastik

Manche Menschen sind gewohnt, regelmäßig jeden Tag gymnastische Übungen zu machen, meistens morgens nach dem Aufstehen oder abends vor dem Zubettgehen. Diese erfreuliche Gewohnheit sollte unbedingt beibehalten werden, wenn jemand die *Parkinson*sche Krankheit bekommt. Natürlich sind Alter und allgemeine gesundheitliche Verfassung wichtige Faktoren, die bestimmen, welche Übungen gemacht werden dürfen. Gewichtheben, Seilhüpfen oder Dauerlauf sind für ältere Menschen selbstverständlich zu anstrengend. Bei verminderter Belastbarkeit sollten jedoch leichtere Übungen gewählt werden, z. B. Radfahren mit den Beinen, kreisende Bewegungen der Arme, Rumpfbeugen und eventuell sogar in die Hocke gehen und Kniebeugen. Diese verschiedenen Bewegungen kann man als aktive maximale Bewegungsübungen beschreiben. Sie gewährleisten, daß alle großen Gelenke und die zugehörigen Muskeln in ihrer Bewegungskapazität durchtrainiert werden. Wenn diese Übungen systematisch fünf- bis zehnmal wiederholt werden, können sie sehr zur Erhaltung der körperlichen Leistungsfähigkeit beitragen.

Ich zögere, einer so unterschiedlichen Gruppe wie den *Parkinson*kranken, die diese Seiten vielleicht lesen werden, ein ganz bestimmtes Gymnastikprogramm zu empfehlen. Aber für den Durchschnittspatienten zwischen 50 und 70 Jahren, dessen Symptome durch eine individuell dosierte medikamentöse Behandlung hinreichend unter Kontrolle sind, sollten vielleicht die unten beschriebenen gymnastischen Übungen vorgeschlagen werden. Viele Patienten finden sie zu leicht und möchten mehr tun.

Andere mögen diese oder jene Übung zu anstrengend oder zu schwierig finden. Der Patient soll sicherheitshalber den Arzt fragen, bevor er mit diesen Übungen beginnt, damit auch bestimmt keine medizinischen Gründe dagegen sprechen. In jedem Fall soll die Beschreibung der Übungen veranschaulichen, welche Übungsformen viele Patienten als nützlich empfinden. Meistens wird morgens nach dem Aufstehen geturnt, aber jede andere Tageszeit ist ebenso gut. Wenn eine Übung schmerzhaft oder unangenehm ist oder zu schwierig zu sein scheint, soll sie unterlassen werden:

1. Sie liegen flach auf dem Rücken im Bett, heben langsam ein Bein mit gebeugtem Knie so hoch, wie Sie können. Dann strecken Sie das Bein hoch, bis die Zehen zur Decke zeigen. Bleiben Sie 30 bis 60 Sekunden in dieser Stellung, und lassen Sie das Bein dann langsam auf das Bett zurücksinken. Machen Sie diese Übung 5- bis 10mal mit jedem Bein.
2. Sie liegen flach auf dem Rücken und drehen den Kopf langsam nach rechts, bis Ihr Ohr möglichst die Schulter berührt. Dann drehen Sie den Kopf genauso langsam nach links. Auf jeder Seite 10mal wiederholen.
3. Rollen Sie sich auf den Bauch. Legen Sie die Hände auf den Rücken, he-

ben Sie den Kopf, blicken Sie an die Decke und versuchen Sie, den Oberkörper von der Matratze zu heben. Drehen Sie jetzt je 5mal Ihren Kopf nach rechts und nach links.
4. Sie liegen wieder flach auf dem Rücken, klatschen hinter Ihrem Kopf in die Hände und versuchen, sich aufzusetzen. 5mal wiederholen (für manche Patienten kann diese Übung zu schwierig sein).
5. Setzen Sie sich auf die Bettkante, mit den Füßen auf dem Boden, und legen Sie die Hände auf die Hüften. Beugen Sie sich möglichst weit nach vorne, dann rückwärts, aber ohne aufs Bett zu fallen; richten Sie sich gerade auf, und beugen Sie sich so weit nach rechts und dann nach links, bis der jeweilige Ellbogen die Matratze berührt. 5- bis 10mal wiederholen.
6. Stellen Sie sich gerade hin, die Hände auf den Hüften, den Kopf hoch erhoben, Schultern zurück, Brust heraus. Machen Sie 20 Schritte auf der Stelle. Achten Sie darauf, daß Sie die Knie hochziehen, und zählen Sie laut.
7. Sie stehen gerade, strecken die Arme seitlich aus, bis die Hände sich in Schulterhöhe befinden. Dann heben Sie die Arme, bis sich die Hände über dem Kopf berühren. Senken Sie die Arme langsam bis in die Horizontale, ziehen Sie die Schultern möglichst weit nach hinten. Dann lassen Sie die Arme rechts und links herabsinken. 5mal wiederholen.
8. Stehen Sie gerade, und beugen Sie sich aus den Hüften heraus locker nach vorn. Lassen Sie die Arme herunterfallen, die Hände hängen dabei locker, die Finger weisen zum Boden. Zwingen Sie sich nicht dazu, mit den Fingern die Zehen zu berühren. Meistens fällt das leicht, wenn Sie diese Übung öfter gemacht haben. Richten Sie sich wieder auf. 10mal wiederholen.

Krankengymnastik

Wir haben bisher Aktivitäten und Übungen allgemeiner Art besprochen, die der Erhaltung der körperlichen Fitneß dienen und nicht nur für *Parkinson*kranke, sondern für jedermann nützlich sind. Es gibt aber bestimmte Übungsformen, die dem Patienten helfen sollen, mit spezifischen *Parkinson*symptomen fertigzuwerden, z.B. mit der gebeugten Haltung, mit der Neigung zu schlurfendem Gang, mit der Schwierigkeit, aus niedrigen Sesseln aufzustehen, oder mit verschiedenen anderen Problemen beim Bewältigen einfacher Anforderungen des täglichen Lebens. Möglichst sollte ein Arzt, der auf Physiotherapie und Rehabilitation spezialisiert ist, die therapeutischen Übungen verordnen. Der Patient sollte die Übungen unter der Anleitung von Krankengymnasten oder Physiotherapeuten durchführen. Fast jedes Krankenhaus besitzt heute eine Abteilung für physikalische Medizin, wo man auf ärztliche Anordnung physiotherapeutisch behandelt werden kann. Bei Kranken, die ans Haus gefesselt sind, können regelmäßige Hausbesuche einer Krankengymnastin, die dem Patienten die Übungen beibringt, sehr hilfreich sein. Der Patient muß aber die Übungen zu Hause jeden Tag allein durchführen, vorzugsweise unter den wachsamen Augen eines Ehegatten, Verwandten oder Freundes. Bei bestimmten Übungen braucht der Patient oft Hilfestellungen. Beim nächsten Besuch kann die Krankengymnastin kontrollieren, welche Fortschritte der Patient gemacht hat, ob er die Übungen noch richtig macht, und die Übungen abwandeln oder nötigenfalls neue Übungen vorschlagen. Die Krankengymnastin kann die Leistung des Patienten verstärken, indem sie die Anleitungen zu den Übungen wiederholt und die erreichte Fertigkeit kontrolliert.

Am besten sind *aktive* Übungen des Patienten. Die Krankengymnastin, die ins Haus kommt, hat vor allem dafür zu sorgen, daß der Patient die Übungen richtig beherrscht und daß ein geeignetes Übungsprogramm absolviert wird. Falls nötig, kann der Arzt auch *passive* Bewegungs- und Dehnungsübungen anordnen, die der Patient nicht allein durchzuführen vermag. Derartige Übungen müssen aber täglich gemacht werden. Da die Krankengymnastin unmöglich jeden Tag einen Hausbesuch machen kann, muß der Ehepartner oder eine andere Person lernen, eine erforderliche physikalische Behandlung vorzunehmen. Die Krankengymnastin lehrt ihn die Methode.

Die folgenden Übungen werden häufig bei besonderen Problemen empfohlen. Ich kann an dieser Stelle nur ein paar Beispiele geben. Die Krankengymnastin kann zusätzliche Übungen lehren oder diese variieren, um den besonderen Bedürfnissen und Lebensumständen jedes Patienten zu entsprechen. Die Übungen sollen regelmäßig jeden Tag gemacht werden. Vielleicht helfen sie immer nur für kurze Zeit hinterher, aber meistens läßt sich nach einigen Wochen täglichen geduldigen Übens eine günstige Gesamtwirkung beobachten.

Übungen gegen gebeugte Haltung

1. Stellen Sie sich mit dem Rücken gegen eine Wand. Hacken, Schultern und Hinterkopf sollen die Wand berühren. Bleiben Sie eine Minute lang in dieser Haltung stehen, und gehen Sie oder, besser noch, marschieren Sie dann durch das Zimmer, und gehen Sie wieder zur Wand zurück. Drehen Sie sich erneut mit dem Rücken zur Wand. Beobachten Sie, wie weit Sie sich nach vorne geneigt haben, während Sie durch das Zimmer gingen. Machen Sie die ganze Übung 5mal morgens und 5mal abends (Abb. 11).
2. Stellen Sie sich mit dem Gesicht zur Wand, heben Sie die Hände so hoch wie möglich, und lehnen Sie sich nach vorne, indem Sie die Handflächen an

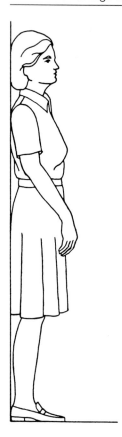

Abb. 11 Übung gegen gebeugte Haltung.

die Wand legen. Drücken Sie Ihre Hände auf der Wand langsam möglichst weit nach oben, beugen Sie Hals und Wirbelsäule leicht nach hinten, und strecken Sie sich. Zweimal täglich 5mal wiederholen.

Übungen gegen Schlurfen und Festination

1. Heben Sie beim Gehen oder Marschieren die Füße hoch. Geben Sie sich beim Gehen rhythmische Kommandos: Hopp, zwei, drei, vier; links, rechts, links, rechts usw. Horchen Sie auf den Klang Ihrer Schritte auf dem Boden, um in den Rhythmus zu kommen.
2. Wenn Sie weiter Schwierigkeiten haben, die Füße zu heben, verteilen Sie einige Bücher, Zeitschriften, Holzstäbe oder andere Gegenstände ähnlicher Größe linienförmig in schrittgroßen Abständen auf dem Boden. Marschieren Sie über diese Hindernisse durch das Zimmer (Abb. 12).

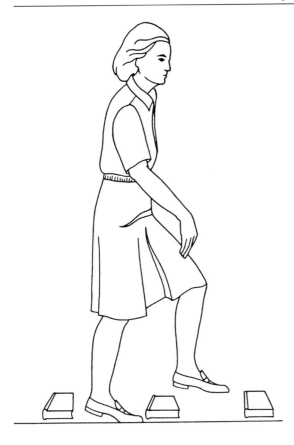

Abb. 12 Übung gegen Schlurfen und Festination.

3. Wenn Ihre Bewegungen erstarren und Sie das Gefühl haben, daß Ihre Füße am Boden kleben, dann schaukeln Sie nach beiden Seiten, schwingen die Arme und geben sich Marschkommandos. Warten Sie einen Augenblick, falls das nicht hilft, denken Sie an etwas anderes, und versuchen Sie es dann nochmal. Ein paar Schritte auf der Stelle zu treten, kann ebenfalls helfen, die »Blockierung« zu durchbrechen.

Übung zum Aufstehen und Hinsetzen

Wenn Sie besondere Schwierigkeiten haben, von Stühlen aufzustehen, müssen Sie das Hinsetzen und Aufstehen üben. Benutzen Sie einen einfachen Stuhl mit Rückenlehne. Kontrollieren Sie genau den Bewegungsablauf des Hinsetzens und Aufstehens. Um aufzustehen rutschen Sie an die vordere Stuhlkante, beugen sich aus den Hüften nach vorne, so daß der Rumpf ungefähr um 45 Grad vorgeneigt ist; setzen Sie einen Fuß hinter die Stuhlkante, den anderen einen halben Schritt vor, und legen Sie die Hände dann seitlich an den Sitz über den vorderen Stuhlbeinen. Jetzt stemmen Sie sich in einer gleichmäßigen fließenden Bewegung hoch und machen einen Schritt nach vorne. Wenn nötig, zählen Sie für sich: Eins, zwei, drei, auf! Wenn es beim ersten Anlauf nicht klappt, ruhen Sie sich einen Moment aus und versuchen es nochmal. Versuchen Sie, plötzlich aufzustehen, bevor die *Parkinson*sche Akinese die Bewegung blockieren kann (siehe Abb. 13).

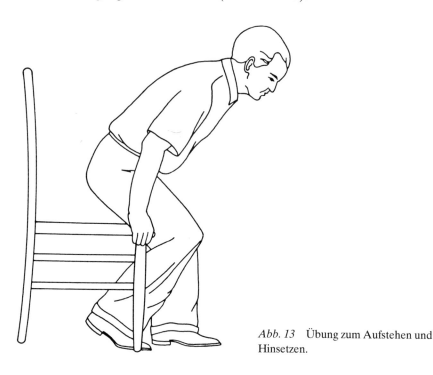

Abb. 13 Übung zum Aufstehen und Hinsetzen.

Um sich hinzusetzen, gehen Sie flott auf den Stuhl zu, drehen sich um, beugen den Rumpf um 45 Grad vor und lassen sich *langsam* auf den Sitz sinken. Achten Sie darauf, daß Sie sich weit genug herumdrehen, damit Sie auch wirklich auf dem Stuhlsitz landen. Sehen Sie zu, daß Sie nicht auf den Stuhl plumpsen oder fallen. Üben Sie darum das Hinsetzen und Wiederaufstehen 5- bis 10mal. Konzentrieren Sie sich auf jede Phase des Bewegungsablaufs. Ein häufiger Fehler ist, sich hinzusetzen, bevor man sich richtig umgedreht hat. Infolgedessen setzt sich der Patient nur halb auf den Stuhl oder landet sogar daneben auf dem Boden. Die richtige Fußarbeit ist der Schlüssel. Es hilft, wenn ein Fuß direkt unter dem Sitz und etwas hinter dem anderen Fuß steht.

Sprechübungen

Wenn die Sprechweise eines Patienten für andere schwer verständlich ist, hilft es, Singen und lautes Lesen zu üben. Lesen Sie die Schlagzeilen der Tageszeitung, und übertreiben Sie dabei die Aussprache jeder einzelnen Silbe. Setzen Sie sich vor einen Spiegel, und achten Sie beim Vortragen auf die Bewegungen der Lippen und der Zunge. Sprechen Sie langsam, atmen Sie tief ein, und bilden Sie jede Silbe einzeln und laut, so daß die Stimme trägt. Achten Sie genau auf jeden Mitlaut, und machen Sie zwischen den Wörtern eine Pause. Sprechen Sie nach einem genauen Rhythmus, den Sie mit der Hand oder mit dem Fuß klopfen.

Oft bemerken Patienten ihre Sprechbehinderung nicht im vollen Umfang. Irgendwie scheint ihre akustische Selbstkontrolle nicht richtig zu funktionieren. In dem Fall kann es sinnvoll sein, die Stimme mit einem Kassettenrekorder aufzunehmen. Achten Sie, wenn Sie das Band abhören, genau auf den Satz oder die Zeitungsschlagzeile, die Sie gerade gesprochen haben. Wiederholen Sie, und versuchen Sie, die Fehler der zuerst gemachten Aufnahme wieder auszubügeln. Wenn Sie das mehrere Male in einer Sitzung wiederholen, werden Sie feststellen, daß sich die Sprechfunktion erheblich verbessern läßt.

Wenn die Sprechbehinderung ausgeprägter ist, bitten Sie Ihren Arzt, Sie an einen erfahrenen Sprachtherapeuten zu überweisen.

Verschiedenes

Vor einem Spiegel mimische Übungen durchzuführen hilft, die Beweglichkeit der Gesichtsmuskeln zu erhalten. Runzeln Sie die Stirn, grinsen, lächeln, knurren Sie, spitzen Sie die Lippen, pfeifen Sie, und blasen Sie die Backen auf.

Wenn Kauen und Schlucken problematisch sind, bemühen Sie sich, erst auf der einen und dann zur Abwechslung auf der anderen Seite zu kauen. Achten Sie während des Kauens auf das Geräusch Ihrer Zähne; behalten Sie den Rhythmus bei. Schlucken Sie nur kleine, gut gekaute Bissen herunter. Meiden Sie die verbreitete Unsitte, zu hastig halb zerkautes Essen hinunterzuschlingen.

Verstärkung der Sinneswahrnehmungen

Sie werden bemerkt haben, daß ich bei den verschiedenen Übungen die Betonung auf die sensorischen Reize gelegt habe. Lautes Zählen nach einem Marschkommando, Benutzung visueller Schlüssel, um die Füße zu lenken, Schaukelbewegungen nach beiden Seiten, um vorwärtsgehen zu können – das alles sind Mittel, um die sensorischen Reize zu steigern, mit denen wir, allerdings unbewußt, normalerweise die motorische Leistung bei komplizierten Aktivitäten kontrollieren. Wenn man dem Sehen, dem Gehör und dem räumlichen Empfinden bewußt starke Reize hinzufügt, werden in der Folge die normalen physiologischen Mechanismen verstärkt, die der Ausführung komplizierter motorischer Bewegungsabläufe zugrunde liegen, wie z. B. gehen, sprechen, von einem Stuhl aufstehen usw. Diese sensorische Verstärkung ist ein nützlicher Grundsatz der physikalischen Therapie vor allem beim *Parkinson*patienten.

Unter vielerlei Umständen können die Patienten ganz individuell davon Gebrauch machen. Viele meiner Patienten haben dieses Prinzip selbst entdeckt. Ein Patient beherrschte seinen übermäßigen Speichelfluß, indem er immer ein Stück rohe Karotte im Mund hielt. Allein das Vorhandensein genügte, ihn zu häufigerem Schlucken zu veranlassen, und verhinderte dadurch eine übermäßige Ansammlung von Speichel im Mund, der andernfalls hätte herausrinnen können. Eine Patientin ließ sich Nägel in die Absätze ihrer Schuhe schlagen und lauschte auf das »Klickklack« beim Gehen. Sie fand, daß ihr dieser Trick den Rhythmus des Geschehens bewußt machte und die Trippelschritte verhinderte, die ihr das Gehen erschwert hatten. Viele Patienten haben andere, ähnliche Tricks herausgefunden, die ihre Geschicklichkeit verbesserten.

Das Prinzip der sensorischen Verstärkung wird mit gutem Erfolg bei der speziellen physikalischen Therapie des *Parkinson*patienten angewandt. Gehübungen z. B. werden in einer Gruppensitzung mit mehreren Patienten zum Takt einer Trommel gemacht. Ähnlich werden auch gymnastische Gruppenübungen unter stark rhythmischer Musikbegleitung durchgeführt.

Tips für schwierige Situationen

Patienten, denen es besonders schwerfällt, beim Gehen das Gleichgewicht zu behalten, sollten unter der Aufsicht eines Physiotherapeuten speziellere Übungen für die richtige Haltung beim Gehen machen, vorzugsweise in einer Spezialabteilung für Physikalische Medizin. Manche Ratschläge haben sich mehrfach als hilfreich bewährt. Beschäftigen wir uns zunächst mit dem

Schuhwerk. Patienten, die über den Boden schlurfen, werden sich wahrscheinlich leichter in Schuhen mit Ledersohlen oder Sohlen aus festem Material bewegen. Schuhe mit Gummisohlen, vor allem mit Kreppsohlen, mögen bequemer zu tragen sein, gleiten aber nur schwer über die meisten Oberflächen. Folglich wird Ihr Fuß beim Schlurfen auf weichen Gummisohlen wahrscheinlich an einer Stelle hängenbleiben und bewirken, daß Sie das Gleichgewicht verlieren und hinfallen.

Wenn ein Kranker dazu neigt, unwillkürlich ein paar Schritte rückwärts zu gehen (Retropulsion), und dadurch leicht nach hinten fallen kann, hilft es oft, wenn er Schuhe mit höherem Absatz trägt. Ein kleines Fersenpolster im Schuh kann ebenfalls nützlich sein. Slipper mit flachem oder ohne Absatz fördern meist die Neigung zu Retropulsion. Dagegen sind niedrige oder flache Absätze den Patienten zu empfehlen, die mit der Propulsion Schwierigkeiten haben (also eher nach vorne fallen). Fußabtreter oder Matten sind eine weitere Gefahr für Patienten, die die Füße nachziehen. Vorsichtshalber sollte man derartige Dinge aus der Wohnung entfernen. Auch Türschwellen können problematisch sein, weil gerade an der Eingangszone zum häuslichen Bereich Erstarrung und Festination vorkommen. Notfalls kann man Türschwellen einfach vom Bauschreiner entfernen lassen.

Patienten, die schlecht aufstehen können, sollten tiefe, gepolsterte Sessel meiden, vor allem solche mit niedriger Sitzfläche und weichen Polstern. Halten Sie statt dessen Ausschau nach einem Stuhl mit hoher Rückenlehne aus Holz, am besten mit Armlehnen, so wie der traditionelle »Herrenzimmersessel«. Merken Sie sich die oben beschriebene Übung für das Aufstehen vom Stuhl. Sehen Sie zu, daß Sie sich an die Stuhlkante vorschieben, bringen Sie die Füße in die richtige Aufstehposition, und stützen Sie sich mit beiden Händen ab, während Sie sich beim Aufstehen nach vorne neigen. Wenn der Patient Hilfe benötigt, um vom Stuhl aufzustehen, genügt es oft, bloß seine Hand zu halten und ihn leicht zu stützen. Der bloße Kontakt mit der helfenden Hand scheint die nötige Stütze zu vermitteln. Das Gefühl ist hier offenbar wichtiger als die tatsächliche Kraft oder gewährte Hilfe. Falls das nicht ausreicht, kann der Partner eine Hand an den Kopf des Patienten legen und ihn sanft, aber nachdrücklich vorschieben. Wenn der Patient dann erneut aufzustehen versucht, übt er unter Umständen einen ziemlichen Druck nach hinten gegen die Hand des Helfers aus; aber fast immer kann sich der Patient flott erheben. Meistens muß man bloß ganz geringen Druck anwenden. Ich kann gewöhnlich schon mit dem Druck eines Fingers Patienten helfen, denen das Aufstehen sehr schwerfällt. Es ist leichter, dem Patienten auf diese Weise zu helfen, als sich vor ihn zu stellen und ihn mit den Händen nach vorne hochzuziehen. Diese Technik kann manchmal notwendig sein, doch ist Vorsicht dabei geboten: Der Patient kann nämlich beim Hochziehen in den Stand über seinen Helfer fallen, so daß der Patient und sein Helfer auf dem Boden landen.

Es gibt Sessel mit einer Lift-Automatik, die durch Knopfdruck ausgelöst wird und den Patienten beim Aufstehen sanft nach vorne hochschiebt (Hersteller: *Straub-Steinhardt*). Ebenso sanft und langsam senkt sich der Sessel auch wieder in Sitzposition. Manche Patienten finden solche Sessel sehr nützlich, aber Kranke mit Gleichgewichtsstörungen können damit Schwierigkeiten haben. Da sie vor- und hochgeschoben werden, müssen sie vorwärtsgehen können. Patienten, die nicht gut stehen und vorwärtsgehen können, fallen vielleicht statt dessen nach vorne. Ich rate Patienten, die den Kauf eines solchen Sessels in Erwägung ziehen, dringend, ihn vorher auszuprobieren und sich zu vergewissern, ob er wirklich eine Hilfe ist.

Ein einfacher Trick besteht darin, die Hinterbeine des Lieblingsstuhls mit Hilfe von Klötzchen oder mit einem Querholz 5 bis 6 cm höherzustellen. Dadurch wird der Sitz etwas nach vorne gekippt, der Patient kann leichter aufstehen, und doch ist der Stuhl nicht weniger bequem.

Ein Spazierstock bringt dem *Parkinson*patienten, der Schwierigkeiten mit dem Gehen hat, weniger Nutzen, als man erwarten würde. Selbst Gehhilfen sind oft enttäuschend. Der Patient mit Gleichgewichtsstörungen und Anfällen von Retropulsion fällt einfach nach hinten einschließlich Stock, Gehhilfe und allem Drumherum. Für Kranke mit Propulsion kann der Stock nützlich sein, und viele Patienten lernen den richtigen Umgang damit. Vierbeinige Stöcke helfen Kranken mit gestörtem Gleichgewicht. Es gibt viele verschiedene Modelle von Stöcken und Gehhilfen, und der Patient sollte durch den Physiotherapeuten im richtigen Gebrauch unterwiesen werden. Der Therapeut berät auch bei der Wahl des geeigneten Gerätes.

Der Patient mit schwerer Gehbehinderung und Gleichgewichtsstörung, der häufig stürzt, kann dennoch sehr ordentliche Gehbewegungen machen und ganz gut laufen, sofern er von jemand begleitet wird, der ihn rechtzeitig festhält, damit er nicht hinfällt. Ein solcher Patient soll übungshalber täglich mit einem Helfer einen kurzen Spaziergang machen.

Eine wohlüberlegte Anordnung des Mobiliars im häuslichen Bereich hilft, bei Stürzen Verletzungen zu verhindern. An Treppen sollte ein geeignetes Geländer angebracht sein. An der Wand über der Badewanne und neben der Toilette sollten Haltegriffe vorhanden sein. Der Toilettensitz kann durch Klötze um 2 bis 3 cm höhergestellt werden. Um das Baden einfacher und sicherer zu machen, kann man in die Dusche oder Badewanne einen Hocker stellen. Gummibadematten helfen, die Gefahr von Stürzen im Bad zu verringern.

Patienten, die infolge Verlusts der feinmotorischen Kontrolle ihrer Finger beim Anziehen, beim Zuknöpfen von Kleidung, Binden von Schnürsenkeln

Schwierigkeiten haben, profitieren davon, wenn sie an ihrer Garderobe einige Veränderungen vornehmen. Wo es möglich ist, sollten statt Knöpfen Reißverschlüsse und Klettverschlüsse benutzt werden. Anstelle vorn geknöpfter Hemden kann man Polohemden oder T-Shirts tragen. Schnürsenkel können durch elastische Bänder ersetzt werden, die man weder schnüren noch binden muß. Slipper oder ähnliche Schuhe ohne Senkel können sogar bequemer sein.

Rehabilitationseinrichtungen

Um ein normales Maß an körperlicher Aktivität aufrechtzuerhalten, benötigen die meisten Patienten nur ein einfaches Übungsprogramm, das sie allein oder mit Hilfe von Familienangehörigen durchführen. Manchen Patienten helfen außerdem der gelegentliche Beistand einer Krankengymnastin und ein physikalisches Behandlungsprogramm mit Übungen nach den eben besprochenen Richtlinien. Eine kleine Zahl schwerer betroffener Patienten, denen die normalen Aktivitäten des Alltagslebens Probleme bereiten, bedürfen unter Umständen einer intensiveren physikalischen Therapie, um der Invalidität vorzubeugen. Wenn die Symptome der *Parkinson*schen Krankheit trotz guter ärztlicher Betreuung so schwer werden, daß der Patient allein oder in der Familie nicht länger unabhängig zu Hause leben kann, dann ist für eine gründliche Untersuchung und eine durchgreifendere physikalische Therapie vielleicht die Einweisung in eine Klinik oder eine spezielle Rehabilitationseinrichtung geboten.

Ein Patient, dessen Leiden sich schneller als erwartet verschlimmert hat, muß vollständig durchuntersucht werden, um zu klären, ob eventuell ein anderer Prozeß das Krankheitsbild kompliziert. Der erste Hinweis, daß irgendetwas nicht in Ordnung ist – Magen- oder Darmgeschwür, Niereninfektion, eine Krebserkrankung oder eine andere schwere Krankheit –, kann ein unerwartet schneller Verfall des Patienten sein, der bis dahin die Symptome der *Parkinson*schen Krankheit ganz gut im Griff hatte. Wenn sich etwas herausstellt, kann es in Ordnung gebracht und die Gesundheit des Patienten wiederhergestellt werden. Vielleicht findet man nichts Ernstes, aber die Überprüfung der Behandlung in einer Klinik kann sich als günstig erweisen. Eine intensive physikalische Therapie während des Klinikaufenthaltes ist meistens wichtiger Bestandteil einer solchen Behandlung.

Im Krankenhaus kann die physikalische Therapie täglich für mehrere Stunden hintereinander durchgeführt werden. Alle Aspekte der Leistungsfähigkeit des Patienten im Alltag lassen sich überprüfen. Dann kann man den Patienten in einem Spezialtraining lehren, seine krankheitsbedingten Mängel zu überwinden sowie zu essen, sich anzukleiden, zu baden, zu kämmen, die

Zähne zu putzen und die zahlreichen Routineaufgaben des Alltags zu bewältigen. Eine intensive Physiotherapie kann außerdem beim Patienten Gang, Haltung, Gleichgewicht und einige motorische Fertigkeiten verbessern.

Wenn der Patient wieder nach Hause kommt, darf man keine Mühe scheuen, einige physiotherapeutische Übungen beizubehalten, um den beim Krankenhausaufenthalt erzielten Erfolg möglichst lange Zeit zu erhalten. Das Übungsprogramm muß täglich absolviert werden!

Ein- oder zweimal in der Woche sollte die Abteilung für Physikalische Medizin im Krankenhaus aufgesucht werden, um Fortschritte zu kontrollieren und das häusliche Trainingsprogramm zu überwachen. Manchmal können auch, falls nötig, Hausbesuchstermine mit der Krankengymnastin vereinbart werden. Diese kann vielleicht nützliche Ratschläge für die häusliche Umgebung des Patienten geben, beispielsweise zum Anbringen von Handläufen und Haltegriffen, oder zur Benutzung verschiedener Hilfsgeräte raten. Auch Hilfe im Haushalt kann ratsam sein. Eine stundenweise beschäftigte Hilfskraft oder ambulante Krankenpflege kann notwendig werden, um dem Patienten und seiner Familie zu helfen, mit der Invalidität bei fortgeschrittener *Parkinson*scher Krankheit fertigzuwerden. Das Ziel ist, den Kranken möglichst lange und möglichst unabhängig in seiner häuslichen Umgebung zu belassen. Die regelmäßigen Besuche einer ortsansässigen Gemeindekrankenschwester können eine große Hilfe sein. Die Schwester kann wertvolle Ratschläge geben, bei der Vereinbarung von Terminen für die Physiotherapie und bei der Beförderung zum Arzt oder ins Krankenhaus behilflich sein, und sie kann veranlassen, daß der örtliche Sozialdienst Hilfe schickt.

Leider ist es oft schwierig, die »dritten Instanzen« wie Sozial-, Renten- und Krankenversicherungen zu überzeugen, daß sie die Kosten für Physiotherapie und andere häusliche Hilfsmaßnahmen bei Menschen mit chronischen Leiden übernehmen. Sie scheinen widerspruchslos nur für begrenzte Zeit notwendige Rehabilitationsmaßnahmen nach Knochenbrüchen oder Schlaganfall zu finanzieren, sind aber sehr zurückhaltend, Geld und Personal in langfristige Therapie-Unternehmen zu investieren. Sie scheinen nicht zu begreifen, daß die Finanzierung gewisser häuslicher Hilfsmaßnahmen wie z. B. wöchentlicher Besuch einer Krankengymnastin oder Hausbesuch einer Krankenschwester auf lange Sicht für den Patienten viel besser und auch erheblich billiger sind als die dauernde Unterbringung in einem Pflegeheim.

Einrichtungen für die ständige Betreuung

Im äußersten Fall kann der Patient mit sehr fortgeschrittener *Parkinson*scher Krankheit für die Familie eine zu große Belastung werden, und an diesem

Punkt sollte die Unterbringung in einem Pflegeheim oder in einer Klinik für chronisch Kranke in Erwägung gezogen werden. Jeder Fall ist natürlich anders und muß ganz individuell beurteilt werden. Manche Familien sind in der Lage, eine umfassende häusliche Pflege mit den nötigen medizinischen Einrichtungen, privater Krankenschwester und Hilfspersonal usw. zu organisieren. Die meisten Familien haben aber nicht die Mittel – personell, seelisch oder wirtschaftlich –, um ein derart aufwendiges Programm durchzuführen. Außerdem ist das nicht unbedingt die beste Lösung für den Patienten. Es ist nur selten möglich, im häuslichen Rahmen das Niveau und die Leistungen der besseren Pflegeheime zu erreichen. Für viele Patienten, die durch einen schweren Verlauf der *Parkinson*schen Krankheit invalide geworden sind, ist ein Pflegeheim vorzuziehen. Bevor man sich endgültig für die Unterbringung in einem Pflegeheim entscheidet, werden der Patient und seine Familie sich wahrscheinlich mit einem Sozialarbeiter aus dem medizinischen Bereich beraten.

Der erste Kontakt mit dem Sozialarbeiter wird gewöhnlich auf Ersuchen des Arztes im Krankenhaus hergestellt. Der Sozialarbeiter hat hier eine wichtige Funktion: Er kann mit dem Patienten, dem Ehepartner oder einem anderen Angehörigen sprechen, der die Verantwortung für die Bedürfnisse des Patienten, die ärztlichen Empfehlungen und die Prognose trägt. Bewerbungen für geeignete Häuser können eingeleitet werden. Nach Möglichkeit sollte der Ehepartner oder eine andere verantwortliche Person die in Betracht kommenden Einrichtungen besichtigen. Fast überall gibt es lange Wartezeiten für die Aufnahme in Einrichtungen für chronisch Kranke. Es kann zwei bis drei Monate oder länger dauern, bis in einem gewünschten Heim Aussicht auf einen freien Platz besteht. Unter Umständen muß der Patient also noch eine Zeitlang zu Hause zubringen und auf die Aufnahme in ein Pflegeheim eigener Wahl warten.

Zu den Dingen, die bei der Wahl eines Pflegeheimes berücksichtigt werden müssen, gehört die Möglichkeit einer guten Physiotherapie. Verfügt das Heim über die erforderlichen Einrichtungen? Sind Krankengymnasten angestellt? Kann notfalls die Behandlung am Krankenbett stattfinden? Auch wenn die *Parkinson*sche Krankheit noch so fortgeschritten und der Patient an Bett und Rollstuhl gefesselt ist, kann die physikalische Therapie viele Unannehmlichkeiten erleichtern und bei besonderen, störenden Symptomen segensreich sein. Aktive und passive Bewegung der Gliedmaßen, das Erlernen der Kunst, einen Rollstuhl richtig zu nutzen, sowie Spaziergänge eventuell mit Gehilfen – all das kann wesentlich zur Bequemlichkeit und zum allgemeinen Wohlbefinden in diesem Stadium der Krankheit beitragen.

Insgesamt nimmt das Training in jeder Phase der *Parkinson*schen Krankheit einen entscheidenden Platz ein. Die Wahl einer bestimmten körperlichen

Aktivität ist ganz individuell bedingt und muß mit der Hilfe des behandelnden Arztes getroffen werden. In den Frühstadien der Erkrankung sind beliebige Sportarten und körperliche Aktivitäten zur Erhaltung der Fitneß wichtig. Die Probleme, die bei schwererem Verlauf der Krankheit auftauchen, können durch spezielle Übungen gemeistert werden. Später ist vielleicht eine intensivere Physiotherapie erforderlich. Sogar in den fortgeschrittensten Stadien der Krankheit ist die Physiotherapie noch sehr nützlich. Tatsächlich leistet sie bei den späteren und schwereren Stadien der Krankheit ihren größten Beitrag. Wenn ich den *Parkinson*patienten zu diesem Thema noch einen abschließenden Rat geben darf, dann diesen: Geben Sie niemals eine Aktivität auf, geben Sie niemals nur einen Zentimeter ihrer Unabhängigkeit auf, wenn es nicht unbedingt sein muß; denn es ist viel schwieriger, eine verlorene Aktivität wieder aufzunehmen, als sie etwas länger mit Hilfe trickreicher Übungen bzw. Physiotherapie beizubehalten.

13.

Geschichtlicher Rückblick

Unser heutiges Verständnis des *Parkinson*ismus kam nicht über Nacht, sondern entwickelte sich allmählich über einen langen Zeitraum – zunächst sehr langsam und dann immer schneller. Den größten Teil unseres Wissens haben wir in den vergangenen 20 Jahren erworben. Gerade in den letzten Jahren hat unser Wissen zugenommen und sich merklich gewandelt. Es ändert sich zweifellos noch, während ich dieses Kapitel schreibe, und wird dies sicher auch in den kommenden Jahren tun. Über den *Parkinson*ismus gibt es keine letzte Wahrheit. Man kann nicht einmal die Illusion hegen, daß wir die Wahrheit nun im letzten Viertel des 20. Jahrhunderts finden könnten, weil unser Wissen und unsere Vorstellungen über das Gehirn sich so rasch entwickeln. Allein aus diesem Grund ist es nützlich, kurz die Geschichte unserer Erkenntnisse über den *Parkinson*ismus zu erzählen, um unsere heutigen Vorstellungen richtig einzuordnen.

Man kann sagen, daß die moderne Geschichte des *Parkinson*ismus begann, als *James Parkinson* 1817 eine kleine Monographie mit dem Titel *An Essay on the Shaking Palsy* (Abhandlung über die Schüttellähmung) veröffentlichte. Darin befindet sich die erste klare Beschreibung des Zustandsbildes, das wir heute als *Parkinson*sche Krankheit bezeichnen. Die Beschreibung ist zugegebenermaßen unvollständig. *Parkinson*, der als Arzt und Chirurg in London praktizierte, hatte im Laufe der Zeit sechs Fälle beobachtet. Nur einen konnte er untersuchen. Dabei ist zu bedenken, daß es die körperliche Untersuchung, wie sie heute von den modernen praktischen Ärzten durchgeführt wird, damals noch nicht gab. Von den klinischen Methoden, die man zur Beurteilung des Nervensystems heranziehen muß, war noch keine bekannt. Weder Stethoskop noch Reflexhammer waren in Gebrauch. Der moderne Leser findet *Parkinson*s Stil übrigens merkwürdig und altmodisch. Trotzdem ist sein Bericht wegen seiner Genauigkeit und klaren Ausdrucksweise bemerkenswert. Mit knappen Worten beschrieb er den Kern der Sache. Das einleitende Kapitel beginnt mit der folgenden kurzen, aber verständlichen Definition:

»Schüttellähmung (*Paralysis agitans*): Unwillkürliche Zitterbewegungen bei verminderter Muskelkraft, in untätigen Gliedmaßen und sogar, wenn man diese festhält; verbunden mit der Neigung, eine gebeugte Haltung einzunehmen und beim Gehen in immer schnellere Schritte zu verfallen. Sinneswahrnehmungen und Intellekt nicht beeinträchtigt.«

Einige der in dieser Definition erwähnten Symptome sind bereits viel früher beschrieben worden. Schon *Galenus*, der Arzt der griechisch-römischen Antike, unterschied zwischen Ruhetremor der Hand und einem Tremor, der während Bewegung vorkommt. Das heißt, *Galenus* machte einen Unterschied zwischen Ruhetremor und Aktionstremor. Damit liegt die Annahme nahe, daß *Galenus* die *Parkinson*sche Krankheit kannte, aber wir können dessen nicht sicher sein, weil er den Tremor nicht mit den anderen Symptomen in Verbindung bringt. Ähnlich wurde auch »die Tendenz, beim Gehen immer schnellere Schritte zu machen«, schon beschrieben, lange bevor *Parkinson* lebte. *Parkinson* selbst bezieht sich auf eine Beschreibung des französischen Arztes *Sauvages* aus dem 18. Jahrhundert, der den anormalen Gang als *Sclerotyrbe festinans* bezeichnet hatte. Liest man die Arbeit von *Sauvages*, dann gewinnt man den Eindruck, daß er sehr wahrscheinlich Fälle von *Parkinson*scher Krankheit gekannt hat. Da er aber kein einziges anderes Symptom erwähnte, können wir nicht sicher sein.

Goethe besaß einige medizinische Kenntnisse. Er beobachtete, daß der Wirt auf *Rembrandts* Zeichnung vom »barmherzigen Samariter« in vorgeneigter Haltung dasteht. Seine Hände sind vorgestreckt, und er hält die Finger so gegen den Daumen, als würde er Münzen zählen – oder wie es Patienten mit *Parkinson*scher Krankheit häufig tun. *Goethe* meinte, der Künstler habe die Hände des Wirts so vollendet dargestellt, daß sie wirklich zu zittern schienen. Man fragt sich, ob *Rembrandt* beabsichtigte, einen Mann mit *Parkinson*scher Krankheit darzustellen, unter welchem Namen sie auch (wenn überhaupt) bekannt sein mochte. Man ist versucht zu glauben, daß ein so genauer Beobachter wie der große Künstler zweifellos Menschen mit *Parkinson*scher Krankheit gekannt haben muß, aber sicher ist es nicht.

Es gibt viele andere Hinweise dafür, daß man die *Parkinson*sche Krankheit schon sehr lange kennt. Allerdings darf man auch nicht die Möglichkeit außer acht lassen, daß *James Parkinson* eine wirklich neue Krankheit beschrieben hat. Problematischer ist, daß vor *James Parkinson* die ärztliche Kunst noch nicht genügend fortgeschritten war, um dieses Thema gründlich zu erhellen. Sehr wenige Krankheiten waren in ihrem ganzen Umfang bekannt. Jedes Symptom wurde als eigenständiges Leiden beschrieben. Das medizinische Schrifttum bestand aus einer Fülle Beschreibungen von Symptomen, aber es gab keine vollständigen Krankengeschichten. Erst gegen Ende des 18. Jahrhunderts wurden Kombinationen von Symptomen allmählich als Ausdrucksformen spezifischer Krankheiten erkannt, die einen Anfang, eine charakteristische Verlaufsform und ein Ende hatten und erklärt oder wenigstens mit anatomischen Veränderungen in Zusammenhang gebracht werden konnten, die bei der Untersuchung nach dem Tod nachgewiesen werden konnten. Viele der heute bekannten Krankheiten wurden Anfang des 19. Jahrhunderts erstmals beschrieben, und man begann, eine Beziehung zwischen den zu Lebzeiten vorhandenen Symptomen und den bei der Obduktion der Leiche gefundenen Veränderungen herzustellen. Viele dieser Krankheiten sind nach dem Arzt benannt, der sie als erster beschrieben hat. So haben wir aus dem frühen 19. Jahrhundert nicht nur die *Parkinson*sche Krankheit, sondern auch den Morbus *Bright*, den Morbus *Hodgkin*, die *Bell*sche Lähmung usw. In vielen Fällen wurden die Namen der Erstbeschreiber aufgegeben und passendere beschreibende Namen eingeführt. In wenigen Fällen allerdings wurde keine befriedigende Bezeichnung gefunden, und daher bleibt das Eponym (der Name des Arztes, der die Krankheit als erster beschrieb) allgemein gebräuchlich. So verhält es sich auch bei der *Parkinson*schen Krankheit. Es wurde kein befriedigender deskriptiver Ausdruck gefunden. Die ursprüngliche Bezeichnung »Schüttellähmung« erscheint zu ungenau. Ihre griechisch-lateinische Übersetzung »Paralysis agitans« ist nicht besser, obgleich sie »wissenschaftlicher« klingen mag, eben weil es Griechisch bzw. Latein ist. Krankheiten, die zuerst anhand von Obduktionsbefunden erkannt wurden, enthalten in ihrem Namen oft die wesentlichen pathologischen Elemente. So gibt es z. B. im Nervensystem Erkrankungen wie die spinozerebellare und die striatonigrale Degeneration und eine olivopontozerebellare Atrophie. Dementsprechend könnten wir die *Parkinson*sche Krankheit als *Atrophie der Substantia nigra* beschreiben. Die *Parkinson*sche Krankheit war jedoch mit ihren Anzeichen und Symptomen längst vollständig erkannt, bevor ihr pathologisches Substrat identifiziert wurde, so daß sich der Name *Parkinson*sche Krankheit eingebürgert hat. Es gibt wohl auch keinen Grund, den Namen jetzt zu ändern. Es scheint angebracht, die Geschichte unserer Kenntnis über die Krankheit mit diesem Namen wachzuhalten.

Parkinson gebührt Anerkennung, weil er die beobachteten verschiedenen Symptome miteinander »verknüpfte« und weil er erkannte, daß Patienten in »unterschiedlichen Stadien des Verlaufs« Opfer des gleichen Leidens waren. Das war ein wichtiger Beitrag und für seine Zeit eine beachtliche Leistung.

Viele andere Ärzte haben unser Wissen über die *Parkinson*sche Krankheit erweitert. Besonders zu erwähnen ist *Jean Marie Charcot*, der große Arzt und Gelehrte in der Mitte des 19. Jahrhunderts und einer der Begründer der modernen Neurologie. *Charcot* untersuchte Patienten mit Schüttellähmung und bereicherte *Parkinson*s Beschreibung beträchtlich. Er ergänzte das Krankheitsbild, indem er den Muskelrigor und viele weitere Symptome schilderte. 1867 führte er die Behandlung mit dem Alkaloid Hyoszin ein, das aus dem Nachtschattengewächs *Datura stramonium* gewonnen wird. Medikamente dieses Typs blieben lange Zeit die Hauptstütze der Therapie, bis ein volles Jahrhundert später Levodopa eingeführt wurde. Als Hochschullehrer mit starkem Interesse an Geschichte bestand *Charcot* darauf, die Schüttellähmung

*Parkinson*sche Krankheit zu nennen, weil *Parkinson* sie als erster beschrieben hatte und weil der Ausdruck Schüttellähmung unangemessen schien. Es handele sich, so argumentierte er, nicht um eine echte Paralyse oder Lähmung wie z. B. bei einem Schlaganfall, und manche Patienten hatten ja gar keinen Tremor.

Paul Richer war ein Schüler *Charcots* und außerdem ein Künstler. Noch heute ist er bestens bekannt durch ein Handbuch der Anatomie des Menschen, das er für Künstler geschrieben hat. Seine Skizzen von *Charcots* Patienten im Pariser Krankenhaus La Salpêtrière sind klassische medizinische Illustrationen und wurden in vielen medizinischen Lehrbüchern des späten 19. Jahrhunderts reproduziert. Eine seiner Skizzen ist in der Abb. 14 wiedergegeben.

Auch *William Gowers* in London, der Erfinder des Ophthalmoskops und einer der Begründer der Neurologie und Freund von *Charcot* beschrieb das Krankheitsbild sehr ausführlich. Er spekulierte über die Ursache, sprach von

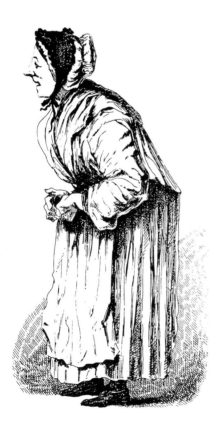

Abb. 14 Skizze von der Patientin *Anne Marie Gavr* ... in der Salpêtrière in Paris; 1874 von *Paul Richer* gezeichnet.

einem Vitalitätsverlust in bestimmten Zentren des Nervensystems und bezeichnete diesen Vorgang als »Abiotrophie«.

Durch das Werk *Charcots, Gowers'* und anderer Professoren der Medizin war die *Parkinson*sche Krankheit gegen Ende des 19. Jahrhunderts ein bekanntes Leiden. Man darf sicher sagen, daß die Ärzte um 1890 genauso damit vertraut waren wie die heutigen Ärzte.

Parkinson hatte über die Ursache des Leidens und den Ort der Störung im Nervensystem nur spekulieren können. Er äußerte die Hoffnung, daß »diejenigen, die sich auf humane Weise der anatomischen Untersuchung nach dem Tode bedienen, um Ursachen und Art der Krankheiten zu entdecken«, imstande sein würden, ihre »wirkliche Natur« nachzuweisen, so daß man »geeignete Methoden der Linderung oder sogar Heilung« finden könnte.

Viele Ärzte studierten die Pathologie von Erkrankungen des Nervensystems und versuchten, wie *Parkinson* gehofft hatte, der Natur des Leidens auf die Spur zu kommen. Ihre Bemühungen waren jedoch lange Zeit erfolglos, und über den Ort der Störung im Gehirn gab es viele Spekulationen. Manche suchten die Ursache im Rückenmark, andere in den Muskeln. Aber meistens ließ sich keine entsprechende Anomalie nachweisen. Daher wurde die *Parkinson*sche Krankheit zeitweise zu den »Neurosen« gezählt, was besagte, daß im Gehirn keine strukturelle Veränderung zur Erklärung der Symptome bekannt war. Kurz, es lag eine offenkundige Funktionsstörung ohne erkennbares morphologisches Substrat vor. Wenn man Arbeiten über die Krankheit liest, die in den 1890er Jahren geschrieben wurden, erkennt man leicht, daß die Sachlage sehr verwirrend und frustrierend war.

Nach Professor *Brissaud*, einem Schüler *Charcots*, sollte der Ort, an dem man nach der organischen Ursache der *Parkinson*schen Krankheit fahnden müsse, ein kleiner Kern oder ein Nervenzentrum in der *Substantia nigra* des Hirnstamms sein. Später wurde diese Gehirnregion bei Leichenobduktionen untersucht. Es war außerordentlich schwierig, die durch Alter, Arteriosklerose oder die eigentliche Krankheit bedingten Veränderungen zu differenzieren. Schließlich beschrieb ein Student namens *Tretiakoff*, der in Paris seine Doktorarbeit machte, eine Reihe Veränderungen in den Nervenzellen der *Substantia nigra*, die heute als charakteristisch für die *Parkinson*sche Krankheit anerkannt sind. Er beschrieb einen Verlust pigmentierter Zellen in der Substanz und in den verbleibenden Nervenzellen die von *Frederick Lewy* erstmals beobachteten kugelförmigen Körperchen. *Tretiakoffs* Dissertationsarbeit wurde 1915 veröffentlicht, fast hundert Jahre nach *Parkinsons Essay on the Shaking Palsy*. *Tretiakoffs* Befunde wurden damals von den medizinischen Forschern nicht gut aufgenommen. Viele Neurologen bezweifelten, daß die Beschädigung einer so kleinen Gruppe verborgener Nervenzellen die vielen verschiedenen Symptome des *Parkinson*ismus verursachen könnte. Andere meinten, der Verlust von Nervenzellen in anderen Regionen, vor allem im *Corpus striatum*, sei als Ursache der Symptome wahrscheinlicher. Die Kontroverse über dieses Thema dauerte jahrelang an.

Wiederholte Epidemien der Schlafkrankheit oder *Encephalitis lethargica*, die zwischen 1916 und 1926 grassierte, machten die Verwirrung um dieses ganze Thema noch größer. Ziemlich plötzlich wurden die Neurologen mit einer Vielzahl relativ junger Patienten konfrontiert, deren Symptome einige Ähnlichkeit mit der *Parkinson*schen Krankheit aufwiesen. Es gab aber auch einige verblüffende Unterschiede. Die Opfer dieser neuen Krankheit waren verhältnismäßig jung, meistens zwischen 15 und 30 Jahre alt, während früher bei unter 40jährigen *Parkinson*ismus äußerst selten gewesen war. Plötzlich war der jugendliche *Parkinson*patient eine häufige Erscheinung in den neurologischen Kliniken und Abteilungen der großen städtischen Krankenhäuser. Diese jungen Patienten hatten viele merkwürdige Symptome, die man bis dahin niemals mit *Parkinson*ismus in Verbindung gebracht hatte.

Die Erkenntnis, daß es zwei Arten von *Parkinson*ismus geben könnte, führte bald zur Benennung anderer Leiden, die eine gewisse, allerdings begrenzte Ähnlichkeit mit der *Parkinson*schen Krankheit hatten, als *Parkinson*ismusformen. Auf diese Weise entstanden die Begriffe arteriosklerotischer *Parkinson*ismus, *Parkinson*ismus infolge Kohlenmonoxidvergiftung oder anderer Intoxikationen mit Chemikalien. Die verschiedenartigen Krankheitsbilder stifteten Verwirrung, so daß schließlich in den dreißiger Jahren einige Ärzte zu vermuten begannen, daß jeder *Parkinson*ismus durch eine Enzephalitis verursacht sei! Populärer war die Auffassung, daß es gar keine *Parkinson*sche Krankheit gebe, sondern »*Parkinson*ismus« eine zufällige Gruppierung von Symptomen vieler verschiedener Krankheiten sei. Bei einem derartigen Durcheinander der Auffassungen über den *Parkinson*ismus überrascht es nicht, daß es den Pathologen schwer fiel, *Tretiakoff*s Befunde zu bestätigen.

Die morphologischen Veränderungen im Gehirn von Patienten mit *Encephalitis lethargica* wurden untersucht und klassifiziert. Auch hier wurde durchweg eine Schädigung der *Substantia nigra* festgestellt, und man glaubte, daß die *Parkinson*symptome vielleicht mit diesen Veränderungen zusammenhingen, aber statt der *Lewy*-Körperchen enthielten die verbleibenden Zellen ein dichtes Bündel mikroskopisch kleiner Fasern, ein sogenanntes »Neurofibrillengeflecht«. Dann untersuchte der deutsche Pathologe *D. Hassler* in zäher Kleinarbeit die *Substantia nigra* bei *Parkinson*scher Krankheit und bestätigte die früheren Befunde von *Tretiakoff*. Seine Arbeit wurde 1939 veröffentlicht, blieb aber wegen Ausbruchs des Zweiten Weltkriegs lange Zeit ziemlich unbeachtet. Nach dem Krieg untersuchte der angesehene englische Gehirnpathologe Dr. *J. G. Greenfield* an der berühmten Staatlichen Nervenklinik in

London die Gehirne verstorbener *Parkinson*patienten und bestätigte ebenfalls die regelmäßige Beteiligung der *Substantia nigra* bei der *Parkinson*schen Krankheit. Allmählich stimmten immer mehr Gehirnpathologen in der Auffassung überein, daß dort der Hauptort der krankhaften anatomischen Veränderungen bei *Parkinson*scher Krankheit ist und daß die *Lewy*-Körperchen das Merkmal der *Parkinson*-Krankheit sind, während die Neurofibrillengeflechte auf postenzephalitischen *Parkinson*ismus hinweisen.

Die Bedeutung der in der *Substantia nigra* beobachteten Veränderungen blieb lange Zeit im dunkeln. Niemand wußte, welche Aufgabe die *Substantia nigra* hat und wie ausgedehnt ihre Verbindungen zu anderen Gehirnregionen sind. Anatomen versuchten, bei Tieren experimentell die *Substantia nigra* zu beschädigen, aber keinem gelang es, eine dem menschlichen *Parkinson*ismus vergleichbare Symptomatik zu erzeugen. Es gab erhebliche technische Schwierigkeiten, und niemand konnte mit Sicherheit sagen, wie ein Hund, eine Katze oder ein Affe mit *Parkinson*ismus aussehen müßte.

Ein großer Fortschritt war, als sich mit Hilfe der in Schweden entwickelten feinmikroskopischen Technik nachweisen ließ, daß die Nervenzellen der *Substantia nigra* die chemische Substanz Dopamin enthalten. Die neue Methode beruhte auf einer chemischen Reaktion, bei der Dopamin in eine Substanz umgewandelt wird, die unter UV-Bestrahlung hellgrün leuchtet. Ein hervorragendes Team junger schwedischer Wissenschaftler – *Urban Ungerstedt, Anita Dahlström, Kjell Fuxe* und *Nils-Erik Andèn* – wandte in den 60er Jahren diese Methode beim Rattengehirn an und konnte ganze bis dahin unbekannte Systeme von Nervenzellverbindungen nachweisen. Eine davon bestand aus einem System kräftiger Fasern, die aus den Nervenzellen der *Substantia nigra* aufsteigen und in die gesamte Region des Streifenkörpers einmünden. Diese neue Entdeckung auf dem Gebiet der Hirnanatomie erhielt eine zusätzliche Bedeutung durch neue Entdeckungen auf anderen Gebieten. Biochemiker fanden heraus, daß Dopamin fast ausschließlich in diesen beiden Gehirnregionen vorhanden war. Einer der Untersucher, *Oleh Hornykiewicz* von der Medizinischen Fakultät der Universität Wien, bestimmte diese Substanz quantitativ in Gehirnen von Patienten, die an verschiedenen Krankheiten gestorben waren, und stellte fest, daß bei den Patienten mit *Parkinson*ismus ein auffälliger Mangel an Dopamin bestand, nicht aber bei denen mit anderen Leiden. Weitere Nachforschungen ergaben, daß in den Fällen, in denen die Pathologen die schwersten Veränderungen der *Substantia nigra* fanden, der Dopaminmangel am größten war.

Vergleichbare Untersuchungen an Tieren zeigten, daß nach einer Beschädigung der *Substantia nigra* Dopamin aus dem Streifenkörper der gleichen Seite verschwand. Dies wies auf einen Zusammenhang zwischen *Substantia nigra* und *Corpus striatum* hin und war ein weiterer Beweis für das Vorhandensein der Verbindungen, die die schwedischen Wissenschaftler mit ihrer neuen Methode bei Ratten gefunden hatten. Das war wichtig, weil diese Fasern mit den klassischen Methoden der Gehirnanatomie nicht nachgewiesen werden konnten. Zunächst waren die Hirnanatomen skeptisch, aber als diese Nachweismethode allmählich häufiger angewandt wurde und Mitarbeiter von Forschungslaboratorien in anderen Ländern sie bestätigten, wurde die Existenz des Dopamin-Nervenzellsystems anerkannt.

Inzwischen hatte Professor *Arvid Carlsson* an der Universität Göteborg in Schweden eine dritte entscheidende Beobachtung gemacht. Er wies 1957 in einem einfachen Experiment nach, wie die beruhigende Wirkung des Reserpins zustande kommt. Wie im 1. Kapitel dieses Buches erklärt wurde, ist Reserpin ein Neuroleptikum, das beim Menschen ein Krankheitsbild hervorrufen kann, das weitgehend der *Parkinson*schen Krankheit gleicht. Quantitative chemische Nachweise hatten gezeigt, daß Reserpin im Gehirn zu einem Mangel an verschiedenen Substanzen führt, unter ihnen Noradrenalin, Dopamin und Serotonin. Manche glaubten, daß die ruhigstellende Wirkung durch eine Serotoninverarmung bedingt sei. Professor *Carlsson* beobachtete, daß eine Injektion von Levodopa sofort den Ruhezustand umkehrte, in den die Tiere durch Reserpin versetzt worden waren, wogegen die Vorstufe von Serotonin keine entsprechende Wirkung hatte. Er bestimmte auch die Dopaminmengen im Gehirn der Versuchstiere und fand, daß Levodopa die Dopaminspiegel normalisiert hatte.

Diese unabhängig voneinander auf verschiedenen wissenschaftlichen Gebieten gemachten Entdeckungen gaben den Veränderungen in der *Substantia nigra*, die man zuerst bei *Parkinson*kranken gefunden hatte, einen neuen Sinn und erklärten, warum Neuroleptika *Parkinson*ismus hervorrufen. *Parkinson*ismus konnte nun als Zustand einer zerebralen Dopamininsuffizienz definiert werden. *Carlsson* und *Hornykiewicz* vermuteten beide, daß man Levodopa zur Behandlung des *Parkinson*ismus versuchen könnte.

Diese Entdeckungen, die so viel zur Klärung der *Parkinson*schen Krankheit beitrugen, wurden hauptsächlich in dem Jahrzehnt von 1957 bis 1967 gemacht. Freilich waren sie nur die Krönung vieler Jahrzehnte wissenschaftlichen Forschens und Denkens. In den dreißiger und vierziger Jahren wären diese Entdeckungen nicht möglich gewesen, weil das Grundwissen über die Biochemie des Gehirns fehlte. Doch selbst die fundamentalen Methoden – etwa die Verwendung von Radioisotopen und die analytischen Methoden der organischen Chemie, die eine quantitative Bestimmung von Dopamin und ähnlichen Substanzen im Gehirn ermöglichten – waren vor 1950 unbekannt. So kommt es, daß praktische Fortschritte in der medizinischen Versorgung vom Gesamtniveau der Wissenschaft abhängen und daß die sogenannte »reine« Grundlagenforschung, die keine ersichtliche Beziehung zu praktischen

Problemen hat, schließlich zu einem tiefen neuen Verständnis menschlicher Krankheiten und zu ganz neuen Therapieformen führt.

Anfangs wurde Levodopa in niedrigen Dosen intravenös oder oral verabreicht. Professor *Walther Birkmayer* in Wien und Dr. *André Barbeau* in Montreal, Kanada, waren die ersten Ärzte, die Levodopa versuchsweise verwendeten. Bald eiferten ihnen viele andere nach. Die Meinungen über die Ergebnisse waren bei den verschiedenen Prüfern sehr geteilt. Manche berichteten über dramatische Besserungen selbst bei schwer betroffenen Patienten. Andere stellten überhaupt keine Wirkung fest, und wieder andere beobachteten einige geringfügige Besserungen, führten diese aber auf psychologische Faktoren zurück, z. B. mehr auf die Begeisterung der Prüfer als auf die Wirksamkeit von Levodopa. Eine Reihe Untersucher glaubten zwar an eine echte Wirksamkeit, hielten aber die Ergebnisse für zu begrenzt, um bei der Behandlung von *Parkinson*kranken von praktischem Nutzen zu sein.

Dann fand Dr. *George Cotzias*, Arzt und Forscher in den Brookhaven National Laboratories in Upton, New York, daß mit viel höheren oralen Dosen bessere Ergebnisse erzielt wurden. Er stellte fest, daß sich die Patienten nach wochen- oder monatelanger täglicher Einnahme von Dopa (erst verwendete er ein Gemisch von 50 % D-Dopa und 50 % L-Dopa, also DL-Dopa) allmählich an die Nebenwirkungen der Behandlung gewöhnten. Übelkeit und Erbrechen wurden nach und nach geringer und verschwanden ganz, so daß zunehmend höhere Dosen verabreicht werden konnten. Geduldig und beharrlich steigerte Dr. *Cotzias* alle paar Tage die Dosis, während die Patienten langsam eine Toleranz gegen Dopa entwickelten, bis er schließlich das zwanzig- bis dreißigfache der Anfangsdosis geben konnte. Mit sehr hohen Dosen (12 bis 18 g DL-Dopa täglich) erzielte er bei Patienten mit charakteristischem und relativ schwerem *Parkinson*ismus verblüffende Besserungen. Der Behandlungserfolg mit Dopa war eindeutig viel besser als mit den bis dahin verfügbaren konventionellen *Parkinson*mitteln.

Dr. *Cotzias* berichtete 1967 zum ersten Mal über seine Ergebnisse mit DL-Dopa. Binnen Jahresfrist wurden sie von mehreren anderen Forschungszentren bestätigt. Eine umfangreiche, sorgfältig kontrollierte Studie, die *Melvin Yahr, Margaret Hoehn, Robert Barrett, Myrna Schear* und ich am Columbia Presbyterian Medical Center in New York durchführten, sowie ähnliche Studien der Kollegen *Sweet* und *McDowell* am Krankenhaus der Stadt New York, Dr. *Markham* an der Universität von Kalifornien in Los Angeles und vielen anderen bewirkten, daß Levodopa endgültig zur Routinebehandlung der *Parkinson*-Krankheit anerkannt wurde.

Unter wissenschaftlicher Kontrolle wurden an großen Lehrkrankenhäusern und medizinischen Forschungsstätten in den USA und in vielen anderen Ländern mehrere tausend Patienten behandelt. Levodopa zeigte sich in der Behandlung des *Parkinson*ismus durchweg jeder damals bekannten Therapie überlegen. Die chemische Kurzbezeichnung Levodopa wurde für das Arzneimittel L-Dopa gewählt. Im Jahr 1970 wurde es von der amerikanischen Arzneimittelbehörde FDA (= Food and Drug Administration) offiziell für die Behandlung des *Parkinson*ismus zugelassen.

In den zwanzig Jahren seit der Einführung von Levodopa in die Therapie wurde immer wieder versucht, die Wirkung der Substanz zu verbessern. Die Dopamin-Rezeptoragonisten Bromocriptin und Pergolid fanden allmählich ihren Platz als Arzneimittel, welche die günstigen Wirkungen von Levodopa verbessern. Die neuerdings erfolgte Bereicherung des therapeutischen Angebotes um die Substanz Selegilin (Movergan® oder Deprenil®) gibt uns eine weitere Möglichkeit, die Levodopa-Wirkung zu verstärken. Der Nachweis, daß konstante Infusionen von Levodopa ein ausgeprägtes »On-off«-Phänomen deutlich verringern können, hatte zur Folge, daß Retardformen von Levodopa entwickelt wurden (Sinemet CR und Madopar HD), die die Wirksamkeit der Substanz weiter verbessern. Diese Fortschritte in der Pharmakotherapie mit Levodopa stellen begrenzte, aber bedeutende Verbesserungen in der Behandlung der *Parkinson*-Krankheit dar.

Die MPTP-Story

1977 machte ein junger Mann in Arlington, Virginia, unbeabsichtigt eine folgenreiche Entdeckung. Er war drogenabhängig, und als Amateurchemiker befriedigte er seine Sucht mit einer Substanz, die eng mit Meperidin (Demerol®) verwandt war und die er in seinem Heimlabor synthetisierte. Er stellte seine Droge nach einem einfachen Rezept aus einer Zeitschrift für pharmazeutische Chemie mit leicht erhältlichen Chemikalien her.

Nachdem er einmal eine hastig zusammengemischte Charge seines Rauschmittels genommen hatte, wurde er akut krank und mußte total rigide und unbeweglich in ein Krankenhaus eingeliefert werden. Einem Arzt fiel die Ähnlichkeit der Symptomatik mit einem *Parkinson*ismus auf, und er verordnete dem Patienten Carbidopa/Levodopa (Sinemet®). Darauf ging es dem jungen Mann besser, aber er zeigte ein ausgeprägtes »On-off«-Phänomen. Er wurde deshalb in das Klinikzentrum der Nationalen Gesundheitsinstitute (NIH) in Bethesda, Maryland, eingewiesen. Der Chemiker Dr. *Sandford Markey*, der unter Dr. *Irving Kopin* im Labor des NIH arbeitete, kochte das Rezept des Patienten nach und befaßte sich gründlich mit dessen Geräten und Ingredienzien. Er fand heraus, daß der junge Mann mit seiner Prozedur nicht nur das gewünschte Rauschmittel, sondern noch eine geringe Menge eines Nebenproduktes hergestellt hatte, vor allem wenn die chemische Reaktion bei zu hohen Temperaturen erfolgte. Die Analyse des Nebenproduktes ergab, daß es sich um die Substanz N-Methylphenyltetrahydropyridin handelte, das inzwischen meist mit der Abkürzung MPTP bezeichnet wird.

Dr. *Kopin* und seine Mitarbeiter fanden, daß Injektionen winziger Dosen MPTP bei Affen parkinsonartige Zustände hervorriefen. Wurde einem Versuchstier nur eine winzige Dosis injiziert, dann war es am nächsten Tag rigide und unbeweglich, konnte sich kaum auch nur langsam bewegen und war außerstande zu fressen oder zu trinken. Gab man dem Tier dann eine Dosis Levodopa, normalisierte sich zunächst sein Verhalten, aber etwa eine Stunde später wurde es erneut rigide und unbeweglich, genau wie ein menschlicher Patient mit schwerem On-off-Phänomen. Die Wissenschaftler konnten außerdem nachweisen, daß sich im Gehirn der Tiere ein MPTP-Derivat ansammelte. Die Analyse ergab, daß es sich bei der Substanz um ein Abbauprodukt handelte, abgekürzt MPP^+.

Inzwischen litt der junge Patient weiter an einer schweren *Parkinson*-Symptomatik und reagierte mit On-off-Phänomen auf die Behandlung. Noch im gleichen Jahr starb er an einer Überdosis Rauschgift. Er wurde obduziert und man fand, daß die Nervenzellen in der Substantia nigra vollständig zerstört waren. Der Neurologe Dr. *Stanley Burns*, ein weiterer Mitarbeiter in Dr. *Kopins* Labor, konnte nachweisen, daß bei den Affen, bei denen man die *Parkinson*-Symptomatik durch MPTP ausgelöst hatte, die Nervenzellen der Substantia nigra ebenfalls zerstört waren. 1979 beschrieben der Psychiater Dr. *Glenn Davis*, der Neurologe Dr. *Adrian Williams* und weitere junge Mitarbeiter von *Kopin* den Fall des jungen Drogensüchtigen, der ein so unglückliches Ende gefunden hatte, in einer neuen und noch wenig bekannten Fachzeitschrift. Dieser Beitrag wurde zunächst kaum, mehrere Jahre später aber um so stärker beachtet, als nämlich in Kalifornien einige Drogensüchtige mit akuter schwerer *Parkinson*-Symptomatik in der Notaufnahme einer Klinik erschienen. Sie hatten sich illegal auf der Straße gedealten Stoff gespritzt. Ein gewitzter Mitarbeiter im örtlichen Zentrum für Vergiftungsfälle erkannte die Ähnlichkeit dieses Ereignisses mit dem Fall des jungen Süchtigen aus Arlington. Der konsiliarisch zugezogene Neurologe Dr. *William Langston* besorgte sich eine Probe der illegalen Droge von den Süchtigen und ließ sie analysieren. Sie enthielt MPTP!

Nun unterzogen Dr. *Langston* und Mitarbeiter die örtlichen Drogenabhängigen einer gründlichen Untersuchung und stellten fest, daß insgesamt 200 dieselbe illegale Droge genommen hatten. Von diesen Usern hatten sieben eine schwere *Parkinson*-Symptomatik. Bei vielen aus der Gruppe fand man später einen geringgradigen *Parkinson*ismus. Im Laufe der Zeit wurden dann mehrere weitere Fälle von MPTP-bedingtem *Parkinson*ismus bekannt. In einem Fall handelte es sich um einen dänischen pharmazeutischen Chemiker, der eine kleine Menge MPTP hergestellt hatte, das er als Reagens bei der Synthese neuer Analgetika benötigte. Versehentlich mußte er mit dem MPTP in Berührung gekommen sein. Er erkrankte akut an grippeähnlichen Symptomen und entwickelte einen *Parkinson*ismus. Seine Ärzte hielten das Krankheitsbild für einen postenzephalitischen *Parkinson*ismus. Die Behandlung mit Levodopa erwies sich als hilfreich. Jahre danach begriff die Frau des Patienten, als sie etwas über die Toxizität von MPTP erfuhr, was damals wirklich geschehen war. Die Arbeitsgruppe Dr. *Kopin* am NIH-Klinikzentrum in Bethesda, Maryland, nahm sich des Chemikers weiter an. Interessanterweise gab es keine Anzeichen, daß sich die *Parkinson*-Symptomatik in den neun Jahren seit Beginn der Erkrankung verschlimmert hatte. Beim Jahrestreffen der Amerikanischen Akademie für Neurologie im April 1983 in San Diego, Kalifornien, hielt Dr. *Langston* ein Referat über die kalifornischen Drogenabhängigen, die durch MPTP *Parkinson*symptome bekommen hatten. Die eklatante Ähnlichkeit der durch MPTP verursachten *Parkinson*-Symptomatik mit der *Parkinson*-Krankheit legte natürlich nahe, daß eine in der Natur vorkommende ähnliche Substanz oder ein durch den Menschen erzeugtes Umweltgift die Ursache der *Parkinson*-Krankheit sein könnte. *Langston*s Referat elektrisierte die Gemeinde der forschenden Mediziner derart, daß unverzüglich weltweit Untersuchungen über MPTP begannen in der Hoffnung, die Ursache der *Parkinson*-Krankheit zu finden.

Innerhalb weniger Jahre wurde der Wirkungsmechanismus erkannt und bei mehreren internationalen MPTP-Symposien darüber berichtet. Ein entscheidender Schritt war der Nachweis von Dr. *Neal Castiglioni*, Biochemiker an der Universität von Kalifornien, daß MPTP durch das Enzym Monoaminoxidase (meist abgekürzt MAO) zu MPP^+ abgebaut wird. Er konnte in vitro nachweisen, daß Medikamente, die dieses Enzym hemmen, die Bildung von MPP^+ verhinderten. An meiner Fakultät wiederholte Dr. *Richard Heikkila* das In-vitro-Experiment in vivo an Mäusen. Er stellte fest, daß Mäuse, wenn sie zuvor mit einem MAO-Hemmer behandelt wurden, durch die anschließende Gabe von MPTP nicht beeinträchtigt wurden, während bei den Mäusen, die nur MPTP erhalten hatten, ein parkinsonähnliches Krankheitsbild auftrat und die Nervenzellen in der Substantia nigra zerstört wurden. Dr. *Langston* und Dr. *Irwin* wiesen das gleiche Phänomen bei Affen nach. Dr. *Heikkila* zeigte außerdem, daß die toxische Wirkung von MPTP nur durch Medikamente wie Deprenyl verhindert wurde, einen Hemmstoff der Typ-B-MAO, nicht aber durch Substanzen, die nur Typ-A-MAO hemmten. Diese und andere Studien bewiesen, daß es sich bei der giftig wirkenden Substanz in Wirklichkeit um MPP^+ handelte und MPTP nur die Vorstufe war. Nun versuchten die Forscher herauszufinden, wie MPP^+ wirkt. An der Johns Hopkins Universität entdeckten Dr. *Solomon Snyder* und Mitarbeiter, daß die Dopamin-Nervenzellen MPP⁺ so gierig aufnahmen, als wäre es Dopamin. Medikamente, welche die Aufnahme von Dopamin in die Dopamin-Nervenzellen blockierten, vermochten auch Versuchstiere gegen die toxischen Wirkungen von MPTP zu schützen.

An unserer Klinik fanden bald darauf die Mediziner *William Nicklas* und *Ivy Vyas*, daß MPP⁺ in den Dopaminzellen auf die Mitochondrien wirkt, das sind winzige Strukturen, die in jeder lebenden Zelle vorhanden sind. Tatsächlich sind in lebenden Zellen viele Mitochondrien enthalten. Ihre Hauptaufgabe ist es, für den Sauerstoffaustausch zu sorgen. In gewissem Sinne stellen die Mitochondrien die Lunge der Zelle dar. Kein Wunder, daß sie für das Leben der Zelle unentbehrlich sind. Werden die Mitochondrien vergiftet, stirbt sogleich die Zelle. Das tödlich giftige Nervengift Tetrodotoxin (Fischgift) ist das Beispiel eines starken Mitochondriengiftes. *Nicklas* und *Vyas* fanden, daß MPP⁺ genauso wirkt wie dieses Gift: beide hemmen ein spezifisches Enzymsystem in den Mitochondrien, das sogenannte »Komplex I«, unterbrechen dadurch die Zellatmung und töten auf einen Schlag die Nervenzellen.

Die Entdeckung, daß MPP⁺ wirkt, indem es die Mitochondrien auf so hochspezifische Weise vergiftet, wurde zunächst skeptisch aufgenommen, schließlich aber von anderen Wissenschaftlern bestätigt. Dies führte logischerweise dazu, daß die Mitochondrien von Gehirnen *parkinson*kranker Menschen untersucht wurden. Eine Gruppe von Forschern in London, *A. H. V. Schapira*, *John Clark* (ein auf Mitochondrien spezialisierter Biochemiker) und *David Marsden* wiesen nach, daß das Mitochondrienenzym, das durch MPP⁺ und Tetrodotoxin zerstört wird, in der Substantia nigra von Patienten mit *Parkinson*-Krankheit fehlt. An der Juntendo Universität in Tokio, Japan, fanden Dr. *Yoshikuni Mizuno* und einige seiner Kollegen außerdem, daß mehrere Mitochondrienenzyme im Striatum von *Parkinson*patienten vermindert waren. Die Londoner Forscher wiesen außerdem Anomalien der Mitochondrien in Muskelzellen nach, während *Parker* und *Boyson* von der Universität Colorado den erwähnten Mitochondriendefekt in Blutplättchen fanden.

Während ich dies niederschreibe, untersuchen Wissenschaftler in vielen Laboratorien die Mitochondrien bei den verschiedensten Krankheiten. Anomalien hat man bereits bei *Huntington*-Chorea und bei *Alzheimer*-Krankheit nachgewiesen. Es sind Studien im Gang, die klären sollen, ob defekte Mitochondrienenzyme die Wirkung eines Toxins spiegeln oder einen Gen-Defekt, der zu einer fehlerhaften Synthese der betroffenen Enzyme führt.

Obgleich diese Mitochondriendefekte nicht für die einzelne Krankheit spezifisch sind, hat ihre Entdeckung uns dem fundamentalen biologischen Mechanismus der Nervenzelldegeneration bei der *Parkinson*-Krankheit nähergebracht.

In ein paar Jahren wird man die Bedeutung von MPTP wahrscheinlich darin sehen, daß es die Entdeckung des Mitochondriendefekts bei der *Parkinson*-Krankheit brachte. Die Geschichte des MPTP führt uns wunderbar vor Augen, auf welche Abwege und Umwege die Reise zu einer wissenschaftlichen Entdeckung geraten kann. Welche Wunder wird uns diese Reise wohl als nächstes bescheren? Damit beschäftigen wir uns im folgenden Kapitel.

Die Positronen-Emissions-Tomographie

Die Positronenemissionstomographie (PET) ist ein bemerkenswertes Verfahren, um metabolische Aktivitäten in Teilen des Körpers dreidimensional darzustellen. Sie ist ein sehr kostspieliges Forschungsinstrument, das ein großes Team von Spezialisten (Kernphysiker, Strahlenchemiker, Pharmakologen, Ingenieure und Fachärzte mit Zusatzausbildung) erfordert, außerdem ein Zyklotron sowie ein bildgebendes System ähnlich dem, das bei der routinemäßigen Computertomographie (CAT oder CT) verwendet wird. Die PET spielt bereits eine wichtige Rolle bei der Erforschung der *Parkinson*-Krankheit.

Die PET entspricht im wesentlichen einer Schilddrüsenszintigraphie: dem Patienten wird eine radioaktiv markierte Substanz zugeführt, und dann überwachen Strahlendetektoren die Anreicherung dieser Substanz in dem zu untersuchenden Organ oder Körperteil. Die Schilddrüse beispielsweise entzieht Jod dem Blut so zuverlässig, daß praktisch alles Jod in ihr konzentriert wird. Wenn man eine winzige Menge radioaktiv markiertes Jod in die Blutbahn injiziert und dieses dann mit Detektoren registriert, die über der Schilddrüse angebracht sind, erhält man ein Bild des Drüsenkörpers und kann Anomalien erkennen, die mit anderen Methoden nicht nachzuweisen sind.

Soll mit Hilfe der PET das Dopamin-System im Gehirn untersucht werden, dann wird eine winzige Menge Levodopa, das mit einem Fluoratom radioaktiv markiert ist, in die Blutbahn injiziert. Dieses fluorierte Levodopa oder »Fluorodopa« wird mit dem Blut durch den Körper transportiert und im Gehirn von den Dopamin-Nervenzellen aufgenommen, als wäre es Levodopa. Und wie Levodopa in Dopamin, wird das mit Fluor markierte Levodopa zu Fluorodopamin abgebaut.

Das bei der PET verwendete radioaktive Atom, ^{18}Fluor, emittiert während seines radioaktiven Zerfalls Positronen. Ein Positron ist ein Elementarteilchen von der Masse eines Elektrons, trägt aber eine positive elektrische Ladung, während Elektronen negativ geladen sind. Ein Positron ist extrem kurzlebig. Es legt höchstens ein paar Millimeter zurück, bis es mit einem Elektron kollidiert. Dabei zerfallen beide zu nichts und setzen dabei eine kurze X-Strahlung frei, die aus zwei in genau entgegengesetzte Richtungen gehenden

Strahlen besteht. Dadurch läßt sich exakt bestimmen, wo die Kollision stattgefunden hat.

Der Patient, der sich einer PET unterzieht, wird in einen Ring von Strahlendetektoren plaziert, welche die in entgegengesetzte Richtungen schießenden Strahlenpärchen aus den Positron-Elektron-Kollisionen messen. Jede Kollision wird also von einem Paar entgegengesetzt auf dem Ring plazierter Detektoren »gesehen«. Ein ausgefeiltes System elektronischer Regelkreise, die mit einem Hochleistungsrechner verbunden sind, kann aus den kleinen Zeitunterschieden, mit denen die Strahlenkollisionen von den Detektoren erkannt werden, und aus der präzisen Lokalisation der Detektoren in bezug auf den Kopf des Patienten genau den Punkt im Gehirn errechnen, an dem die Kollision stattfand. Aus den Millionen stattfindender Kollisionen kann der Computer nach der gleichen Methode, die bei einer gewöhnlichen CAT angewandt wird, ein Bild darstellen. Auch die CAT bedient sich in einer Reihe von Ringen angeordneter Detektoren. Sowohl bei PET als auch bei CAT bilden die erwähnten Ringe einen Tunnel, in den der Patient während der Untersuchung plaziert wird. Da Fluorodopa sehr schnell im Streifenkörper konzentriert wird, wo sich die meisten Dopamin-empfindlichen Nervenfasern befinden, »sieht« der PET-Scanner eine Kontur des Streifenkörpers. Aus der injizierten Fluorodopa-Menge und aus der Beobachtung der zunehmenden Strahlungsintensität im Streifenkörper kann man die relative Levodopa-Aufnahmekapazität und die Dopamin-Speicherkapazität dieses Streifenkörpers errechnen, anhand deren sich der Zustand des Dopamin-Nervenzellsystems beurteilen läßt.

Leider ergibt der PET-Scanner nur ein grobes Bild, das nicht detailliert genug ist, um die Substantia nigra, in der sich die Dopamin-Nervenzellkörper befinden, unmittelbar abzubilden.

Seit nunmehr zehn Jahren bedient man sich in mehreren Klinikzentren der Positronen-Emissions-Tomographie, um die Dopamin-Systeme im Gehirn darzustellen. Mit dem Verfahren konnte bei Parkinsonkranken eine verminderte Fähigkeit, im Striatum L-Dopa aufzunehmen und Dopamin daraus zu bilden, nachgewiesen werden. Eine Hemmung der Dopamin-Systeme im Gehirn wurde bereits nachgewiesen, bevor auch nur ein Symptom der Krankheit auftrat. Dr. *Donald Calne* und Mitarbeiter vom PET-Zentrum an der Universität von British Columbia (das von drei Hochschulen genutzt wird) konnten z. B. bei einigen der drogenabhängigen Patienten Dr. *Langston*s, die MPTP genommen hatten, ein massiv gehemmtes Gehirn-Dopaminsystem nachweisen, obwohl keiner dieser Patienten eine *Parkinson*-Symptomatik hatte.

Die Fluorodopa-PET kann sich – zumindest zu Forschungszwecken – auch als nützlich erweisen, um präsymptomatische Zustände einer *Parkinson*-Krankheit bei Personen aufzudecken, von denen man annimmt, daß sie ein erhöhtes Erkrankungsrisiko haben. Mein Kollege Dr. *Lawrence Golbe* überwies beispielsweise die Nachkommen betroffener Eltern in einer weit verzweigten Familie, in der die *Parkinson*-Krankheit sich offenbar vererbte, zur Fluorodopa-PET an das PET-Zentrum der Universität von British Columbia, um die Krankheit nachweisen zu können, noch bevor die Untersuchten Symptome zeigten. In anderen PET-Zentren werden ganz ähnliche Untersuchungen durchgeführt. Wegen der enormen Kosten und der wenigen verfügbaren Geräte wird die PET in absehbarer Zukunft wohl Forschungszwecken vorbehalten bleiben.

14.

Blick in die Zukunft

Jüngste Entdeckungen, neue Einsichten, leistungsfähige neue Techniken und, was besonders wichtig ist, die große Zahl junger Nachwuchswissenschaftler auf diesem Gebiet versprechen rasche Fortschritte in unserem Verständnis der *Parkinson*-Krankheit noch in diesem Jahrzehnt. Zu einem beträchtlichen Teil wird dies auf dem Feld der rasch expandierenden Neurowissenschaften geschehen. Es werden so riesige Fortschritte erwartet, daß der Kongreß der Vereinigten Staaten sich die Überzeugung vieler Neurowissenschaftler zu eigen machte und die neunziger Jahre zur »Dekade des Gehirns« erklärt hat. Ich möchte hinzufügen, daß es auch die Dekade der *Parkinson*-Forschung sein wird!

Die Erforschung der Ursache

Die Erforschung der Ursache der *Parkinson*-Krankheit wird an mehreren Fronten gleichzeitig vorankommen: der Neurotoxinforschung, der Erforschung struktureller und chemischer Veränderungen im Gehirn *Parkinson*kranker und der rasch expandierenden Molekulargenetik. Nach meiner Überzeugung werden die Fortschritte auf all diesen Wissensgebieten in den neunziger Jahren dazu führen, daß die Ursache der *Parkinson*-Krankheit erkannt wird und daß neue Therapieformen entwickelt werden. Wir werden wirksame Verfahren erarbeiten, mit denen das Fortschreiten der Krankheit verlangsamt oder sogar zum Stillstand gebracht werden kann. Marker für die Früherkennung werden ermöglichen, die *Parkinson*-Krankheit bereits zu diagnostizieren, bevor die ersten Symptome auftreten. Die Frühdiagnose und die zeitige wirksame präventive Behandlung, wenn schon nicht Heilmethode, wird das Auftreten der Symptome verzögern oder sogar verhindern. In der Folge wird die *Parkinson*-Krankheit, wie wir sie heute kennen, allmählich verschwinden.

Neurotoxine

Die bei den Untersuchungen des Wirkungsmechanismus von MPTP gemachte Entdeckung, daß bei der Krankheit ein Mangel an bestimmten Mitochondrien-Enzymen besteht, ist wahrscheinlich nur ein erster Schritt auf dem Wege zu künftigen Erkenntnissen auf diesem Gebiet. Die Untersuchung des Wirkungsmechanismus von MPTP, Methyl-Amphetamin und anderen Nervengiften wird uns zunehmend neue Einsichten in den Mechanismus der Degeneration von Nervenzellen vermitteln und damit einen Beitrag zur Ursachenforschung bei der *Parkinson*-Krankheit leisten.

Wahrscheinlich wird man neue Toxine finden, deren Wirkungsweise noch aufgeklärt werden muß. Sie führen uns womöglich zu neuen Theorien über die Krankheit und zu neuen Behandlungsformen. Ich halte es allerdings für unwahrscheinlich, daß eine toxische Substanz aus unserer Umwelt, in unserer Nahrung oder ein im Körper gebildetes Toxin sich als Ursache der *Parkinson*-Krankheit herausstellen wird.

Das Gehirn bei Parkinson-Krankheit

Zunehmend wird Forschungsarbeit von Expertenteams (Pathologen, Biochemiker, Zellbiologen, Molekularbiologen, Neurologen und Neuropsychologen) geleistet, die jeweils ihr Spezialwissen einbringen, um in gemeinsamem Bemühen die Veränderungen am Nervensystem, die postmortal nachgewiesen werden, mit den zu Lebzeiten registrierten Symptomen zu korrelieren. Zu den neuen Erkenntnissen gelangen wir heute schneller als je zuvor, und so wandeln sich unsere Auffassungen vom *Parkinson*ismus ebenfalls schnell.

Untersuchungen der chemischen Reaktionen im Gehirn bei *Parkinson*-Krankheit werden unser Verständnis der Krankheit und ihrer vielfältigen Manifestationen fördern. Trotz der in den vergangenen fünfzig Jahren erzielten großen Fortschritte haben wir nur einen rudimentären Begriff vom anatomischen Substrat im Nervensystem, das für bestimmte Symptome verantwortlich ist. Anatomen wie Dr. *Anne Graybiel* vom Massachusetts Institute of Technology und Dr. *Anne Young* von der Universität Michigan haben nachgewiesen, daß die Zellen des Streifenkörpers in Inseln oder Flecken, sogenannten Striosomen, angeordnet sind, die unterschiedliche chemische Botensysteme haben. Bisher wissen wir noch nicht, wie die Manifestationen der *Parkinson*-Krankheit eines Patienten und die Reaktionen auf die Levodopa-Therapie mit Veränderungen in verschiedenen Striosomen korrelieren.

Bei der *Parkinson*-Krankheit kommt es neben dem Dopaminsystem auch auf andere chemische Botensysteme an. Professor *Yves Agid* von der Universität Paris und Dr. *Peter Reiderer* von der Universität Würzburg und viele andere Kollegen konnten nachweisen, daß auch eine Reihe weiterer Botensysteme beeinträchtigt sind. Beispielsweise ist ein bestimmtes System von Nervenzellen im Hirnstamm, das Azetylcholin als Botenstoff benutzt, ebenfalls bei *Parkinson*kranken häufig beeinträchtigt. Bei manchen der betroffenen Botenstoffe handelt es sich um Peptide, komplizierte Substanzen, deren Funktion noch nicht genau geklärt ist. Eine davon, die »Substanz P«, ist ein Botenstoff, der in den Nervenzellsystemen zur Erkennung von Schmerz dient. Wir wissen aber nicht, was Substanz P im Streifenkörper bewirkt, welche Symptome bei der *Parkinson*-Krankheit auf einen Mangel an dieser Substanz zurückgehen und wie man diesen beseitigen könnte. Ein weiteres Peptid, das nachgewiesen wurde, ist das Cholezystokinin, das von Dr. *Thomas Chase* an den National Institutes of Health in Bethesda, Maryland, sehr gründlich untersucht wurde. Auch beim Cholezystokinin wissen wir noch nicht, was es im Gehirn bewirkt oder wie etwa ein Mangel an dieser Substanz behoben werden kann. Die weitere Erforschung dieser Botenstoffsysteme könnte zu einer Verbesserung der Therapie führen.

PET-Gehirnuntersuchung

Im vorhergehenden Kapitel habe ich erläutert, wie das Verfahren der Positronen-Emissions-Tomographie (PET) ermöglicht hat, Stoffwechselvorgänge im lebenden Gehirn zu untersuchen. Eine wachsende Zahl von Forschungszentren baut PET-Abteilungen auf, und die Untersuchungsmethode wird zunehmend bei *Parkinson*patienten angewandt werden, unter anderem bei Forschungsprojekten zur Früherkennung der *Parkinson*-Krankheit. Bei den gesunden Kindern betroffener Patienten aus großen Familien, in denen die *Parkinson*-Krankheit häufig vorkommt, wird die PET-Untersuchung bereits durchgeführt. Falls die PET mit Fluorodopa bei Nachkommen *parkinson*kranker Eltern eine Schädigung der Dopaminnervenfasern im Streifenkörper ergibt, ist der Schluß zu ziehen, daß die betreffende Person ein präsymptomatisches Stadium der *Parkinson*-Krankheit und das defekte Gen hat.

Die PET wird zunehmend angewandt werden, um verschiedene Botenstoffsysteme und ihre spezifischen Rezeptoren im Gehirn zu erforschen, beispielsweise Dopaminrezeptoren wie auch Zuckerstoffwechsel und Sauerstoffaustausch. Mit einer verbesserten PET-Technik wird es gelingen, Stoffwechselveränderungen in verschiedenen Hirnregionen unter verschiedenen Bedingungen zu untersuchen, und die Ergebnisse werden unser Verständnis des *Parkinson*-Gehirns vertiefen.

Mitochondrien

In zahlreichen Forschungslabors werden die biochemischen Defekte, die neuerdings in den Mitochondrien der Zellen in der Substantia nigra *Parkinson*kranker nachgewiesen wurden, sehr genau untersucht. Noch wissen wir nicht, ob die chemische Anomalie Teilursache oder bloß Folge der Erkrankung ist, doch in jedem Fall könnte dieser Befund die Frühdiagnose oder präsymptomatische Diagnose der *Parkinson*-Krankheit ermöglichen. Die Mitochondrien-Forschung am *Parkinson*kranken wird jedenfalls in den kommenden Jahren sehr intensiviert werden. Ich kann nicht voraussagen, wohin dies uns führen wird, aber nahezu sicher wird es weitreichende Folgen haben.

Lewy-Körperchen

Das Kennzeichen der *Parkinson*-Krankheit für den Pathologen ist eine besondere anormale Struktur, das sogenannte *Lewy*-Körperchen, das in den betroffenen Nervenzellen in der Substantia nigra und in anderen Hirnregionen mikroskopisch nachgewiesen werden kann. *Lewy*-Körperchen können auch in bestimmten Nervenzellen im Rückenmark, in den sympathischen Ganglien und in den Nervenzellen der Speiseröhren- und der Darmwand vorkommen! Unter dem Mikroskop erkennt man *Lewy*-Körperchen als runde, von einem durchsichtigen Vorhof umgebene Masse von der Größe eines roten Blutkörperchens. Die elektronenmikroskopische Untersuchung ergab, daß *Lewy*-Körperchen aus kurzen Fibrillen bestehen, die im Zentrum dicht gebündelt, zum Rand hin aber wie Speichen eines Rades angeordnet sind. Chemische Analysen mit verschiedenartigen Antikörpern ergaben, daß es sich um Neurofibrillen handelt.

Alle lebenden Zellen bestehen aus Fasermaterial ähnlicher Art, die als formgebendes Gerüst oder Skelett dienen. Wegen ihrer langen Ausläufer oder Fortsätze sind Nervenzellen in besonderem Maße auf ein derartiges Gerüst angewiesen. Ihre speziellen Stützfasern heißen Neurofibrillen. Sie werden ständig neu gebildet und fließen langsam an den Fortsätzen der Nervenzellen entlang, wobei sie verschiedene Nährstoffe transportieren. Abnorme Neurofibrillenbündel oder -geflechte finden sich bei zahlreichen Erkrankungen einschließlich der *Alzheimer*-Krankheit und der progressiven supranukleären Paralyse. Die *Parkinson*-Krankheit ist demnach in die zunehmend länger werdende Liste von Erkrankungen, denen eine anormale Neurofibrillenbildung gemeinsam ist, einzureihen.

Nahezu alle Neurologen und Neuropathologen, die sich mit *Parkinson*ismus befassen, stimmen heute überein, daß »kein *Parkinson*leiden (vorliegt), wenn keine *Lewy*-Körperchen nachzuweisen sind«. Anders gesagt: Was wir als *Parkinson*-Krankheit bezeichnen, ist die Form von *Parkinson*ismus, bei der *Lewy*-Körperchen vorhanden sind. Wenn wir eine *Parkinson*-Krankheit diagnostizieren, gehen wir also davon aus, daß *Lewy*-Körperchen vorhanden sind. Dies trifft aber nur bei 75 Prozent der Diagnosen zu. Wem diese Trefferquote gering erscheint, der möge bedenken, daß wir vor 25 Jahren nicht einmal versuchten, das Vorhandensein von *Lewy*-Körperchen vorauszusagen, sondern die schwammige Bezeichnung »idiopathischer *Parkinson*ismus« verwendeten. Heute arbeiten wir intensiv daran, einen höheren Standard diagnostischer Genauigkeit zu erreichen, und wir haben in der Tat deutliche Fortschritte gemacht. Das wird meines Erachtens auch weiterhin der Fall sein, und schließlich werden wir eine *Lewy*-Körperchen-Krankheit mit großer Treffsicherheit diagnostizieren können.

Prädiagnostisch nachweisbare Parkinson-Krankheit

Vor ein paar Jahren untersuchte die Neuropathologin Dr. *Lysia Forno* am Veterans Hospital von Palo Alto, Kalifornien, im Rahmen einer Post-mortem-Studie die Gehirne von Menschen, die zu Lebzeiten nicht an der *Parkinson*-Krankheit gelitten hatten, auf *Lewy*-Körperchen. Ziel ihrer Studie waren die mit dem Altern verbundenen Gehirnveränderungen. Bei 6 Prozent der untersuchten nicht *parkinson*kranken Gehirne fand sie *Lewy*-Körperchen!

Bei gleichen Untersuchungen in jüngster Zeit fand Dr. *William Gibb* vom National Hospital in London *Lewy*-Körperchen bei 5,6 Prozent der obduzierten Gehirne von über vierzigjährigen und bei 11 Prozent der über achtzigjährigen Verstorbenen, die keinen *Parkinson* gehabt hatten. Sowohl Dr. *Forno* als auch Dr. *Gibb* wiesen diese *Lewy*-Körperchen an den gleichen Stellen nach, wo sie bei Verstorbenen, die zu Lebzeiten an einer *Parkinson*symptomatik gelitten hatten, gefunden wurden. Sie fanden außerdem, daß an den betreffenden Stellen weitere Anzeichen einer Nervenzellschädigung bestanden. Beide Forscher schlossen daraus, daß die Gebilde nicht einfach »zufällig« vorhanden waren, sondern vielmehr bedeuteten, daß alle, bei denen diese Körperchen nachgewiesen wurden, in Wirklichkeit die *Parkinson*-Krankheit hatten, die aber asymptomatisch war. Hätten diese Menschen länger gelebt, dann wäre schließlich die *Parkinson*-Symptomatik in Erscheinung getreten. Also können wir sagen, daß sie eine »präsymptomatische« *Parkinson*-Krankheit hatten.

Aus den Zahlen von *Forno* und *Gibb* ist zu schließen, daß es viel mehr Menschen mit präsymptomatischer *Parkinson*-Krankheit gibt als mit erkennbarer Symptomatik – etwa zehn- bis fünfzehnmal so viele! In Wirklichkeit waren diese Personen aber nicht vollständig symptomfrei. Bei der Durchsicht der zugehörigen Krankenakten fand Dr. *Forno,* daß bei 20 Prozent der Patienten, deren Gehirne sie untersucht hatte, durchaus *Parkinson*symptome bestanden haben mochten.

Im zweiten Kapitel schrieb ich, daß verschiedene Symptome bereits ein paar Jahre, bevor der Arzt die Diagnose *Parkinson*-Krankheit stellen kann, bestanden haben können. Wenn sich erst der verräterische Tremor entwickelt hat und die Diagnose feststeht, wird rückblickend klar, daß verschiedene Schmerzen und Beschwerden und Klagen über Müdigkeit und Schwäche in Wirklichkeit die ersten Krankheitssymptome darstellten. Zweifellos sind in diesem Stadium der Krankheit bereits *Lewy*-Körperchen vorhanden, auch wenn eine klinische Diagnose noch nicht möglich ist. Vielleicht sollte man dieses Krankheitsstadium anstatt »präsymptomatisch« besser »prädiagnostisch« nennen.

Ein Beispiel für ein prädiagnostisches *Parkinson*-Leiden ist die im zweiten Kapitel erwähnte Patientin, die mehrere Jahre über Brennen in den Beinen geklagt hatte. Ihre Ärzte hatten geglaubt, daß sie an Durchblutungsstörungen litt. Nachdem es mit verschiedenen therapeutischen Maßnahmen nicht gelungen war, die Symptome der Patientin zu lindern, durchtrennten die Chirurgen ihren Sympathikusnerv und entfernten die Nervenganglien, die die Durchblutung der Beine regulieren. Nach diesem Eingriff bestanden die Symptome weiter. Zwei Jahre danach bekam die Patientin einen leichten Tremor der linken Hand und wurde an mich überwiesen. Ich war ebenfalls unsicher und konnte die *Parkinson*-Krankheit erst diagnostizieren, nachdem ich die Frau mehrere Male untersucht hatte. Bis dahin lag die Operation vier Jahre zurück!

Dr. *Phillip Duffy,* Neuropathologe am Columbia-Presbyterian Medical Center in New York, fahndete nach dem Gewebe, das die Chirurgen bei der Operation der erwähnten Patientin entfernt hatten. Zum Glück war das Präparat in der pathologischen Abteilung aufbewahrt worden und konnte nachträglich untersucht werden. Dr. *Duffy* untersuchte das Gewebe mikroskopisch und fand in den operativ entfernten Ganglien einige Nervenzellen, die *Lewy*-Körperchen enthielten! Also waren die *Lewy*-Körperchen vier Jahre, bevor man die *Parkinson*-Krankheit diagnostizieren konnte, bereits vorhanden!

Gelegentlich lassen sich *Lewy*-Körperchen bei Post-mortem-Untersuchungen in der grauen Substanz der Gehirnhemisphären nachweisen, das heißt ebenso in der Hirnrinde wie in der Substantia nigra und anderen Hirnstammregionen. Man spricht dann von einer »diffusen *Lewy*-Körperchen-Krankheit«. Diese Patienten wiesen zu Lebzeiten meist eine *Parkinson*-Symptomatik auf sowie Symptome wie bei *Alzheimer*-Krankheit. Manche mögen auch nur *Alzheimer*-Symptome gehabt haben. Tatsächlich wurde bei einer neuen Studie nachgewiesen, daß 20 Prozent der obduzierten *Alzheimer*-Patienten *Lewy*-Körperchen im Gehirn hatten!

Die Bedeutung der *Lewy*-Körperchen

Zunehmend werden die relativ häufigen prädiagnostischen Fälle und das verbreitete Vorkommen von *Lewy*-Körperchen im Nervensystem bei den Überlegungen zur Ursache der *Parkinson*-Krankheit mit berücksichtigt. Anscheinend kann die *Lewy*-Körperchen-Krankheit verschiedene Symptombilder hervorrufen. Meist werden gar keine Symptome erzeugt, wenn es jedoch dazu kommt, handelt es sich um die Symptome, die wir als *Parkinson*-Krankheit kennen. Manchmal aber entwickelt sich ein Zustand, der von der *Alzheimer*-Krankheit nicht zu unterscheiden ist, und nicht selten wird ein *Parkinson*-ähnlicher Zustand mit ungewöhnlichen Symptomen erzeugt. Deswegen werden wir, wenn wir die Ursache der *Lewy*-Körperchen-Krankheit erkannt haben, auch die Ursache der *Parkinson*-Krankheit gefunden haben.

Wahrscheinlich sind die *Lewy*-Körperchen eher die Folge als die Ursache eines Krankheitsprozesses. Nichtsdestotrotz wären wir der Erkenntnis des Mechanismus des Krankheitsprozesses einen Riesenschritt nähergekommen, wenn wir verstünden, wie und warum die Neurofibrillen der erkrankten Nervenzellen diese abnormen Geflechte bilden. Leider ist es sehr schwierig, die Bildung dieser Geflechte zu untersuchen. Bisher ist es noch nicht gelungen, sie tierexperimentell auszulösen. Trotz der Schwierigkeiten macht die Erforschung der Struktur und der chemischen Zusammensetzung der *Lewy*-Körperchen allmählich Fortschritte. Neuerdings hat man herausgefunden, daß die *Lewy*-Körperchen Ubiquitin, ein Protein enthalten. Neuropathologen, die Ubiquitin-Antikörper benutzten, um *Lewy*-Körperchen unter dem Mikroskop sichtbar zu machen, haben herausgefunden, daß die *Lewy*-Körperchen zahlreicher und im Gehirn verbreiteter sind, als man bisher wußte. Dieses neue Verfahren wird die Forschung, die den Bereich der Krankheiten, bei denen womöglich *Lewy*-Körperchen eine Rolle spielen, gezielt eingrenzen will, deutlich vorantreiben. Danach dürften sich unsere Vorstellungen von den verschiedenen, mit *Lewy*-Körperchen verbundenen Krankheiten tiefgreifend wandeln.

Genetik

Die Suche nach der Ursache der *Parkinson*-Krankheit konzentriert sich gegenwärtig auf den Einfluß genetischer Faktoren. Die viele Jahre ziemlich vernachlässigte Möglichkeit, daß ein oder mehrere Gendefekte zur *Parkinson*-Krankheit disponieren oder sie direkt verursachen könnten, tritt zunehmend in den Vordergrund. Ich glaube, daß die Lösung des Rätsels der *Parkinson*-Krankheit wahrscheinlich im nächsten Jahrzehnt von dem neuen Gebiet der

Molekulargenetik zu erwarten ist. Schon heute arbeiten Forscherteams daran, in gemeinsamen klinischen Studien und Molekularanalysen der Erbsubstanz DNS (Desoxyribonukleinsäure) ein defektes Gen zu identifizieren, das für die Erkrankung verantwortlich sein könnte. Wahrscheinlich werden wir es in wenigen Jahren gefunden haben, und dann beginnt eine neue Ära.

Der Gendefekt muß nicht die unmittelbare Ursache der *Parkinson*-Krankheit sein, wie wir das jahrelang nur von der *Lewy*-Körperchen-Krankheit geglaubt haben. Doch die Entdeckung des Gens wird letztlich von großem Nutzen nicht nur für Menschen mit *Parkinson*-Krankheit sein, sondern ebenso für Patienten, die an anderen Manifestationen der *Lewy*-Körperchen-Krankheit leiden. Mein Kollege Dr. *Lawrence Golbe* und ich haben mit Dr. *Guiseppe de Iorio* und Dr. *Vincenzo Bonavita* von der Medizinischen Fakultät der Universität Neapel, Italien, vor kurzem eine große Familie untersucht, in der die *Parkinson*-Krankheit gehäuft vorkam. Es handelt sich bei den Familienmitgliedern um die typische *Parkinson*-Krankheit, bei der auch die *Lewy*-Körperchen an den richtigen Stellen vorkommen. Solche Familien sind leicht zu finden. Meine Kollegen und ich haben bereits mehrere weitere identifiziert, und es steht zu erwarten, daß in wenigen Jahren viele derartige Familien untersucht und dokumentiert sein werden.

Der Neurologe und Genetiker Dr. *William Johnson*, Columbia University, analysiert DNS-Proben von Mitgliedern dieser und anderer Familien auf Gen-Defekte. Es könnte sein, daß es ihm mit Hilfe moderner DNS-Analyseverfahren in einigen Jahren gelingen wird, einen Gendefekt nachzuweisen. Hat man erst eine Veränderung der DNS nachgewiesen, die tatsächlich mit der Krankheit in Zusammenhang steht, dann ist es nur noch eine Frage der Zeit, bis die Wissenschaftler das spezifische Proteinmolekül, welches das Gen normalerweise kodiert, identifizieren und herausfinden, wie dieses Protein durch den Gendefekt verändert wird.

Ist das Protein identifiziert, wird man bestimmen können, ob dieses auch bei ganz normalen Fällen von *Parkinson*ismus verändert ist, bei denen Erbfaktoren offensichtlich keine Rolle spielen. Es wird außerdem möglich sein, einen Labortest zu entwickeln, mit dem das abnorme Gen wie auch das abnorme Protein identifiziert werden kann. So werden wir schließlich über ein Markierungsinstrument verfügen, mit dem eine (latente) *Parkinson*-Krankheit erkannt werden kann, lange bevor überhaupt Symptome auftreten. Die Kenntnis der biochemischen Anomalie wiederum wird zu neuen Behandlungsformen führen, von denen wir heute nicht zu träumen wagen und die sowohl bei nichtfamiliären als auch bei familiär bedingten Formen der *Parkinson*-Krankheit wirksam sind.

Manche Genetiker halten das Leiden für multifaktoriell bedingt, das heißt, daß genetische Faktoren und Umwelteinflüsse zusammenwirken, um die

Krankheit zu verursachen. Sie glauben, daß eine Disposition vererbt wird, unter bestimmten Bedingungen die Krankheit zu entwickeln. Andere halten dagegen, daß *Parkinson-*, *Alzheimer-* und andere im fortgeschrittenen Alter auftretende Krankheiten polygen sind, das heißt die Wirkungen mehrerer Gene spiegeln. Es könnte beispielsweise ein einziges Krankheitsgen geben, dessen Expression jedoch durch andere Gene gefördert oder gehemmt wird. Meine Ansicht ist, daß in den meisten Fällen ein einziges Gen verantwortlich sein wird und daß die Unterschiede zwischen den Patienten sich mit unterschiedlichen Defekten an eben diesem Gen erklären lassen.

Aus der Entdeckung eines ursächlichen Gendefektes und eines abnormen Proteins, ob ererbt oder erworben, werden sich neue Möglichkeiten sowie neue Probleme und Fragestellungen ergeben. Wenn die Diagnose lange vor dem Auftreten von Symptomen gestellt werden kann, rückt auch eine präventive Behandlung in den Bereich des Möglichen. Wir werden dann überlegen müssen, ob es gerechtfertigt ist, den Personen, bei denen eine präsymptomatische *Parkinson*-Krankheit nachgewiesen wurde, therapeutische Maßnahmen zu empfehlen, um das Fortschreiten der Erkrankung zu verzögern. Möglicherweise kann der frühzeitige Beginn einer solchen präventiven Therapie, noch bevor Symptome auftreten, verhindern, daß es überhaupt jemals zu Symptomen kommt. Ob und unter welchen Umständen eine vorbeugende Behandlung bei den gefährdeten Personen eingeleitet werden soll, wird Gegenstand gründlicher Beobachtungen und Forschungen sein, um diese Probleme zu lösen.

Neue Medikamente

Zwei Entwicklungen werden in gewissem Umfang die Wirksamkeit der Levodopa-Therapie verbessern. Die Anwendung von Retardformen, die den Wirkstoff Levodopa verzögert freigeben, wie Sinemet CR und Madopar HD, in Kombination mit einem MAO-Hemmer vom Typ B, wie Selegilin, wird wahrscheinlich Standardbehandlung der meisten Patienten werden. Die Aufrechterhaltung eines gleichmäßigen Levodopa-Blutspiegels und somit eines gleichmäßigen Dopaminspiegels im Gehirn wird für die meisten Patienten eine physiologischere und qualitativ bessere Wirkung bedeuten. Diese Behandlungsweise könnte einige günstige Langzeitwirkungen entfalten. Auch die zusätzliche Gabe von Dopaminrezeptoragonisten kann dazu beitragen, daß die dopaminerge Stimulation auf einem stabileren Niveau bleibt.

Obwohl bisher mehr als zwei Dutzend Dopaminrezeptoragonisten bei *Parkinson*symptomatik versucht wurden und alle die gleiche Wirkung zu haben scheinen, wäre es möglich, daß man noch bessere Agonisten findet. Das Gen, das für den Dopaminrezeptor kodiert, wurde identifiziert. Es befindet sich auf Chromosom 11. Es kann jetzt im Labor geklont werden, und die Feinstruktur des Rezeptorproteins kann viel gründlicher untersucht werden, als bisher möglich war. Dies wird die Entwicklung neuer Medikamente erleichtern, die den Rezeptor aktivieren sollen, und könnte folglich zu einer neuen Generation von Dopaminrezeptoragonisten führen.

Transplantation

Während die experimentellen Transplantationen von Hirngewebe weiterhin stattfinden und verbesserte Techniken zu besseren Ergebnissen führen werden, glaube ich, daß die Transplantationschirurgie in nächster Zukunft und gewiß noch über das Ende dieses Jahrhunderts hinaus weitgehend experimentell bleiben wird. Die Entwicklung gentechnisch hergestellter Zellkulturen wird die Gewinnung fetaler Zellen überflüssig machen. Ich vermute, daß die Weiterentwicklung der Transplantationstherapie in andere, noch unerwartete Richtungen führen wird. Es könnte beispielsweise möglich werden, daß man den Patienten Zellen entnimmt, diesen mittels Gensplitting die Fähigkeit einbaut, L-Dopa oder vielleicht sogar Dopamin zu bilden, und sie dann wieder in den Organismus des Patienten überträgt.

Der exakte Nachweis eines Gendefekts bei *Parkinson*-Krankheit wird das Problem der Transplantation in ein neues Licht rücken. Die Forscher werden sich darauf konzentrieren, die Transplantation eines fehlenden Gens oder Genfragments zu bewerkstelligen, mit der Aussicht, nicht bloß den Mangel an Dopamin produzierenden Zellen, sondern alle mit der Krankheit verbundenen Defekte zu beseitigen.

Schlußwort

Wenn ich an die gut dreißig Jahre zurückdenke, in denen ich mich von Berufs wegen mit der *Parkinson*-Krankheit und ähnlichen Leiden befasse, bin ich tief beeindruckt von dem Zuwachs unseres Wissens und unserer therapeutischen Möglichkeiten. Die Handvoll Ärzte und Wissenschaftler, die auf diesem Gebiet arbeiteten, als ich mir erst die Sporen verdiente, wären überwältigt, wenn sie sehen könnten, wo wir heute stehen. Wir sind ein ganz großes Stück vorangekommen.

Aus der Perspektive einer dreißigjährigen Erfahrung kann ich sehen, wie unser Wissen in Teilbereichen, von denen wir damals nichts ahnten, zugenommen hat. Kaum kann ich die Befürchtung vermeiden, daß die Prognosen, die ich hier gemacht habe, von aktuellen künftigen Entwicklungen überholt werden könnten. Doch ich spüre heute eine Dynamik, eine Fülle wissenschaftlicher Möglichkeiten und einen Schwung, wie es sie vor dreißig Jahren leider nicht gegeben hat. Deshalb bin ich zuversichtlich, daß die nächsten zehn Jahre große Fortschritte bringen werden, gewiß viel mehr als in den vergangenen dreißig Jahren. Selbst wenn meine Prognosen sich als unzutreffend erweisen, werden bald ganz neue Erkenntnisse und überlegene Methoden der Diagnose und Behandlung der *Parkinson*-Krankheit und verwandter Leiden verfügbar sein. Es ist sehr schwer, nicht optimistisch in die Zukunft zu blicken.

Am Ende dieses Jahrzehnts treten wir über die Schwelle nicht nur zu einem neuen Jahrhundert, sondern zu einem neuen Jahrtausend. In symbolhafter Koinzidenz wird auch für die *Parkinson*kranken und ihre Angehörigen eine neue Zeit beginnen.

Anhang: Medikamentenschlüssel

In den Tabellen 1 und 2 sind die am häufigsten verordneten Parkinsonmittel mit einer kurzen Beschreibung der Darreichungsformen zusammengestellt. Die meisten Tabletten und Kapseln, die im Handel sind, tragen als Markierung ein Kürzel und eine Kennziffer der Herstellerfirma, während die Medikamente ohne Warenzeichen (sogen. Generic-name-Präparate) nicht markiert sind. Das gleiche Medikament kann je nach Land und Hersteller in verschiedenen Formen und Größen und oft unter verschiedenen Namen produziert werden. Wenn irgendwelche Zweifel am Inhalt einer vergessenen Medikamentenpackung aufkommen, werfen Sie sie entweder weg oder fragen Sie einen Apotheker um Rat, bevor Sie das Medikament einnehmen.

Um die Identifizierung zu erleichtern, haben die meisten Tabletten und Kapseln eine charakteristische Farbe, Markierung und Kodezahl. Oft sind die Buchstaben und Zahlen so klein, daß man ein Vergrößerungsglas braucht, um sie zu entziffern. Die Hersteller prägen oder drucken ein Identifizierungskürzel auf ihre Produkte. Beispielsweise steht bei der Firma *Lederle* ein großes L auf der Vorderseite jeder Tablette; auf Präparaten von *Merck, Sharp + Dohme* befinden sich fettgedruckt die Buchstaben MSD über einer dreistelligen Identifikationszahl. Tabletten sind gewöhnlich auf der Rückseite eingekerbt, so daß man sie für eine kleinere Dosis leicht halbieren kann. Manche Tabletten sind doppelt eingekerbt, man kann sie daher in Vierteltabletten teilen.

In den USA, Kanada und in Großbritannien ist Selegilin als Eldepril®, in den europäischen Ländern unter den Warenzeichen Deprenil® und Jumex® im Handel.

Tabelle 1 Anticholinergika, Dopaminergika und Antihistaminika
(in Klammern: zusätzliche österreichische Warenzeichen)

Warenzeichen	chemische Kurzbezeichnung	Darreichungsform
Anticholinergika		
Artane® retard Artane®	Trihexyphenidyl · HCl	Tabl. 2 mg und 5 mg Kapseln 5 mg
Tremarit®	Methixen · HCl	Tabl. 5 mg Kapseln (Bitabs) 15 mg
Osnervan® (Kemadrin®)	Procyclidin	Tabl. 5 mg, Amp. 10 mg
Akineton®	Biperiden · HCl	Tabl. 2 mg retard Drag. 4 mg Amp. 5 mg (Lactat)
Cogentinol® (Cogentin®)	Benzatropinmethansulfonat	Tabl. 2 mg
Dopaminergika		
Contenton® PK-Merz®	Amantadinsulfat	Tabl. 100 mg, Amp. 100 mg Kapseln 100 mg
Amantadin-ratiopharm® Symmetrel®	Amantadin · HCl	Tabl. 100 mg Infus.lösg. 500 ml = 200 mg
Pravidel®	Bromocriptin	Tabl. 2,5 mg Kapseln 5 mg oder 10 mg
Dopergin	Lisurid	Tabl. 0,2 mg
Antihistaminika		
Soventol®	Methylpiperidin · HCl	Tabl. 50 mg
Benadryl®	Diphenhydramin	als Hustensaft
Orphenadrin-ratiopharm®	Orphenadrin · HCl	Drag. 25 mg
Norflex® (Disipal®)	Orphenadrincitrat	Depot-Tabl. 100 mg Amp. 60 mg
Systral®	Chlorphenoxamin · HCl	Drag. 20 mg, Amp. 10 mg Saft 1 ml = 3,5 mg

Tabelle 2 Levodopa-Präparate und Kombinationen

Warenzeichen	chemische Kurzbezeichnung	Darreichungsform
L-Dopa-ratiopharm®		Kapseln 250 mg, 500 mg
Levodopa mit Decarboxylasehemmer		
Nacom® 100	Carbidopa/Levodopa	Tabl. 25 mg Carbidopa + 100 mg Levodopa
Nacom® (internationaler Name für Nacom®: Sinemet®)	Carbidopa/Levodopa	Tabl. 25 mg Carbidopa + 250 mg Levodopa
Madopar®	Benserazid/Levodopa	Kaps. 12,5 mg Benserazid + 50 mg Levodopa Kapseln 25 mg Benserazid + 100 mg Levodopa Kapseln 50 mg Benserazid + 200 mg Levodopa

Tabelle 3 Monoaminoxidase-Hemmer vom Typ B

Warenzeichen	chemische Kurzbereichnung	Darreichungsform
Movergan® Deprenil® Jumex®	Selegilin	Tabl. 5 mg

Glossar

Adrenalin (auch als *Epinephrin* bezeichnet): Hormon der Nebennieren. Es wird in Krisensituationen in den Kreislauf ausgeschüttet und regt das Herz an, schneller zu schlagen und kräftiger zu arbeiten. Es erhöht die Durchblutung der Muskeln, steigert die Wachsamkeit und erzeugt weitere Veränderungen, die den Körper auf die Bewältigung von Notfällen einstellen.

Akinese: Hauptsymptom der *Parkinson*schen Krankheit, bedeutet Mangel an Bewegung (griechisch a = fehlend und kinesis = Bewegung). Man spricht auch von Bradykinese (griechisch brady = langsam).

alpha-Tocopherol: Chemische Bezeichnung für Vitamin E.

Angina pectoris: Charakteristischer Schmerz in der Brustgegend, den man als Zusammenpressen oder Druck hinter dem Brustbein spürt. Er entsteht im Herzmuskel meist während einer Belastung und hört bei Ruhe auf. Die Angina pectoris ist ein Symptom eines arteriosklerotischen Herzleidens. Der Schmerz tritt auf, wenn der Herzmuskel infolge der behinderten Durchblutung der Herzkranzgefäße nicht mit genügend Sauerstoff versorgt wird, um die erforderliche Arbeit zu leisten. Schmerzen in den Muskeln der Schulter und der Brust werden manchmal mit Angina pectoris verwechselt.

Anticholinergisch: Eigenschaftswort für Arzneimittel, deren Wirkung dem Azetylcholin entgegengesetzt ist.

Antihistaminikum: Bezieht sich auf Substanzen, die der Wirkung von Histamin entgegengesetzt sind und die üblicherweise zur Behandlung allergischer Reaktionen wie Heufieber und Bronchialasthma verwendet werden.

Athetose: Unwillkürliche Bewegungen, die an Chorea erinnern, aber langsamer sind. Meist handelt es sich um schraubenartige Bewegungen der Hände oder der Füße.

Azetylcholin: Übertragersubstanz oder chemischer Bote, der von cholinergischen Nerven, z. B. dem Vagus, freigesetzt wird.

Beniger oder **gutartiger essentieller Tremor:** Zustand, der sich durch Zittern der Hände, des Kopfes, der Stimme und manchmal auch anderer Körperteile auszeichnet. Kommt oft familiär gehäuft vor. Manchmal nennt man das Phänomen *familiären Tremor* oder bei älteren Menschen *senilen Tremor*. Obwohl kein Rigor und keine Akinese bestehen, wird dieser Tremor zuweilen mit der *Parkinson*schen Krankheit verwechselt.

Brechzentrum: Anatomischer und physiologischer Begriff; bezieht sich auf ein Gebiet des verlängerten Rückenmarks, in dem mehrere Nester von Nervenzellen liegen, die den Brechakt auslösen und steuern, um giftige Stoffe aus dem Magen zu entfernen.

Cholin: Natürlich vorkommende Substanz, Vorstufe des Azetylcholins.

Chorea: Aus dem Griechischen (choreia = Tanz) abgeleitet diagnostischer Begriff für eine Nervenkrankheit. Chorea ist durch hochgradige motorische Aktivität gekennzeichnet, die von Unruhe, Zappeligkeit und Zuckungen bis zu Schleuderbewegungen, plötzlichen Sprüngen und Krämpfen reicht. Manchmal mit Gemütserregungen verbunden. Volkstümlich bekannt als »Veitstanz«.

Corpus striatum: Anatomischer Begriff, bedeutet wörtlich »Streifenkörper« und bezeichnet eine große Masse grauer Gehirnsubstanzen in der Tiefe einer jeden Hirnhälfte. Innerer Feinbau und Funktion sind noch nicht ganz geklärt, aber man nimmt an, daß der Streifenkörper im wesentlichen motorische und sensorische Aktivitäten des Gehirns moduliert oder steuert.

Decarboxylasehemmer: Substanz, die die Wirkung des Enzyms Dopa-Decarboxylase hemmt oder verhindert und somit die Umwandlung von Dopa zu Dopamin blockiert.

Dopa: Chemische Kurzbezeichnung oder »Spitzname« für Dihydroxyphenylalanin, eine bei tierischen und pflanzlichen Lebewesen vorkommende Aminosäure. Es gibt zwei Formen – die L-Form und die D-Form. Nur die L-Form kommt in der Natur vor.

Dopa-Decarboxylase: Im Nervensystem und in den Blutgefäßen nachgewiesenes Enzym. Es kontrolliert die Stoffwechselstufe, bei der Dopa zu Dopamin abgebaut wird.

Dopamin: Aus Dopa in bestimmten Nervenzellen gebildete Substanz. Dopamin wirkt im Nervensystem als chemischer Bote, der Impulse von einer Nervenzelle auf die andere überträgt. Bei der *Parkinson*schen Krankheit fehlt Dopamin.

Dyskinesie: Sammelbegriff für abnorme unwillkürliche Bewegungen.

Dystonie: Unwillkürliche Bewegungen langsamer und gewundener Art, mit starken Muskelkontraktionen oder Spasmen verbunden. Die schmerzhaften Fußkrämpfe beim Abklingen der Levodopa-Wirkung sind ein bekanntes Beispiel für Dystonie.

von Economosche Enzephalitis: Andere Bezeichnung für Encephalitis lethargica (s. dort) zu Ehren des Wiener Neurologen *Constantin von Economo*, der die Krankheit als erster erkannte und beschrieb.

Encephalitis lethargica: Besondere Form der Enzephalitis, die im Zeitraum 1916–1926 weltweit in verstreuten Epidemien auftrat. Bewirkte in der akuten Phase meist Schläfrigkeit, Doppeltsehen, Schluckbeschwerden und vermehrten Speichelfluß und in der chronischen Phase eine besondere Form des *Parkinson*ismus. Die Erkrankung wurde auch *von Economosche Enzephalitis* und *epidemische Enzephalitis* genannt.

Enzephalitis: Meist durch Virusinfektion verursachte Gehirnentzündung (aus dem Griechischen enkephalon = Gehirn und dem Suffix itis = Entzündung, wie auch in Tonsillitis = Mandelentzündung oder Appendizitis = Entzündung des Wurmfortsatzes, sogenannte »Blinddarmentzündung«).

Festination: Gehen mit schnellen, kurzen, schlurfenden Schritten (aus dem Lateinischen festinare = eilen).

Glaukom: Augenleiden, das sich durch zunehmenden Druckanstieg im Augapfel äußert. Dadurch kann der Sehnerv beschädigt und eine Sehbehinderung verursacht werden.

Lateropulsion: Unwillkürliches Gehen oder Taumeln nach einer Seite. Tritt als Symptom einer Innenohrentzündung auf, aber auch bei *Parkinson*scher Krankheit.

Levodopa: Internationale Kurzbezeichnung für das Medikament L-Dopa (L steht als Abkürzung für laevus, lat. = links). Der vollständige Name lautet L-3,4-dihydroxyphenylalanin.

Lewy-Körper: Kleine kugelige Gebilde in erkrankten Nervenzellen, besonders bei *Parkinson*-Syndrom, wahrscheinlich als Folgeerscheinung (nicht als Ursache) des Krankheitsprozesses. In der Forschung spielen diese *Lewy-Körper* eine große Rolle, ohne daß allerdings bislang praktisch relevante Erkenntnisse vorliegen.

Lezithin: Natürlich vorkommende Substanz, die Phosphatidylcholin enthält. Durch Einnahme von Lezithin kann man dem Nervensystem Cholin zuführen, um die Synthese des chemischen Boten Azetylcholin zu steigern.

Livedo reticularis: Purpurfarbene oder bläuliche Marmorierung der Haut; überwiegend im Bereich der Knie, manchmal auch an den Unterarmen von Patienten, die mit Amantadin behandelt werden.

Mikrographie: Für viele *Parkinson*kranke charakteristische kleine Handschrift.

Monoaminoxidase-Hemmer: Gruppe von Medikamenten mit der Eigenschaft, das Enzym Monoaminoxidase (MAO), das Dopamin, Adrenalin und verwandte Substanzen oxidiert, zu hemmen.

MPTP = Methyl-phenyl-tetrahydro-pyridin: Eine toxische Substanz, die bei der illegalen Herstellung von Heroin als (unbeabsichtigtes) Nebenprodukt entstand. Jugendliche Drogensüchtige erlitten durch dieses Gift ein schweres *Parkinson*-Syndrom als Dauerschaden. Im Tierexperiment konnte bei Affen durch Zufuhr von MPTP ebenfalls ein *Parkinson*-Syndrom hervorgerufen werden. Erhielten jedoch die Affen vorher Deprenyl, also einen Monoaminoxidase-Hemmer, so blieb MPTP wirkungslos, weil die Umwandlung in die aktivierte Form des Giftes, nämlich MPP^+, unterbunden wurde. – Bislang ist es leider nicht möglich, aus diesen speziellen Erfahrungen auch praktische Nutzanwendungen für die Verhütung von *Parkinson*-Erkrankungen allgemein zu ziehen.

Multiple Systemerkrankungen: Medizinische Bezeichnung für eine Gruppe von Erkrankungen, die mitunter ähnliche Symptome aufweisen wie die *Parkinson*-Krankheit und bei denen verschiedene Hirnregionen einschließlich des Kleinhirns betroffen sein können.

Okulogyre Krisen: Blickkrampf oder Augenmuskelkrampf, bei dem die Augen unwillkürlich nach oben (selten nach unten) blicken. Beginnt plötzlich und kann Minuten oder Stunden dauern. Charakteristisches Symptom des postenzephalitischen *Parkinson*ismus nach Encephalitis lethargica. Kommt manchmal als Reaktion auf bestimmte Neuroleptika vor, wird aber nie bei *Parkinson*scher Krankheit beobachtet.

On-off-Phänomen: Beschreibender Begriff für plötzliche Veränderungen des klinischen Zustandes von *Parkinson*kranken unter Levodopa-Therapie.

Palilalie: Symptom des *Parkinson*ismus, besonders der postenzephalitischen Form. Ein Wort oder eine Silbe wird mehrere oder viele Male wiederholt, und der Speichelfluß ist unterbrochen.

Paradoxe Kinese: Plötzliche, meist kurze Episoden einer deutlichen Besserung der *Parkinson*symptome; kann Minuten, manchmal Stunden und in seltenen Fällen mehrere Tage andauern.

Parästhesie: Meist unangenehme, spontan in einer Gliedmaße oder in einem anderen Körperteil auftretende Empfindungen – unterschiedlich beschrieben als »Nägel- oder Nadelstechen« oder als Gefühl von Hitze oder Kälte (thermische Parästhesie).

Paralysis agitans: Griechisch-lateinische Übersetzung des alten volkstümlichen Begriffs »Schüttellähmung«, der zu *James Parkinson*s Zeit für die *Par-*

*kinson*sche Krankheit benutzt wurde. Offizielle diagnostische Bezeichnung der *Parkinson*schen Krankheit nach der Internationalen statistischen Krankheitsklassifikation der Weltgesundheitsorganisation.

Parkinsonismus: Klinisches Bild, das durch Tremor, Rigor, Akinese, gebeugte Haltung und schlurfenden Gang geprägt ist. Häufige Ursachen von *Parkinson*ismus sind die *Parkinson*sche Krankheit und ein durch Neuroleptika bedingter, reversibler Zustand.

Parkinsonsche Krankheit: Die ursprünglich von *James Parkinson* beschriebene Form des *Parkinson*ismus; chronische, langsam fortschreitende Erkrankung des Nervensystems, die sich klinisch durch die Kombination von Tremor, Rigor, Akinese und gebeugte Haltung und morphologisch in einem Verlust der pigmentierten Nervenzellen der *Substantia nigra* äußert.

Phenothiazine: Eine Klasse von Medikamenten, die in der ärztlichen Praxis bei verschiedenen Indikationen angewandt werden. Eine Gruppe umfaßt die Antihistaminika (z. B. Soventol®) und *Parkinson*mittel (z. B. Dibutil®); eine andere Gruppe bilden die Neuroleptika, die einen *parkinson*ähnlichen Zustand herbeiführen können.

Progressive supranukleäre Paralyse: Chronische Erkrankung des Nervensystems; von *Steele*, *Richardson* und *Olszewski* 1964 erstmals beschrieben und oft mit *Parkinson*-Krankheit verwechselt.

Propulsion: Für *Parkinson*ismus typische Gehstörung; der Patient macht beim Gehen immer schneller immer kürzere Schritte, gerät vom Gehen ins Laufen und kann dabei nach vorne fallen.

Retropulsion: Unwillkürliches Rückwärtsgehen; Gegenteil von Propulsion.

Rigor: Bezieht sich im medizinischen Sprachgebrauch auf eine Form der Muskelsteifigkeit, die bei der Untersuchung von *Parkinson*kranken anzutreffen ist. Zeichnet sich durch dauerhaften gleichmäßigen Widerstand gegen passives Bewegen der Gliedmaßen aus. Beruht auf fehlender Entspannung der antagonistischen Muskeln.

Schlafkrankheit: Volkstümliche Bezeichnung der *Encephalitis lethargica* in den zwanziger und dreißiger Jahren. (Häufiger wird eine andere bekannte Krankheit so genannt, die auf Zentralafrika begrenzt ist und durch einen Parasiten verursacht wird, der durch den Biß der Tsetsefliege auf Mensch und Tier übertragen wird.)

Schüttellähmung: Alter volkstümlicher Name, den *James Parkinson* für die Erkrankung gebrauchte, die wir heute *Parkinson*sche Krankheit nennen.

Seborrhö: Vermehrte Produktion von öligem Talgdrüsensekret durch die Talgdrüsen.

Seborrhoische Dermatitis: Mit Seborrhö verbundene Hautentzündung.

Solanazeenalkaloide: Bitter schmeckende alkalische Substanzen, die aus Nachtschattengewächsen (= Solanazeen) gewonnen werden. Hierzu gehören die pflanzlichen Drogen Atropin, Skopolamin, Hyoszyamin.

Stereotaktische Chirurgie: Operationsmethode für tiefliegende Hirnregionen ohne direkte Sicht und ohne Freilegung des Gehirns. Ein langes, nadelähnliches Instrument, das mit einem vorübergehend am Schädel befestigten Rahmen verbunden ist, wird in einem aus anatomischen Bezugspunkten errechneten Winkel in das Gehirn geführt, so daß es in ein vorher bestimmtes Ziel trifft. Die Methode ermöglicht, mit bemerkenswerter Genauigkeit und unter minimaler Zerstörung von Gehirnsubstanz tief im Gehirn sehr kleine Verletzungen anzubringen.

Striatum: Kürzel für *Corpus striatum* (Streifenkörper).

Substantia nigra: Anatomischer Begriff (lateinisch: schwarze Substanz) für das schwarz pigmentierte Gebiet im oberen Hirnstamm, das mit bloßem Auge an Schnitten vom Gehirn des Menschen und am Primatenhirn zu erkennen ist. Die Zellen der *Substantia nigra* enthalten Pigmentkörnchen wie auch große Mengen Dopamin.

Thalamotomie: Operation, bei der ein kleiner Teil des Thalamus zerstört wird; meist nach stereotaktischer Methode durchgeführt. Tremor und Rigor bei *Parkinson*ismus und bestimmte andere Leiden können durch Thalamotomie gebessert werden.

Thalamus: Anatomischer Begriff; bezeichnet eine tief an der Basis des Gehirns zentral gelegene Masse grauer Substanz. Der Thalamus ist eine Relais-Station für Impulse, die vom Rückenmark und vom Kleinhirn zur Hirnrinde geschaltet werden.

Tremor: Unwillkürliche gleichmäßige rhythmische Hin- und Herbewegung von kleiner Amplitude; kann eine Gliedmaße, den Kopf oder den ganzen Körper befallen.

Tryptophan: Eine der acht »essentiellen« Aminosäuren, die für die menschliche Ernährung notwendig sind. Tryptophan ist außerdem die Stoffwechselvorstufe von Serotonin, einem wichtigen chemischen Boten im Streifenkörper.

Tyrosin: Natürliche Aminosäure, die auch normaler Bestandteil unserer Nahrung ist. Sie ist eine Vorstufe bei der Synthese von Dopamin und Adrenalin.

Sachverzeichnis

Abführmittel, natürliche   125, 139
Adrenalin   13, 93, 105, 106, 199
Agonisten, dopaminerge   72, 115, 116
Akinese   11, 29, 30, 35, 39, 43ff, 49, 75, 76, 121, 149, 152, 199
- Automatismen   45
- Fußödeme   62
- Grundelemente   49
Akineton, Anwendungsbereich   80
Akkommodationslähmung   84
Aktivität, körperliche   150ff
Alkoholgenuß   140
Alzheimersche Krankheit   148
Amantadin   72, 87–89, 125
- Anticholinergika   87, 88
- Dosierung   87
- Livedo reticularis   88
- Nebenwirkungen   87, 88
- Ödem   88
Amphetamin   72, 103
Anamnese   31
Ansotomie   130
Anticholinergika   7, 46, 71ff, 75, 79ff
- Alterssichtigkeit   84
- Kurzzeitgedächtnis   85
- Nebenwirkungen   73, 80
- synthetische   80
- Toxizitätsschwelle   124
- Tremor   75
- Unverträglichkeit   87
- Verdauungstrakt   84
- Vergiftung   83, 86
- zentralnervöse Wirkungen   85
Antidepressiva, trizyklische   105
Antiemetika   100
Antihistaminika   81, 82, 199
Apomorphin   116
- toxische Wirkung   116
Arzneimittel, paradoxe Wirkung   77
Askorbinsäure   143
Atropin   79, 80, 81
Aufklärung, medizinische   35, 36

Augenbrennen   46, 64, 126
Ausdauertraining   152
Automatismen   45
Azetylcholin   71, 79, 80, 82, 83, 147, 148, 199

Ballaststoffe   139
Behandlung, Grundregeln   69ff
- symptomatische   70
Behandlungspausen   78
Beinkrämpfe, schmerzhafte   127, 144
Belladonnatinktur   79
Benserazid   99, 109ff
Benzatropinmesilat   81
Beruhigungsmittel, rezeptfreie   124
Betreuung, ärztliche   69
Bewegungen, unwillkürliche   101ff
Bewegungsabläufe, unwillkürliche   76
Bewegungsarmut   45
Bewegungsübungen, aktive maximale   153f
Bindehautentzündung   64
Binswanger-Krankheit   22
Biperiden   80
Blasenfunktion, Beeinträchtigung   59
- Schwächung   107
Blasenschwäche durch Levodopa   107
Blickkrämpfe   20
Blutdruck, niedriger   62, 106f, 145
Bluthirnschranke   110
Boxerkrankheit   23
Bradykinese   11, 29, 45, 75
Brechzentrum, Reizung   99f, 200
Bromocriptin   115ff
- Dosierung   118
- Nebenwirkungen   117
- On-off-Phänomen   117

Caramiphen   80
Carbidopa   99, 109ff, 143
Cholin   147, 148, 200
Cholinergika, Kontraindikationen   82, 83

Chorea 102
Cogentinol 81, 196
Computertomographie 33, 34
Corpus striatum 13, 23, 71f, 115, 172f, 200
– Durchtrennung 130

Darmtätigkeit 59
Decarboxylasehemmer 110, 200
Depression, endogene 146
– unter Levodopa 105
Dermatitis seborrhoica 63, 126
Deutsche Parkinson-Vereinigung 9
Diätbehandlung 70
Diphenhydramin 82
Diuretika 63, 124
Dopa 200
Dopa-Decarboxylase 109ff, 200
Dopa-Molekül 91, 92
Dopa-Psychose 105
Dopamin 12ff, 25, 71, 93f, 105f, 173f, 200
dopaminerge Agonisten 115
Dopaminergika 71ff
Dopamin-Imitatoren 115ff
Dopamininsuffizienz, zerebrale 174
Dopaminmangel 14, 18, 173
– zerebraler 71f
Dopamin-Nervenzellen 72, 96, 174
Dopamin-Rezeptoragonisten 7, 72, 115f, 118f
Dopaminrezeptoren 115, 116
– Hauptarten 119
Dopaminspeicher 96
Dopaminspiegel 102, 174
Dopaminverarmung der Retina 66, 67
Doppeltsehen 66
Dystonie 101, 200

Economosche Krankheit 19, 201
Einschlafhilfen 123
Eisenmangelanämie 145
Eisenpräparate 145
Ejakulation, verzögerte 60
Elektroenzephalogramm 33, 34
Elektrokardiogramm, Störung durch Tremor 39
Encephalitis lethargica 7, 19ff, 172, 201
Enzephalitis 19, 201

– chronische 20
– epidemische 19
Enzyminhibitoren 99, 109, 111
Eosinophilie-Myalgie-Syndrom 146
Epinephrin 13
Erbfaktoren 8
Erbrechen 98–101, 111
– Verhütung 100
Ernährung 139ff

Fehlhaltung 53
Feinbewegungen 30
Festination 57, 76, 161, 201
Fitneßgeräte 151
Funktionsstörungen, sexuelle 60ff
Fußkrämpfe 52
Fußödeme 62, 63

Gehhilfen 162
Gehstörungen 57ff
Gendefekt bei Parkinson-Krankheit 190, 191
Genetik der Parkinson-Krankheit 189
Geschlechtsverkehr 61
Glaukom 201
– Anticholinergika 83, 84
Gymnastik 153
– übende 70

Haltungsanomalien 54
Hämorrhoiden 59
Handschrift 64f
Harnröhrenverengung, prostatische 85
Harnverhaltung 84
Hirngewebetransplantation 134, 137
Hirnoperation, stereotaktische 44
Hyoszin 79, 169
Hypnotika 122ff
Hypotension, orthostatische 62

Interaktion 74, 108f
Interessenverbände Parkinsonkranker 9
Invalidität 164
Involutionsmelancholie 146

Kernspintomographie 33, 34
Kinese, paradoxe 48

Kleidung 162, 163
Konjunktivitis 64
Kopfschuppen 126
Krankengeschichte 31, 32
Krankengymnastik 154, 155
Krisen, okulogyre 20
Kurzzeitreaktion, primäre 98

Lateropulsion 65, 201
Laxanzien 125, 139
L-Dopa 72, 91ff, 110
- Einfluß auf Libido 60
- optimale Dosis 77
- Überdosierung 78
- verzögerte Resorption 76
Lebensmittel, pyridoxinreiche 141
Levodopa 7, 169, 201
- Blutdruck 106, 107
- Blutspiegel 94
- Depression 105
- Dosierung 175
- Dosierungsschema 98
- Enzymhemmer 99
- Ernährung 94
- Halluzinationen 104f
- Interaktionen 108
- Libido 104
- Nebenwirkungen 101ff, 175
- psychische Wirkungen 103ff, 106
- Pyridoxinwirkung 141ff
- Resorption 94f, 139
- symptomatische Behandlung 96
- Traumtätigkeit 104
- Verträglichkeit 99ff
- Wirksamkeit 175
- Wirkungseintritt 97, 98
Lewy-Körperchen 15, 171, 186ff
Lezithin 147, 201
Libido 60, 61
Lisurid 115
- bei On-off-Phänomen 118
Livedo reticularis 88, 201
L-Tryptophan 146f

Madopar 110–113
Magnetresonanztomographie 33, 34
MAO-Hemmer 7, 108

Medikamente, Stoffwechsel 76
Medikamentenpause 78
Medikamentenschlüssel 195–197
Megakolon 59
Megavitamine 140
Methyldopa 18
Mikrographie 29, 64, 65, 201
Mineralstoffzufuhr 145
Mißempfindungen 51, 52, 76
Mitochondrienanomalien 179, 186
Monoaminoxydase 112, 178
- Hemmer 105f, 201
MPTP, Neurotoxin 7, 176ff
Multiple Systemerkrankungen 24, 202
Muskelermüdung 51
Muskelrigor 42, 51, 52
Muskelschmerzen 51

Nacom 110, 112
Nebennierengewebe, Transplantation 134
Nebenwirkungen 70, 73, 74
Neurochirurgie, Indikationen 129ff
Neuroleptika 17f, 122, 174
- Dopaminblockierung 17, 18
Neurotoxine 184
N-Methylphenyltetrahydropyridin 176, 177
Noradrenalin 93, 105f

Ödeme 63, 88, 124f
Okulogyre Krisen 20, 202
On-off-Phänomen 97f, 112, 117ff, 140, 176f, 202

Palilalie 55, 202
Paradoxe Kinese 48, 202
Paralyse, progressive supranukleäre 24
Paralysis agitans 14, 167, 169, 202
Parästhesie 53, 202
Parkinson, James 14, 53, 167ff
Parkinsonismus 11f, 202
- arteriosklerotischer 22
- Behandlung 69ff
- - chirurgische 129ff
- Definition 11
- idiopathischer 14
- juveniler 24

Parkinsonismus, medikamentöser 17ff, 25
- postenzephalitischer 19-22
- sexuelle Probleme 60ff
- Sprechweise 55f
- symptomatischer 23
Parkinson-Krankheit, Erblichkeit 15, 16
- Erkrankungsalter 15
- Erkrankungsziffer 15
- Frühdiagnose 183
- Lewy-Körperchen 15, 171, 186
- organische Ursachen 171
- Reserpin 174
Parkinsonmittel, Nebenwirkungen 73, 74
- paradoxe Wirkung 77
- Spezifität 75
Parkinsonsche Krankheit 8, 14-17, 168, 202
- Diagnose 28, 35, 36
- Epidemiologie 15
- Erblichkeit 15, 16
- Erkrankungsalter 15
- erste Anzeichen 27ff
- Prognose 36
- Symptome 27, 29
- typische Symptome 29ff, 51ff
- Ursache 14, 37
- Ursachenforschung 183
- Virushypothese 17
Pflegeheime 164f
Physikalische Medizin 160
Physikalische Therapie 70, 163, 165
Physiotherapie 154ff, 165f
Pillendreher-Bewegung 39
Plus-Parkinsonismus 24, 61
Positronen-Emissions-Tomographie (PET) 180, 181
Postenzephalitis 19f
Potentiale, visuell evozierte 67
Prognose 36
progressive supranukleäre Paralyse 203
Propranolol 121f
Propulsion 57, 59, 76, 161, 203
Proteinzufuhr 139, 140
Pyridoxin 109, 141ff

Rehabilitationseinrichtungen 163f
Reserpin 18, 174

Retropulsion 57ff, 161f
Rigidität, plastische 11, 27
Rigor 11, 29, 30, 35, 39, 42ff, 82, 129, 203
- Levodopawirkung 75
- physikalische Maßnahmen 43
- Rückenschmerzen 42, 43
Roemersche Kur 80
Röntgenuntersuchung des Kopfes 33
Ruhetremor 11, 31, 35

Sabbern 46, 56
Salbengesicht 63
Salzzufuhr, übermäßige 145
Schlaflosigkeit 123
Schlafmittel 123
Schlafstörungen, nächtliche 103
Schluckakt, gestörter 56, 57
Schluckfrequenz 56
Schreibkrampf 52
Schuhwerk 161
Schuppenbildung 63
Schüttellähmung 14, 53, 167, 169
Schweißsekretion, verminderte 86
Schweißverfärbung 108
Schwimmen 152
Schwitzen, übermäßiges 63, 64, 76
Sclerotyrbe festinans 168
Seborrhö, Behandlung der 126, 203
Seborrhoische Dermatitis 203
Sehstörungen 65ff
Selbstmedikation 71
Selegilin 7, 111, 112, 176
- bei frühem Stadium 70
Serotonin 146
Sexualfunktion, Hemmung durch Arzneimittel 61
Shy-Drager-Syndrom 24, 61
Sinemet 110-113
Sinneswahrnehmungen, Verstärkung der 160
Skopolamin 79
Speichelfluß, übermäßiger 160
Speichelproduktion 56, 57
Sprache, verwaschene 27
Sprachmonotonie 55
Sprechübungen 159
Steele-Richardson-Olszewski-Syndrom 24

Stereotaktische Chirurgie 130ff, 203
- Grenzen 133ff
- Komplikationen 131
- Risiken 131, 132
- Techniken 130, 131
Streifenkörper 13, 23, 71, 115f, 146, 173
Stuhlverstopfung 59, 74, 107
Stützstrümpfe 107, 125
Substantia nigra 12ff, 23, 25, 96, 115, 169, 171ff, 204
Symmetrel 87
Systemerkrankungen, multiple 24

Talgsekretion, vermehrte 63
Taubheitsgefühl, schmerzhaftes 51
Temperaturempfindung, gestörte 52, 53
Thalamotomie 131
Thalamus 204
α-Tokopherol 144
Training, körperliches 149ff
Tränenflüssigkeit, künstliche 126
Tranquilizer 122
- Nebenwirkungen 123
Transplantation fetaler Zellen 135ff
- ethische Fragen 136
- technische Aspekte 136, 137
Tremor 11, 27–30, 39–41, 43f, 75, 82, 121ff, 129, 130, 133, 199, 204
- Berufstätigkeit 40, 41
- essentieller 40f, 122
- Frühstadium 41

Trias, klassische 39ff, 41, 75
Trihexyphenidyl 80, 100
Trippelschritte 46, 57, 160
Tryptophan 91, 146, 204
Typ-B-MAO 178
Tyramineffekt 111
Tyrosin 93, 147, 204

Übelkeit 98–101, 111ff
Übungen bei speziellen Problemen 155–159
Übungsbehandlung 149ff, 155ff
Unabhängigkeit bewahren 166
Untersuchungen, neurologische 31–34
Unverträglichkeitserscheinungen 73f, 87
Urinverfärbung 108

Verstärkung, sensorische 160
Verstopfung durch Levodopa 107
Vitamin A, Resorption 144
Vitamin B_6 141ff
Vitamin B_{12} 144ff
Vitamin C 143
Vitamin E 144, 199
Vitamine 70, 140ff

Wahrnehmung, visuelle 66
Wärmeparästhesien 53, 76
Wilsonsche Krankheit 24

Zahnradphänomen 42

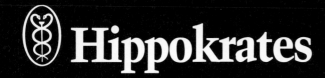

R. Beck / A. Heydenreich / T. Ots / R. Pothmann / T. Weinschütz
Akupunktur in der Neurologie
1994 (1. Quartal), ca. 176 Seiten, 23 Abbildungen, 4 Tabellen, 15,5 × 23 cm, kartoniert ca. DM 62,– / ca. ÖS 484,– / ca. SFr. 63,90
Reihe „Akupunktur in Klinik und Praxis", herausgegeben von R. Pothmann. ISBN 3-7773-1099-9

Die Prinzipien der TCM (Traditionelle Chinesische Medizin) kennt der Leser dieses Buches bereits, auch hat er Erfahrungen mit der Akupunktur gesammelt. Jetzt will er den diagnostischen und therapeutischen Nutzen für die Neurologie kennenlernen. Die Autoren respektieren die Grenzen komplementärer Medizin.

Der Inhalt: *Allgemeiner Teil* – Psychovegetative Störungen – Schwindel – Schlafstörungen – Multiple Sklerose – Polyneuropathie – Lähmungen – *Spezieller Teil* – Neuropädiatrische Indikationen – Schmerztherapeutische Konzepte – PuTENS – Chines. Psychosomatik – Anhang mit der Punkt-Systematik.

M. Grossmann-Schnyder
Berühren
1992, 88 Seiten, 7 Abbildungen, 15,5 × 23 cm, kartoniert DM 28,– / ÖS 219,– / SFr. 28,40
ISBN 3-7773-1044-1

Die Autorin beschreibt verschiedene Berührungsqualitäten. Ziel ist es, dem behandelnden Therapeuten Fähigkeiten zu vermitteln, mit denen er das Gefühl des Angenommenseins und Wohlbefindens wecken kann.

Preisänderungen vorbehalten

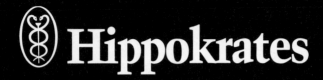

H. Anemueller (Hrsg.)
Lebensmittelkunde und Lebensmittelqualität in der Ernährungsberatung
1993, 356 Seiten, 35 Abbildungen, 112 Tabellen,
15,5 × 23 cm, gebunden DM 108,–/ÖS 843,–/SFr. 107,–.
ISBN 3-7773-1054-9

Nachdem die Ernährung in der Medizin heute eine zunehmend wichtige Rolle spielt, Ernährungsverordnungen und -empfehlungen vermehrt ausgesprochen werden, bietet der Leitfaden sowohl dem Mediziner als auch dem in der Gesundheitsberatung Tätigen eine umfassende, praxisnahe Information zu diesem Thema.

V. Harth
Praxis der Naturheilverfahren
1992, 304 Seiten, 19 Abbildungen, 17 × 24 cm, gebunden DM 108,–/ ÖS 843,–/SFr. 107,–.
ISBN 3-7773-1036-0

Wer mit Naturheilverfahren zu tun hat, braucht im täglichen Umgang mit der Materie praxisorientierte Entscheidungshilfen. Das Buch liefert sie: Übersichtliche Tabellen, phytotherapeutische Rezepturen. Das Tabellenwerk entstand aus einer langjährigen ärztlichen Erfahrung.

W. May
Umstimmungstherapie
1993, VIII, 204 Seiten, 36 Abbildungen, 34 Tabellen, 15,5 × 23 cm, gebunden DM 84,–/ÖS 655,–/SFr. 86,–. ISBN 3-7773-1060-3

Nach dem Grundlagenteil geht das Buch auf die diversen Möglichkeiten einer Umstimmungstherapie ein. Hierzu gehören physikalische Maßnahmen, Ernährungsumstellung, Immuntherapie, Phytotherapie, Homöopathie, ausleitende Verfahren, Neuraltherapie sowie Psychotherapie.

Preisänderungen vorbehalten